기록記錄, 속설俗說, 그림으로 보는

치통의 문화사

기록記錄, 속설俗說, 그림으로 보는

치통의 문화사

한상국 지음

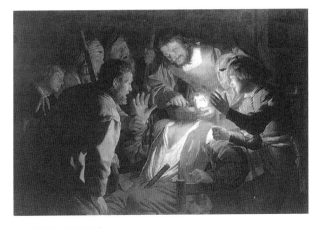

1. 중세의 발치 풍경
   (Medieval dentist extracting a tooth. London; Gerard van Honthorst/헤라드 반 혼토르스트 그림. 1592~1656).

『삼국사기』에 다음과 같은 내용이 있다. 유리 이사금(재위 24~57)에 관한 이야기다.

탈해가 말하였다. "임금이라는 자리는 보통 사람이 감당할 수 있는 것이 아닙니다. 훌륭하고 지혜로운 사람은 나이가 많다고 들었습니다. 시험 삼아 떡을 깨물어 보시지요." 그 결과 유리의 잇(치아)자국이 많았으므로 즉시 가까운 신하들과 함께 그를 받들어 왕위에 오르게 하고, 왕호를 이사금尼師今(이의 자국)이라 하였다. -중략- 예부터 전해 오는 말이 이와 같아 김대문金大問이 이르기를 "이사금은 방언이다. '이사금'은 곧 '이의 자국'이라는 말이다. -중략- 이러한 이유로 임금을 이사금이라고 불렀다."라고 하였다.

위 『삼국사기』의 내용을 부연하면, 치아가 많다는 것은 연장자이기도 하고 덕이 많음을 뜻하였다. 또한 삼국사기 다른 편에서는 '잇금이 많음을 이사금으로 부르다가 임금을 뜻하는 말이 되었다.'고 전하기도 한다. 아울러 『삼국유사』에서도 이와 비슷하게 '치질금', '이사금' 혹은 '이질금'이라는 말들이 보이는데, 이는 잇금이 많아야 임금의 자격이 있었다는 말이기도 하다. 이 같은 우리 옛 기록을 새겨 두고 아래 "마야인의 왕"에 관한 상형문자를 보게 되면 놀라지 않을 수가 없다. 그림 2

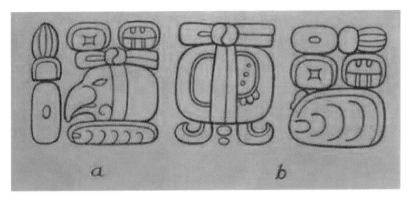

2. 마야인의 상형문자. 치아, 더 구체적으로는 치통을 상형화한 것이고 이는 왕을 뜻하는 기호이기도 하다. 왼쪽 가장 앞은 왕관을 나타낸다고 하며 머리 위에는 한자 치齒 자의 원형이 보인다. 붕대를 감은 모습도 눈에 들어온다.

위 그림의 상형문자_{glyph} a와 b는 각각 '치통'과 '즉위(왕권을 받음)'를 의미하는데 여기에는 종종 왕이 즉위한 날과 왕의 나이 또는 생일이 함께 표기된다고 한다.[1]

책에서 우연히 이 그림이 '마야인의 치통과 왕(왕권, 또는 왕위를 계승함)'을 나타낸다는 사실을 알았을 때 좀 과장을 하자면 나는 며칠간 전율 속에서 지냈다.

---

1) Two forms of the "toothache" or "accession" glyph. This glyph indicated the accession to power of the lord named in the glyphs that follow it. The date of this accession and the birthday of the lord are often repeated on subsequent stelae and celebrated by anniversaries. <Volume 4 Issue 1 Originally Published in 1961 THE LORDS OF THE MAYA REALM By: Tatiana Proskouriakoff>의 Fig. 2. https://www.penn.museum/sites/expedition/the-lords-of-the-maya-realm/

그러나 정작 중요한 것은, 설사 '마야인의 치통'과 '신라인의 이사금'이 시공간을 가로질러 맞닿아 있다 할지라도 사람들에겐 하등 중요하지 않은 이야기일 수도 있다. 아니 중요하지 않은 이야기이다.

하지만 여기서 한 개인의 소소한 에피소드에 지나지 않을 수도 있는 '신라인-나이-치아-신라 임금-마야 왕-치아-나이-마야인' 이야기에 곁들여 조금은 낯설고 균형에 맞지 않는 이야기 하나를 더 늘어놓기로 하자.[2]

동물의 분류법

동물의 분류는 다음과 같이 나뉜다.

황제에 속하는 동물.
향료로 처리하여 방부 보존된 동물.
사육동물.
젖을 먹는 돼지.
인어.
전설상의 동물.
주인 없는 개.
광폭한 동물.
셀 수 없는 동물.
낙타털과 같이 미세한 모필毛筆로 그려질 수 있는 동물.
기타

---

2) 이 동물 분류법은 「숨음과 드러남」이라는 이상수의 석사학위 논문을 통해 접하게 되었다.

물주전자를 깨뜨리는 동물.

멀리서 볼 때 파리같이 보이는 동물.

위 분류법은 프랑스의 철학자 미셸 푸코M. Foucault(1926~1984)가 쓴『말과 사물』(1966)에 나오는 내용이다.3) 어떤 사람에게는 묘한 웃음을 자아내게 하고 필자에게는 일종의 해방감을 느끼게 하는 이 분류는 푸코가 독창적으로 고안해 낸 것이 아니다. 필자 역시 많은 사람들이 그런 것처럼 이 분류법의 시원始原을 알고 싶었다. 하지만 사람들이 시원을 중국의『덕학천도德學天都』라 이야기할 수밖에 없는 것처럼 필자 역시 분류법의 애매함 정도만큼『덕학천도』가 무슨 책인지조차 알 수가 없었다.4)

그런데 이 푸코식 분류법의 시원을 찾아가는 과정은 묘하게도 내가 치아에 대한 이야기를 좇는 여정과 흡사했다. 거슬러 올라가다 보면 결국 미지의 세계, 선험적 시간의 땅에 이르고 말았지만, 그러나 소득이 전혀 없는 것만은 아니었다. 이 분류법의 시원을 찾아 더 이상 거슬러 올라가지 못하고 그곳에서 돌아 나오는 길목에서 다음과 같은 치아분류법과 만나게 되었다.

---

3)『말과 사물』. 미셸 푸코 저. 이광래 역. 민음사. 1987. p.11.

4) 이상수에 의하면 보르헤스는 이 글이 중국의 백과사전인『덕학천도德學天都』에 나오는 구절이라고만 밝히고 있지만, 보르헤스도 이 구절을 프란츠 쿤(Frans Kuhn)이 쓴 글에서 재인용한 것이라고 했다. 그래서 이상수는 인용에 재인용을 거듭하는 과정에서 다소 착오가 있을 수 있을 것이라 했으나 필자의 생각으로는 이는 아마 중국 서적이 영어나 스페인어로 번역되는 과정에서 의역과 그리고 다시 이를 한문으로 재번역하는 과정에서 <덕학천도>라는 책명을 얻게 된 것이 원인인 것으로 여겨진다.

치아분류법

마음이 있는 치아.
가장 나이 어린 치아.
아주 혼잡스러운 치아.
판단력 있는 치아.
스무 살이면 나는 치아.
정의로운 치아.
엄마도 모르는 치아.
지혜로운 치아.
사랑의 치아.
막내 치아.

눈치 빠른 사람은 알아챘겠지만, 이것은 '사랑니'에 대한 여러 나라의 명명법이다. 나는 여기서 『덕학천도』 분류법의 징수의 또 다른 일단을 본 듯한 느낌이 들었다. 그것은 바로 살아 있는 형태로서, 각각이 시원始原의 정기精氣를 잃지 않은 채 분류되어 있다는 점이었다. 나는 이 분류법을 좀 더 확장시켜 보았다. 나 자신, 혹은 우리들을 분류해 보고 싶었던 것이다.

한국인의 분류

애인愛人.
전주 한옥마을에 있는 성당에서 하늘을 바라본 사람.
철인鐵人 - 로봇을 말한다.
아내와 애인愛人을 합하면 다섯 명 이상이 되는 사람.
이 분류에 포함되지 않는 사람.

어머니에게 틀니를 해드리지 못한 사람.
허수아비.
산수유나무 아래 서 있는 사람.
천하에 웃기는 검새와 그 추종자들.
한시漢詩를 공부하는 사람.
산에 나무를 심어보았거나 심으려는 사람.
방랑자.

나는 이 새로운 분류법으로 분류해 보면 "전주 한옥마을에 있는 성당에서 하늘을 바라본 사람이면서, 어머니에게 틀니를 해드리지 못한 사람"에 속한다. 이 분류에 의한 정의를 할 때 나는 비로소 내가 누구인지를 알게 된다. 어떻게 보면 이 분류법은 지극히 개인적이어서 비생산적이고, 비효율적이고, 비획일적이고 비경제적이다. 그러나 우리는 새로운 분류법에 의해서 "어머니에게 틀니를 해드리지 못한 사람"으로 분류되는 나와 유사한 경험이 있는 다른 사람들의 마음을 이해할 수 있고, 그들과 소통할 수 있게 된다. 소통은 여기서 멈추지 않는다. 우리는 기존의 분류체계에서 벗어나 더 넓고, 더 고귀하고, 더 풍요로운 형태의 '틀니'가 가지는 소시민의 평범한 삶의 이야기를 듣게 되는 것이다.

이 책을 쓰게 된 이유가 바로 거기에 있다. 우리는 언제부턴가 치통齒痛을 새로이 만들어진 '현대 치의학'이라는 틀에서만 다루려 하고 있다. 그리고 우연히 그 무렵부터였던가, 치아는 생명의 기운을 상실하기 시작했고, 치의학은 무미건조한 기술학으로 전락되어 가고 있다. 오히려 '당연한 일이 아닌가?'라고 반문하는 사람들도 적지 않을 것이다. 하지만 치의학이 그렇다고 해서 치아를 다루는 사람들마저 무미건조한 사람들이어야 할 이유는 없다.

이 책은 중요하지 않은 것들에 대한 수많은 이야기들이다. 중요하지 않은 것 중 하나는 치아를 형태와 물리화학적 성질에서만 바라볼 것이 아니라는 점이다. 하지만 치아에 담긴 이야기들을 바라보다 보면 다른 분류법이 생겨난다. 내가 이 책에서 사용한 분류법이 이것이다. 또 다른 분류법은 각자의 몫이다. 이러한 중요하지 않게 보이는 분류법에서, 또는 신라인의 잇금과 마야인의 치통과 한 치과의사의 치통에 관한 이야기에서 어떤 사람들은 살아가는 동안 조금은 중요한 힌트를 얻을 수 있을지도 모른다. 이 책을 그들을 위해 드린다. 그리고 이 책을 내는 데 많은 도움을 준 아내 이은정에게 드린다.

2021년 3월 9일

◆ 차례 ◆

3부 치통의 해소 방법 II

부록

참고 목록

1부

치통 치료를 통해 본
치통의 문화사

1장 통증의 역사

　무의미한 분류일 수도 있지만 인간이 느끼는 통증 가운데 통풍에 의한 통증, 결석에 의한 통증, 거기에 치통을 꼽아 3대 통증이라고 한다. 때로는 대상포진이나 산통을 포함시키기도 하는데 어쨌든 치통이 빠지지 않는 것을 보면 통증의 정도가 어떠한지 짐작은 할 수 있다.

　패러다임이라는 개념이 비단 여타 학문분야에만 한정되는 것은 아닐 것이다. 통증에 대한 인간의 인식에도 패러다임이 있다. 고대인들은 통증을 육체가 아닌 영혼, 또는 악마의 관념을 통해 파악했다. 『통증연대기』를 저술한 멜러니 선스트럼Melanie Thernstrom은 이를 '인간은 오랫동안 통증을 은유metaphor로 받아들였다'고 말한다. 통증이라는 것을 의학적 현상으로 국한하지 않고 무언가 다른 뜻, 존재가 담겨 있는 메시지로 받아들였다는 것이다.

　예를 들면 바빌로니아인들은 치통이 생기면 귀신이 영혼을 갉아먹고 있다고 생각했고, 고대 인도인들도 '사로잡는 자'를 의미하는 귀신 '그라히'가 찾아온 것이라고 여겼다. 바빌로니아의 어떤 문서에서는 '죄', '병', '귀신 들림'이라는 단어가 밀접하게 얽혀 있고 종종 혼용되기도 했다.[1] 그들은 통증을 종교적으로 인식하는 경향이 강했음을 말해 순다.[2] 우리나라로 눈을 돌려『조선의 귀신』[3]이라는 책을 보면, 거의 모든 귀신은 질병과 관계를 가지며 하나의 인격체로 간주된다. 그래서 귀신을 다루는 방법 역시 인간이나 생명체를 다루는 것과 별반 다르지 않았다. 즉 인간이 싫어하는 것이면 귀신(병)도 싫어하고, 인간이 무서워하는 것이라면 귀신(병)도 무서워할 것이라는 세계관이 깃들어 있던 것이다. 때로는 인간이 그들의 주인 행세를 할 수도 있어서 내쫓거나 버릴 수도 있었다. 제웅치기[4] 같은 행위가 바로 그렇다.

두 종류의 통증

그런데 관점을 달리해 생각해 보면 통증을 두 가지로 나누어 볼 수도 있다. '원인을 알 수 있는 통증(눈에 보이는 통증)'과 '원인을 알 수 없는 통증(눈에 보이지 않는 통증)'이라고 할 수도 있겠다. 아니면 '상처로 인한 통증'과 '병으로 인한 통증'은 어떨까. 예컨대 동물에게 물린 상처나 부러진 치아 때문에 생긴 통증은 중이염으로 인한 통증과는 그

---

1) 『통증연대기』. 멜러니 선스트럼Melanie Thernstrom 저. 노승영 역. 에이도스 출판사. 2011. p.45.

2) 통증을 일으키는 원인이 순전하게 종교적으로 바라본 것만은 아니다. 고대 바빌로니아인들은 지구에 창조된 벌레 가운데 최초로 만들어진 벌레는 치통을 생기게 하는 벌레라고 믿었으며 고대 중국인들 역시 치통을 일으키는 원인으로서 벌레를 생각했다.

3) 무라야마 지준村山智順이 1929년(소화 4)에 조선총독부 편으로 발간한 일종의 조사보고서로서 제1부 귀신편鬼神編과 제2부 양귀편禳鬼編 16장으로 되어 있다. 전체적인 내용은 귀신은 사람들에게 행복보다 재앙을 주는 일이 많고 해로운 일들은 모두 귀신의 소행이라고 믿었기 때문에 이를 퇴치하기 위한 양귀법禳鬼法이 발달하게 되었다고 말하고 있다.

4) 제웅은 짚으로 만든 인형을 말하기도 한다. 이때 인형의 배나 허리에 노잣돈이나 쌀을 넣고 액년이 든 사람의 생년월시를 적어 개천이나 징검다리 또는 사거리에 버려 액을 푸는 방법이다. 또는 허수아비를 만들어 종이나 헝겊으로 그 머리를 씌우고 얼굴을 그려 사람 형상을 만들어 길거리에 버리거나 물에 띄워 버리기도 한다.

원인이 명백히 다르다. 그런데 증상으로서의 통증은 부위와 정도만 다를 뿐 '상처통'이라거나 '중이염통'이라고 그 종류를 구별해 말하기는 어렵다. 좀 더 세분화한다고 해도 예통, 둔통, 그리고 주기적인 통증 정도로 표현하는 것이 전부이다. 후술하는 동양의학에서 분류하는 통증의 종류[5]는 그 수가 열 가지를 넘지만 이는 치료를 위한 통증의 분류로 중통重痛(무거운 느낌의 통증으로 일종의 둔통), 은통隱痛(참을 수 없는 지속성의 둔통), 격통激痛(찌르는 듯한 급격한 통증)이나 산통酸痛(근육통과 같은 통증) 이외에는 그다지 일반적으로 사용되지 않는다. 그래서 하이네는 이렇게 말한다.

> 우리가 한 여인에게 고통을 호소할 때, 비록 고통 그 자체는 가장 확실한 것이지만 우리는 고통의 근원을 혼돈한다고 생각하며 다음과 같이 이야기한다. '부인, 난 가슴에 치통을 지니고 있습니다.'[6]

이 이야기가 지니는 의미는 여러 가지겠지만 여기서는 통증의 불명확성에 대한 은유로 해석할 수도 있다. 즉 흉통이든 치통이든 부위가 다를 뿐 '아픔'이라는 점에서는 같은 맥락인 것이다. 또한 부위가 아니라 원인이 달라도 '아픔'이라는 의미에서는 같다는 사실은 통증 치료의 개념을 확립해 나가는 데 아주 중요한 요소로 작용했다. 즉 충치로

---

5) 예를 들면 拒按거안: 아픈 부위를 만져 주면 통증이 심해지는 통증. / 喜按희안: 손으로 누르면 통증이 감소되는 통증. / 喜溫희온: 따뜻하게 하면 통증이 줄어드는 통증. / 喜冷희랭: 차갑게 하면 통증이 줄어드는 통증. / 脹痛창통: 부은 느낌이 들며 팽만감이 드는 통증. 기체氣滯에서 보인다. / 刺痛자통: 송곳으로 찌르는 듯한 통증으로 혈어血瘀에서 보인다. / 酸痛산통: 나른한 통증으로 허증虛證, 습증濕證에서 보인다. 등등 이상과 같은 통증들이 있다. 일본어판 위키피디아 '통증' 항목에서 참조 정리.
6) 『철학이란 무엇인가』. 호세 오르테가 이 가세트José Ortega y Gasset 저. 정동희 역. 민음사. 2006. p.158.

인한 치수염에서 생긴 통증과 싸우다 부러진 치아 때문에 생긴 통증, 그리고 병에 걸려 생긴 통증이 인간의 언어로는 '아픔'이라는 증상으로 설명할 수밖에 없다는 점이다. 그래서 통증의 부위나 원인이 다를지라도 인간은 통증 그 자체를 명확하게 구분해 판명하거나 표현할 수 없게 된다. 이 때문에 '원인은 다르지만 증상은 비슷한 통증'에 대한 치료는 서로 유기적으로 연결되며 발전해 왔을 것이다.

통증의 유사성, 병의 원인으로서의 귀신(악령, 또는 악)

그렇다면 그 유기적인 연결은 어떻게 전개되는 것일까? 먼저 인류가 원시인이었을 때를 생각해 보자. 예컨대 원시인들은 온갖 사냥이나 전쟁을 통하여 평생 상처투성이로 살아야 했을 것이다. 상처가 생겼을 때 그들은 다음과 같은 대처 방식을 택하지 않았을까.

> 시간에 따른 자연적 치유와 미지의 대상에 대한 염원·의지에서 경험으로 알게 된 자연 채취의 약물 치료 방식으로 발전

이런 식으로 서서히 발전한 '상처로 인한 통증의 치료 방법'은 '병으로 인한 통증의 치료 방법'에도 적용되고 이를 개선해 나가는 동력으로 작용하게 되었을 것이다. 아마 원시인들은 '상처가 나면 아프다.'는 경험을 통해 '상처가 나지 않았는데도 아픈' 경우를 나름대로 해석해 같은, 아니면 최소한 비슷한 치료법을 써 보았을 것이다. 다만, 상처가 주는 고통과 달리 상처가 없는데도 오는 고통은 그들의 직관으로도 뭔가 이상하고 다르다는 것은 알았을 것이다. 그리고 그 관념이 조

금씩 구체화되면서 '상처가 없는데도 아픈' 이유를 보이지 않는 무언가가 작용했기 때문이라고 여기고 그 미지의 대상을 '귀신'이나 '악' 또는 '악령'으로 개념화했을 것이다.

치료의 첫출발점, 통증의 원인 제거

위와 같은 개념이 어느 정도 정립되자 병을 치료하는 방법은 자연스럽게 그 원인이 되는 '귀신'이나 '악' 또는 '악령'을 퇴치하는 것이라는 데 이르렀다. 어떤 면에서는 그 외에 다른 선택지가 없었을 것이라는 표현이 더 적절할 수도 있겠지만, 어떻든 직관적인 상상력의 한계 안에서는 인간이 무서워하는 것, 싫어하는 것, 고통스러워하는 것들이 그것들에게도 같은 효과를 보일 것이라고 여겼을 것이다. 그 가장 극적인 예로는, 학질癢疾에 걸린 사람의 등에 '천하대장군天下大將軍'이라고 써 놓는다거나 일제강점기에 '경찰서警察署 호출장呼出狀'을 갑자기 눈앞에 들이대면 병이 낫는다는 민간치료법[7]까지 있었다고 하는데 오늘날의 관점에서는 코미디나 다름없는 일이지만 당시에는 병을 치료하기 위한 최선의 방법을 진지하게 모색한 결과였다. 그리고 그 끝에 나타난 것이 바로 부적이다. 그림 3

---

7) 1934년 11월 28일 자『동아일보』 "세브란스의전교수 이영준의 질병치료 상으로 본 본 민간비법의 허무맹랑한 조선의 미신"이라는 칼럼 중에서.

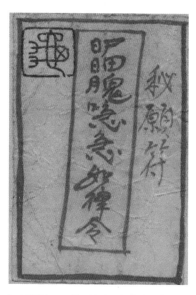

3. 비원부秘願符라는 부적. "급하기를 율령律令(법률)과 같이 하라: 急如律令"라는 글자가 눈에 띈다. 문자로 쓴 부적에는 때로는 칙령勅令(황제의 명령)이라는 글자도 자주 보인다.

부적의 원형, 양파

부적이나 글귀를 써서 병을 물리치려고 한 치료법은 아이러니하게도 인류가 문명의 진보를 이루고 난 다음에 획득한 것이다. 그도 그럴 것이, 귀신이나 악령도 소통이 가능한 대상으로 간주했으므로 의미 전달이 가능한 수단이어야 했기 때문이다. 그리고 이 부적의 원형은 인간의 원초적 감각, 즉 미각이나 후각에 강한 자극을 주는 식물에서 시작되었다고 알려져 있다. 양파와 마늘, 고추, 산초 등에 악귀를 쫓는 힘이 있을 거라고 믿은 건 순전히 그런 식물들이 인간에게도 자극적이기 때문이었다. 중동 지역에서는 양파나 마늘에 마술적인 힘이 깃들어 있다고 생각해 부적이나 벽사의 주술적인 용도로 많이 쓰였다. 독특한 냄새가 악마를 쫓는 신통력이 있다고 믿었던 것이다. 특히 양파는 껍질을 벗겨 병실에 두면 병균을 흡수한다고 여겨, 16~17세기에는 전염병이 유행할 때에, 그 예방을 위해 양파 이용이 성행했다.8) 이처럼 양파나 마늘을 주술적으로 사용한 데서 치료를 위한 부적의 원형을 엿볼 수 있다.

후술하겠지만 치통을 치료하기 위해 양파를 엄지발가락에 감는 행위에서 옛사람들은 통증의 원인, 질병의 원인을 주술적인 방법으로 퇴치할 수 있다고 믿었음을 추정해 볼 수 있다. 흔히 알려진 드라큘라 이야기도 그렇고, 우리나라에서 맵거나 맛이 강한 식물인 양파, 파, 부추, 고추, 훈초薰草 등을 제사에 쓰지 않는 이유는 그것들이 귀신을 쫓는 효험을 지녔다고 믿었기 때문이다. 이들 식물은 부적의 원형이고 이것이 그림이나 문자로 상징화된 형태가 후대에 나타난 부적이다.

싫어하는 것과 무서워하는 것

좀 더 들여다보면 부적에도 두 가지 종류가 있음을 발견하게 된다. 혐오형과 공포형이 그것이다. 혐오형은 앞서 언급한 것처럼 마늘, 양파 등 오감에 자극적인 것이고 공포형은 매, 호랑이에 간혹 벼락이 등

---

8) 『성서의 식물』. 최영전. 아카데미서적. 1996. p.94.

장하기도 한다. 시간이 지나면서 신도 나오고 나중에는 관棺까지 부적이 된다. 율령律令이나 칙령勅令이 그것이다. 그런데 어떤 경우에는 이해할 수 없는 재료가 등장하기도 한다. 예컨대 치통을 치료하는 데 닭이 등장하기도 하는데[9] 닭이란 병(악이나 귀신)이 혐오하거나 공포를 가질 만한 대상이 아니다. 하지만 이를 조금만 달리 생각해 보면 그럴듯한 답을 추정할 수 있다. 말하자면 문화인류학적 발전 단계에서 새로 진입한 세속 관념으로 볼 수 있는데, '닭이 울면 귀신이 간다.'는 데서 비롯된 것으로 보인다.[10]

이렇게 다양한 병과 통증의 치료 방법에 대해서 나열만 하다 보면 마치 실타래를 풀어 놓은 것처럼 복잡하게 보인다. 하지만 그 근저를 이루는 논리는 지극히 단순하다. 상처에 의한 통증인가 아닌가에 따라 치료 방법을 구분할 수 있을 것이라는 점이다. 상처로 인한 통증이 아니라면 통증을 일으키는 근본적인 어떤 미지의 대상을 설정하고 그것을 제어하는 치료 방법을 동원하면 그만이다. 여기서는 가장 단순하게 그것을 귀신이라고 표현할 수 있을 것이다.

---

9) 『동의치료경험집성東醫治療經驗集成』을 보면 다음과 같은 내용이 나온다. "치통齒痛에 특효약인 닭의 골수腦髓 / 약제법藥製法과 용법用法 / 닭의 생골腦髓 1개를 32절 크기의 종이 한 장에 고루 발라 그늘에서 깨끗이 말린다. 이 약 종이를 담배 종이 크기로 베어 돌돌 말아서 불을 붙여 담배 피우는 것처럼 피우는데 연기煙氣를 입안에 빨아들여 2~3분 정도 물고 있다가 내보낸다. 이렇게 여러 번 반복하여 '담배'를 다 태운다. 치료효과治療效果: 치통齒痛이 멎는 효과는 100%이다." 『동의치료경험집성東醫治療經驗集成』은 북한의 동의東醫 부문 의료인들이 지난 50여 년 동안의 진료 과정에서 얻은 자료를 수집, 편찬한 한의학서이다.

10) 상징적인 면에서 보면 동서양이 같다. 예컨대 '베드로도 닭이 세 번 울었다는 말에서 꿈에서 깨었다.'는 대목이 나온다.

치통에 대한 인간의 다양한 반응

통증이 신이 징벌로서 내린 것이든 아니면 악마가 인간을 괴롭히기 위하여 불러들인 것이든 간에, 그리고 우리가 치통을 어떤 식으로 인식하고 어떤 치료 방식을 택하게 되었든 간에 일단 치통이 찾아오면 그것은 참으로 견뎌내기 힘든 고통이다. 그 고통을 셰익스피어William Shakespeare(1564~1616)는 희극 「헛소동Much Ado About Nothing」에서 이렇게 말하고 있다.

> "우린 살과 피를 가진 인간에 지나지 않아. 하지만 아무리 신과 같은 경지로 글을 써내거나, 그에게 닥친 운명이나 불행을 조롱할 수 있는 철학자라고 해도 치통을 참아낼 만한 철학자는 없다."[11]

그러나 치통을 참아낼 만한 철학자가 없었다고 해도 철학은 꾸준히 발전을 거듭했고 치통을 다스리는 방법으로 위인들은 이를 달래고 좀 더 높은 차원으로 승화시킬 수는 있었다. 셰익스피어가 어떤 철학자라도 치통을 참아낼 수 없다고 했지만 그러나 '인간은 생각하는 갈대'[12]라고 말했던 파스칼Blaise Pascal(1623~1662)은 치통으로 인한 고통을 잊기 위하여 수학에 매달린 끝에 현대 수학 핵심을 이룬 적분학積分學을

---

11) I will be flesh and blood; For there was never yet philosopher, That could endure the toothache patiently. However they have writ the style of god, And make a push at chance and sufferance.

12) 이 말은 그의 유작 『팡세(the Pensées ("Thoughts"))』의 머리말에 실린 말. "인간은 한 줄기의 갈대에 지나지 않는다. 그것도 연약한 갈대에 지나지 않는다. 그러나 그것은 생각하는 갈대이다. 그를 죽이기 위하여 우주는 어떤 무장도 할 필요가 없다. 한 줄기의 증기, 한 점의 물방울만으로도 그를 죽이기에 충분하다. 그러나 전 우주가 그를 죽인다 해도 인간은 우주보다 고귀하다. 왜냐하면 인간은 자기가 반드시 죽어야만 한다는 사실과 우주가 자기보다 강하다는 사실을 알지만, 우주는 그것을 전혀 모르고 있기 때문이다."

선구한 철학자이다.

파스칼이 수학사의 난문難問 중의 한 문제를 해결한 것은 1658년이다. 그는 1654년 11월 23일 소위 '결정적인 회심'[13]을 한 이후로 일체의 수학과 과학 문제에서 손을 떼기로 작정했었다. 그러나 신은 언제나 그랬듯이 천재의 자질을 그냥 썩게 두지 않았다. 격렬한 치통으로 고생하던 1958년 어느 날 밤, 파스칼은 이 고통을 신의 은총으로 받아들였다. 그리고 육체적 고통을 잊기 위해 당시 수학자들 사이에 난문으로 알려진 문제를 풀기로 결심했다. 그 문제는 사이클로이드Cycloid[14]에 관한 문제였다. 혹독한 치통 속에서 8일이 지났다. 그 후에 발표된 파스칼의 '사이클로이드Cycloid 곡선'에 대한 완벽한 논문이 나오게 되었고 이로써 파스칼은 적분학의 창시자가 되었다.[15] 그림 4

하지만 엄밀하게 말하면 치통이 있었기 때문에 사이클로이드를 통한 적분을 완성한 것은 결코 아니다. 오히려 적분을 완성할 무렵 우연히 치통이 그를 괴롭혔던 것이라고 표현해야 적절할 것이다. 이 말은 치통과 씨름하는 중에도 사람은 무엇인가를 끊임없이 추구하고, 때로는 치통과 치열하게 겨루었던 수많은 흔적들이 풍속으로 남는다는 것을 보여주고 있다.

---

13) 그는 심리적으로는 신과 인간의 관계에 대해서 끊임없이 회의와 신에의 회귀를 반복한 듯하다.
14) 사이클로이드는 원이 직선 위를 굴러갈 때 한 점이 그리는 곡선궤도에 관한 것이다.
15) 『수학으로 미래를 열어라』. 한재영. 좋은땅. 2012. p.332.

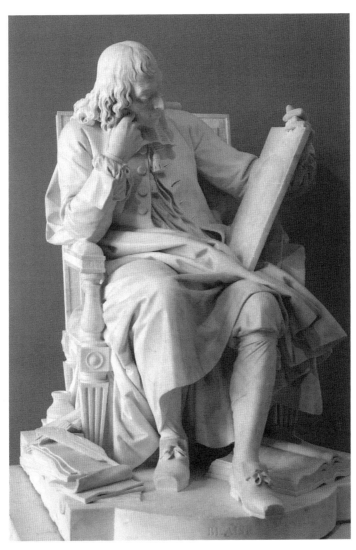

4. 파스칼Blaise Pascal(1623~1662)이 왼손으로 든 석판을 보며 사이클로이드를
연구하고 있는 모습. 바닥에는 그가 집필 중인 『팡세』가 흩어져 있다. 위키
피디아 인용.

· 치통이 남긴 여러 풍속화

○ 히포크라테스는 그의 저서에서 다음과 같이 기록했다. 부인의 입에서 입 냄새가 나고 잇몸이 검고 건강하지 않을 때는 산토끼 한 마리와 쥐 세 마리를 잡아 그중 두 마리의 내장은 제거한 뒤 그 머리를 따로 굽는다. 돌절구에 대리석을 넣고 빻은 뒤 체로 친다. 이 원료들을 같은 분량으로 섞어 그 혼합물로 입안과 치아를 문지른다. 여기 처방된 약은 치아를 깨끗하게 하며 달콤한 냄새가 나게 한다.16)

○ 고치산固齒散은 치아가 흔들리는 경우 치료하는 한약이다. 약의 제조는 다음과 같다. 큰 쥐 한 마리(뼈만 발라내고 살은 버린다.), 천초(볶은 것), 유향 각 두 냥, 향부자(볶은 것), 백질려(볶은 것), 청염 각한 냥. 위의 약들을 가루로 만들어 매일 이를 문지르면 다시는 이에병이 생기지 않는다.[회춘]17)

○ 그리스도 수난의 날(부활절 전 금요일, 수난일passion day을 말하며 그리스도가 십자가에서 당한 고난과 죽음을 기리는 날로 가톨릭에서는 "Good Friday"라고 한다.-원역주)18)에 손톱을 자르면 치통에 좋다. (또는 불행한 일이 닥치거나 꿈에서 미래의 남편을 볼 수 있다고 한다.)19)

---

16) 『치과의사학』. 모리스 스미드 저. 최진환 역. 대한치과의사학회. 1966.
17) 『동의보감』 제2권: 외형편.
18) 역주는 원주이다.
19) 『상식의 오류 사전』. 발터 크래머 저. 박영구 역. 경당. 2007. p.352.

○ 치아에 벌레가 먹은 것은 다음과 같이 치료한다. 작은 기와 조각 위에 기름에 버무린 구자韭子(부추 씨)를 올려놓고 불을 피운 다음 물사발 위에 걸쳐 놓고 누두漏斗(일종의 깔때기) 같은 것으로 덮는다. 그리고 벌레가 먹은 치아를 누두 구멍에 대고 연기를 쏘이면 치아 속에 있던 바늘과 같이 생긴 벌레들이 물사발 안으로 떨어지는데 이것을 여러 번 경험했다.[강목][20]

○ 리비에르Riviere[21]는 충치구멍 속의 벌레를 치통의 원인 중 하나로 인정하고 그 속에 고인 온갖 물질이 썩어 벌레를 만들 수 있다고 믿었다. 특히 단 음식이 점성이 있어 치아에 부착해 벌레가 발생하기 쉽다고 했다. 안드리는 현미경으로 관찰하면 지저분한 치아를 덮고 있는 더께 밑에서 생겨난 벌레를 볼 수 있다고 했다. 벌레의 크기는 아주 작고 둥그런 머리에는 검은색 작은 점이 있으며 몸통은 길고 가늘어서 현미경으로 식초에서 볼 수 있는 벌레와 비슷하다고 했다.[22]

위에 열거한 치아에 얽힌 다섯 장면은 유사하기도 하고 전혀 무관한 것처럼 보이기도 한다. 이 책에서 그려내고자 하는 인류와 치통에 얽히고설킨 흔적들도 이와 같다.

---

20) 『동의보감』 제2권: 외형편.
21) 몽펠리에의 내과의사. 원주이다.
22) 『치과의사』. 피에르 포사르 저. 대한치과의사학회 역. 대한치과의사학회. p.99.

인류가 생각한 치통의 보편성

어떤 특정한 것을 표시하는 데는 오랜 세월 동안 관습처럼 이어져 온 약속이나 또는 인간심리의 보편성에서 발현한 유사한 상징들이 있다. 통증으로 고통받고 있는 사람은 대개 얼굴을 찡그리거나 울상을 짓는 모습으로 표현되고, 배가 부른 사람은 불룩한 배, 만면의 미소로 족하다. 치통 역시 마찬가지이다. 그 기원을 정확히 알 수는 없지만 붕대로 정수리부터 턱까지 감은 모습이 그러하다. 아마도 턱의 통증 때문이 아닌가 싶긴 하지만 실제로 그렇게 하면 통증이 덜한지는 모르겠다. 그림 5

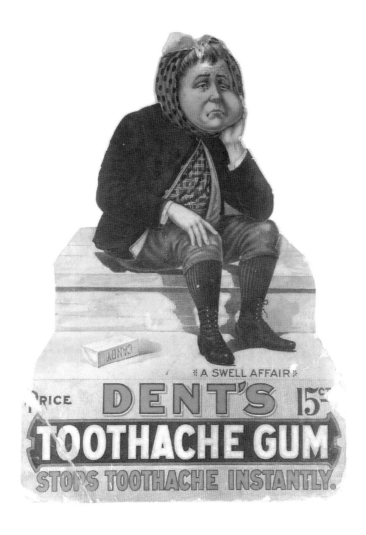

5. 20세기 초의 치통 약 광고사진. 광고인들은 그때나 지금이나 최고의 감각을 지녔다. 전체적인 모습에서 최소한 중년은 넘긴 듯한 이미지이지만 맨 위 단추만 채운 상의는 단추를 잠그기 싫어하는 어린아이에게 집안의 어른 누군가가 억지로 옷을 입힌 듯한 인상이다. 게다가 머리의 리본은 이 남자가 뭔가 제정신이 아니라는 것을 나타내는 것 같다. 또 얼굴을 동여맨 물방울무늬 스카프가 마치 어린이가 아플 때 엄마가 자신이 하고 있던 스카프를 벗어서 막 매주신 스카프임을 연상하게 한다.

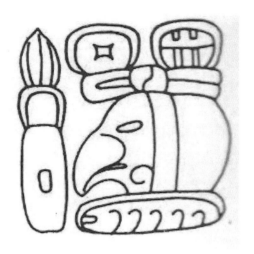

6. 마야인의 치통. 위 치통으로 고생하는 사람들의 그
   림과 무엇이 오버랩 되는가?

앞에서 잠시 본 <그림 6>의 상형문자를 다시 풀어보자.

그림을 자세히 보면 오른쪽 위에는 한자의 치_齒 자와 유사한 치아 형상이 그려져 있다. 그는 붕대를 감고 있다. 그렇다면 이 그림문자가 치통과 연관이 있음을 미루어 짐작할 수 있다. 그런데 이 상형문자가 어떻게 왕이란 개념과 연결될 수 있을까? 물론 그림의 왼편에 그려진 것이 왕관을 나타내기에 희미하게나마 짐작을 해볼 수도 있을 것이다. 결론부터 말하자면 이 문자의 정확한 의미를 알기 위해서는 먼저 치통의 원인을 유추해 내어야 한다. 그리고 이 치통은 사랑니가 날 때 초래하는 고통스러운 치통이어야 한다는 사실에 이르러야 한다. 사랑니가 날 때의 고통, 그리고 사랑니까지 나는 나이, 그러니 잇금으로는 이 무렵이 최고에 이른다. 그러니 임금이다. 신라인과 마야인 치통과 왕이 이렇게 연결고리를 갖는다.

　이상으로 치통과 치통이 우리 인류에게 남긴 흔적에 대해서 맥락 없이 열거해 보았다. 마찬가지로 이 책의 본문에서는 각각의 사례들을 나름대로의 근거에 입각하여 분류하기도 하고, 때로는 그 해답을 제시하기도 하고 때로는, 필자가 제시한 질문에 대해서 '과연 그럴까?' 하는 의문을 제기하게 하기도 할 것이다. 이를 통하여 치통과 우리가 어떤 모습, 그리고 어떤 관계로 마주하고 있는가를 엿볼 수 있는 장을 마련해 보려고 한다.

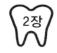

2장 치통 치료의 다양한 방법

　치통은 항상 인간의 몸에서 일어나는 통증 중에 가장 일반적이고 게다가 격렬했던 통증이었다. 그런데 '치통을 다스리기 위하여 치통이 생긴 곳 반대편 귓구멍에 액체를 붓는다.'고 하면 현대인들은 어떻게 생각할까?

　5월 18일 맑음. 귀천 김귀수金龜壽 씨가 내방하였다. 안부 인사를 나눈 뒤 나의 이앓이를 보고 말하기를 "피마자유蓖麻子油를 끓여서 납지蠟紙를 속을 통하게 하여 말아서 뾰족한 끝을 귓속에 넣고 끝에다 대고 기름을 떨어뜨려 귓구멍 속으로 흘러들게 하면 즉시 낫는다."고 하였다. 그러므로 저녁을 먹은 뒤 기름을 끓여서 시험 삼아 떨어뜨려 흘러들게 하였다. 보통학교 월말보고서를 여러 달 동안 바치지 않았더니 상부에서 독촉 훈령이 도착하여 온종일 수정하였다.23) 경술년(1910) 5월 18일.

- 하재일기荷齋日記24)- 중에서 그림 7

---

23) 『치아인문학』. 졸저. 나래출판사. 2015. p.242.

24) 하재일기荷齋日記: 중인 출신 공인貢人 지규식池圭植이 1891년부터 1911년까지 약 20년 7개월에 걸쳐 쓴 일기이다.

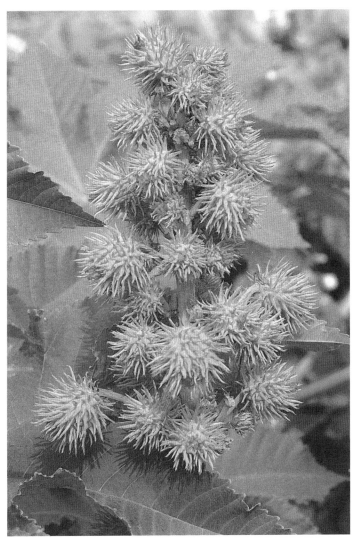

7. 피마자(草麻子/비마자蓖麻子: 아주까리 씨)/피마주/아주까리 등으로 다양하게 불린다. 학명은 Ricinus communis. 피마자는 대극과에 속하는 한해살이풀이다. 한문 이름으로 보아도 외래종임을 알 수 있다.

치통과 귀의 관계

치통 치료법으로 '피마자기름을 끓여 귀에 넣는다.'는 내용이다. 피마자유는 흔히 말하는 아주까리기름이다. 일기의 내용만으로 보면 아마 충분히 식힌 후이겠지만 어떻게 기름을 귀에 흘러 들어가게 했는지, 또 그 결과가 어떠했는지도 알 수 없다. 1910년이면 그다지 오래된 이야기가 아닌데 위와 같은 치료법이 일상적으로 행해지고 있었음을 알 수 있다. 현대 치의학이나 해부학적인 관점에서 보면 서로 반대편에 위치한 치아와 귀는 아무런 상관관계가 없다. 하지만 고대 서양의학을 비롯하여 동의보감에 실려 있는 치통 치료법을 보아도 치통을 다스리기 위하여 귓구멍에 무엇인가를 시술하는 치료법이 많다. 이는 귀와 코를 막아 치아가 아픈 것을 멎게 하는 처방塞耳鼻止牙痛方(귀를 막고 코를 막아 치통을 멈추게 하는 방법)에 속한다. 다음 몇 가지 사례를 보자.

① 곡래소거산哭來笑去散('울고 왔다가 웃고 가는 약'이라는 의미)

이가 아픈 것을 치료하는 데 아주 잘 낫는다. 석웅황(웅황), 유향, 후추(호초), 사향, 필발, 양강, 족두리풀(세신) 각각 같은 양. 위의 약들을 가루를 내어 한 번에 조금씩 남자는 왼쪽, 여자는 오른쪽 콧구멍에 불어 넣으면 곧 낫는다. 만일 이가 아프면서 뺨이 부었을 때에는 종이에 약 가루를 말아서 심지를 만든 다음 참기름을 묻혀 불에 태우면서 그 연기를 아픈 이에 쏘이면 곧 낫는다.[의감]

② 살충환殺蟲丸

치아에 벌레가 먹으면서 아픈 것을 치료한다. 질 좋은 비상砒霜[25] 적당한 양에 황단을 조금 넣고 녹인 황랍과 섞어서 한 덩어리로 만들어 두고 쓴다. 쓸 때에는 콩알만 하게 알약을 만들어 흰 솜에 싼 다음 꼬리가 나게 비벼서 쓰는데 오른쪽 치아가 아프면 오른쪽 귀를 막고 왼쪽 치아가 아프면 왼쪽 귀를 막으며 양쪽 치아가 다 아프면 양쪽 귀를 다 막되 반드시 귓속 깊이 들어가도록 막아야 한다. 이와 같이 하고 하룻밤 지나면 벌레가 다 죽기 때문에 다시는 도지지 않는다.[의감]

③ 색이약塞耳藥('귀를 막는 약'이라는 의미)

치아가 아픈 것을 치료한다.

납거미집壁錢包에 후춧가루를 싸서 왼쪽 치아가 아플 때에는 오른쪽 귀를 막고 오른쪽 치아가 아플 때에는 왼쪽 귀를 막은 다음 손으로 가리고 베개를 베고서 모로 누워 있으면 조금 있다가 이마에 땀이 약간 나면 낫는다.[의감]

④ 치아동방治牙疼方

석웅황(웅황), 몰약 각각 4g, 족두리풀(세신) 2g.

위의 약들을 가루를 내어 왼쪽 치아가 아프면 왼쪽 콧구멍에 조금 밀어 넣은 다음 오른쪽 귓구멍에 불어 넣는다. 그리고 오른쪽 치아가 아프면 오른쪽 콧구멍에 밀어 넣은 다음 왼쪽 귓구멍에 불어 넣는다.[득효]

---

25) 비석砒石에 열을 가하여 승화시켜 얻은 결정체.

위 치료법들은 치통이 생겼는데 반대편 귀를 막거나 귀에 액체를 부어 치료한다는 내용이다. 지금 생각하면 너무 터무니없고 황당한 접근법으로 여겨지지만 자료를 조사하다 보면 동서양을 막론하고 널리 쓰이던 치료법이었다. 이뿐만 아니라 그리 오래전이 아닌 오늘날에도 사용되었다. 다음은 위와 같은 치료법에 대한 좀 더 근래에 행해진 분석적 접근에 대한 기록을 보자.[26]

생무즙汁으로 치통을 멈춘 경험

① 약제법藥製法과 용법用法

깨끗이 씻은 생무(매운 것이어야 한다.)를 20~30 g 정도 보드랍게 긁어 가제에 싸서 쥐어짠다. 이렇게 얻은 진한 무즙汁을 쑤시는 치아齒牙의 반대쪽 귓구멍 안에 2~3방울 떨구어 넣는다. 생무즙汁을 귀 안에 넣으면 귀 안이 찡하면서 벙벙한 감이 나는데 2~3분 지나면 치통齒痛이 멎는다. 만일 멎지 않으면 5분쯤 지나서 다시 2~3방울 떨구어 넣는다. 그러면 10분쯤 지나서 통증이 멎는다.

---

26) 기록은 『동의치료경험집성東醫治療經驗集成』을 말한다. 『동의치료경험집성東醫治療經驗集成』은 북한의 동의東醫 부문 의료인들이 지난 50여 년 동안의 진료 과정에서 얻은 자료를 수집, 편찬한 한의학서이다. 내용은 북한 366개 병원의 치료 경험, 임상 연구 논문 및 1,458명의 개별논문과 경험 자료를 수록하여 총 1,100만 자에 이르는 방대한 서적이다. 이 책에 나오는 치과 영역에 대한 내용 일부를 소개하기로 하자. 소개하는 내용은 뒤에서 참고자료로 실은 동의보감 속에서 다루는 구강 및 치아질환에 대한 치료법과 유사한 점이 매우 많다. 이 부분의 판단은 각자의 몫으로 돌리겠다. 다만 서적 발행이 남한이긴 하지만 자료의 출처가 분명하고 임상에 대한 접근 방식에는 상당히 체계적이어서 치료의 결과에 대한 신뢰는 각자의 몫이 되겠지만 자료에 대해서는 신뢰성을 가질 만하다고 여겨 소개하기로 한다.

② 치료 효과_{治療效果}

치통_{齒痛} 환자 32예를 대상으로 하였는데 격심한 통증이 21예, 중등도_{中等度} 통증이 11예였다. 치료 결과 2～3분 안에 멎은 것이 19예, 10분 후에 멎은 것이 13예로서 전 예에서 효과가 있었다. 이병_{耳病}이 생기지 않겠는가 하는 근심이 없지 않았는데 그런 예는 없었다.

(통천군인민병원 강기호, 이성건,『동의학』, 1991－1)

(이상, 전술서27) 구강과질병_{口腔科疾病} 항목 중 치통_{齒痛}(dentalgia) 항에서)

이슬람에서도 사용되었던 귀에 기름을 떨어뜨리는 방법이 있다.

알 라지_{Ar-Razi}(865～923?)28)는 '알 하위_{Al-Hawi}'29)에서 유치 생성의 촉진을 위해 잇몸 마사지를 통해 통증을 유발하는 해로운 습기를 제거할 것과, 토끼의 뇌, 닭의 지방, 포도 주스, 장미 기름을 바르는 방법, 목과 머리 주위에 털실을 둘러놓는 방법, 귓속으로 기름을 떨어뜨리는 방법, 설사나 변비를 없애는 방법을 추천한다. 또는 터키산 버섯 뿌리에 있는 즙을 통증이 있는 쪽 반대편 귀에 떨어뜨리는 것으로 치통을 치료하는 방법을 추천하고 있다.30) 그림 8

---

27) 『동의치료경험집성_{東醫治療經驗集成}』을 말한다.

28) 라틴어 이름은 그의 고향 이름을 딴 '라제스_{Rhazes}/라지스_{Rasis}'이다. 의사이면서 저술가인 그는 '중세 이슬람 시대의 가장 위대하고 영향력이 큰 의사'로 일컬어지고 있다.

29) 라제스가 저술한 의학서명이다.

30) 『턱얼굴외과 역사이야기』. Walter Hoffmann-Axthelm 저. 최진영 역. 군자출판사. 2004. <이슬람의학, 4-2-1. 알 라지>에서 참조.

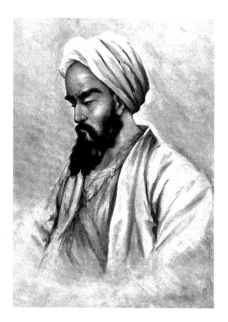

8. Portrait of Rhazes_{Ar-Razi}(865~923). 의 사이면서 사상가, 저술가이기도 했던 라제스. 『천연두와 홍역에 관한 고찰』이라는 책을 집필하였는데, 이 책에서 천연두와 홍역을 명확하게 구별하였다.

귀를 통한 치통 치료의 근거는?

위의 내용 중에서 북한에서 무즙을 통한 치통 치료에 대한 신뢰는 각자의 몫이 되겠지만 우리가 궁금해하는 일부분인 '치료 결과'에 대해서 통계적으로 기록되어 있는 점이 다른 기록들과는 다르다. 그러나 그 치료 방법에 대해서는 전혀 납득이 되지 않는다. 그러면 왜 인간은

이처럼 이성적 판단으로 이해되지 않는 방법을 동원해서까지 치통을
다스리려 했으며, 왜 아직도 그것에서 그다지 자유롭지 못할까? 그것
은 아마 그만큼 치통이 격렬했고 동시에 대다수 사람들이 경험해야만
했던 통증이었기 때문은 아닐까. 하지만 인류는 왜, 그리고 어떤 근거
로 위와 같은 '귀를 통한 치통 치료'라는 결론을 얻고 그 행위를 하게
되었을까? 우연을 통한 경험의 결과일까? 아니면 나름대로 이성적인
추론을 통하여 얻어낸 결과물일까? 이 질문에 대해서 답을 얻는 것은
우선 여러분의 몫으로 남겨 두기로 하고, 그러면 인간이 어떻게 치통
을 다스려 왔는지는 다음 네 가지 관점에서 살펴보기로 하자.

치통의 해소 방법

치통의 해소법은 다음과 같은 방법으로 크게 나눌 수 있다.
1. 신앙과 주술을 통한 치통의 해소
2. 발치를 통한 치통의 해소
3. 다양한 약물에 의한 치통의 해소
4. 기타 침이나 뜸을 이용한 치통의 해소

위의 분류에는 가장 중요한 일반적인 치료를 통한 극복이 빠져 있
다. 그러나 이 부분은 기술적인 것이 주를 이루므로 여기서 직접적으
로 다루지는 않기로 한다. 마지막 방법은 일종의 심리적 치료라고도
볼 수 있지만 치료에는 여러 가지 의미가 따른다. 치과 치료의 목적은
3가지이다. 첫째는 통증을 피하기 위하여, 둘째는 치아를 보충하거나

치료하여 오래 사용하려는 목적, 그리고 예방을 위한 치료이다. 초기 치과 치료의 목적은 거의 첫 번째 이유에서 시작되었다.

2부

치통의 해소 방법 I

신앙을 통한 치료

1. 고대 바빌로니아 - 치아 벌레를 저주

치과 치료의 시작은 모든 질병 치료가 그렇듯이 신을 통해서 치료를 시도하거나 귀신을 물리치는 주문呪文을 통한 치료를 출발점으로 한다. 아시리아의 아슈르바니팔 도서관에 보관된 두 개의 점토판에 기록된 '치통이 있을 때'라는 제목의 치료법은 여러 치료 술식에 토대를 둔 것으로 바빌로니아-아시리아 치의학의 가장 중요한 공헌으로 평가되고 있다. 여기에는 1200년 이상의 경험이 축적된 마술사와 시술치료사의 임상-치료 지식이 결합되어 있다. 첫 판에는 35가지 처방과 7가지 주문이 수록되어 있으며 '치충齒蟲에 대한 주문呪文'이 거의 원형그대로 남아 있다. 이 주문은 기원전 1800년경 고대 바빌로니아에서 완성된 것으로 추정되며 창조설화 형식의 주문을 통해 치충의 기원을 묘사하고 있다.[1] 이 주문은 치통을 치료하는 주문이다.

---

1) 『턱얼굴외과 역사이야기』. Walter Hoffmann-Axthelm 저. 최진영 역. 군자출판사. 2004에서 참조.

바빌로니아 시대의 치통을 치료하기 위한 주문呪文

아누Anu[2]가 하늘을 창조한 후에
하늘은 대지를 만들고
대지는 강을 만들고
강은 계곡을 만들고
계곡은 늪을 만들고
늪은 벌레를 만들었다.
벌레는 사마스Samas[3]에게 가서 울며 호소했다.
그의 눈물은 이아Ea[4] 앞까지 흘렀다.
"당신은 나에게 먹을 것으로 무엇을 주시렵니까?"
"나는 너에게 잘 익은 무화과 열매와 살구, 그리고 사과 주스를 주겠다."
"잘 익은 무화과 열매며 살구, 그리고 사과 주스가 나에게 무슨 소용이랍니까.
나를 늪에서 들어 올려서 사람의 이와 잇몸에 살게 해주십시오!
나는 치아에서 피를 빨아 먹으며
잇몸 안에서는 뿌리를 갉아먹겠습니다."
(그곳에 자리 잡고 앉아라.)
(다음은 치료사에게 주는 가르침이다.)
"벌레여! 네가 원하는 대로 하라. 이아Ea가 그의 팔의 힘으로 너를 짓이길 것이다!"[5]

위 주문 가운데 주목할 부분은 "나는 너에게 잘 익은 무화과 열매와 살구, 그리고 사과 주스를 주겠다." / "잘 익은 무화과 열매며 살구, 그

---

2) 메소포타미아에서 아누Anu는 최고의 신이다.

3) Samas는 메소포타미아의 태양신.

4) Ea는 메소포타미아의 물의 신으로 지혜의 신이기도 하다.

5) 『중동신화』. 후크 저. 박화중 역. 범우사. 2001. pp.124~125. 이것은 스파이저Spizer 교수의 고대근동문헌The Acient Near Eastern Texts 100쪽에서 발췌한 것을 재인용한 것임. 시의 원문은 부록에 실어두었으므로 참고하기 바란다.

리고 사과 주스가 나에게 무슨 소용이랍니까."라는 내용으로 고대인들이 충치의 원인이 당분이라는 것을 알고 있다는 것을 암시하고 있다.

고대 동서양의 교류

또 점토판의 기록에 의하면 고대 바빌로니아인들은 치통의 해소 방법으로 아무 신에게 위의 치아 벌레$_{toothworm}$를 저주하는 주문을 세 번 읊고 그 뒤 사리풀$_{菲沃斯}$(Hyoscyamus: 가짓과의 2년생 풀로 알려져 있다. 동양에서는 낭탕자$_{莨蓎子}$라고 한다.) 씨앗의 분말을 유향에 섞어 충치의 구멍을 메우는 방법이 기록되어 있다.[6] 동의보감에도 낭탕자는 치통을 멎게 하고 벌레를 나오게 한다고 쓰여 있다.[7] 동서양에서 사리풀에 대한 이런 인식이 일치하는 것은 동서양의 교류가 생각보다 훨씬 이전부터였거나 생각보다도 원활했다고도 여겨지는 부분이다. 아니면 인간 지식의 보편성을 느낄 수 있는 부분이기도 하다.

---

[6] 일부 학자들의 주장에 의하면 '에머$_{emmer}$를 섞은 꿀벌, 맥아가루, 참기름'을 혼합하여 주문을 세 차례 외우면서 치아 위에 올려놓는다고 나와 있다. 『턱얼굴외과 역사이야기』. Walter Hoffmann-Axthelm 저. 최진영 역. 군자출판사. 2004.에도 그렇게 나와 있다.

[7] 낭탕자$_{莨蓎子}$는 성질이 차고, 맛은 쓰고 달며, 독이 많다$_{性寒 · 味苦甘有大毒}$. 그러나 만일 사람이 많이 복용하면 미쳐서 뛰어다니게 되고, 헛것을 보게 된다$_{主齒痛出虫. 多食令人狂走見鬼}$.

2. 불교 - 불설주치경으로 아픈 치아를 저주

바빌로니아인과 마찬가지로 불교에서는 다른 시술 없이 순전히 경문經文만을 외우고 이를 주문처럼 외우고 다님으로써 치통을 퇴치하려 하기도 했다. 바로 불설주치경佛說呪齒經이 그것이다. 불설주치경이라는 말은 '부처께서 저주받은 치아를 달래다.' 또는 '부처께서 치아를 달래고 혼내다.' 정도의 의미가 된다. 그림 9

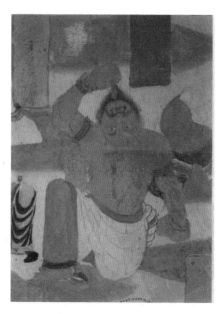

9. 중국 둔황의 막고굴 146호에 그려진 「승려양치도」. 불교에서는 불설주치경만이 아니라 구강을 청결하게 하고 치아를 닦는 예방적 요법도 중시했다. 이 벽화를 통해서도 이를 알 수 있다. 사진은 중국 바이두.

불설주치경佛說呪齒經

듣자컨대 북방변두리에 건타마하연산이 있고 거기에 벌레의 왕이 있는데 이름이 차후무差吼無라 한다. 지금 누구누구(여기에 치통으로 괴로워하는 사람의 이름을 넣는다.)의 치아에 와 있으니 지금 당장 사자를 보내노니 감히 누구누구의 치아 속과 치아 뿌리와 치아 언저리를 먹지 못하게 하노라. 지금 당장 나오지 않으면 머리가 깨져 7촌이 되고 구라마와 같은 지렁이鳩羅勤蟮가 되리라.[8] 모두 나와 더불어 이를 주문하기를 바라니 내가 주문한 대로 이루어지길 바라노라.

南無佛南無法南無比丘僧南無舍利弗大目乾連比丘. 南無覺意. 名聞邊北方 健陀 摩呵衍山. 彼有虫王名差吼無. 在某牙齒中止. 今當遣使者無敢食某牙. 及牙根中牙 根中牙邊虫. 不即下器中頭破作七分如鳩羅勤蟮. 梵天勸是呪南 無佛. 令我所呪皆從 如願

만약 이 뜻을 모르고 경으로 음만을 외운다면 뭔가 대단한 것처럼 느껴질 수 있지만 사실 그 뜻을 보면 단순하기 그지없다. 4세기 말 인도 출신의 학승 축담무란竺曇無蘭[9]이 번역한 1권으로 된 이 경은 부처가 이가 아플 때 외우는 진언에 대하여 설법한 것이라고 전해진다. 이러한 진언은 초기 불교에서는 승려가 주술을 행하지 못하도록 금했지만 질병이나 치통을 완화하고 독을 제거하기 위한 호신주문은 차츰 완화되었다.[10]

---

8) 『서역치과의약 전래사』. 이한수. 연세대학교출판부. 1993. p.61.

9) 축담무란竺曇無蘭 법정法正이라 의역한다. 동진東晉 때의 역경승譯經僧으로, 서역西域 사람이다. 효무제孝武帝 태원太元 6년(381) 양도楊都 사정서시謝正西寺에서 대비구大比丘 360계戒 3부部 합이合異 2권을 편찬했다. 중국역대불교인명사전 참조 인용.

10) 『티베트 밀교개론』. 다나카 기미아키. 중에서 참고 정리.

능엄경의 치통 주문呪文

불설주치경佛說呪齒經과 더불어 밀교의 능엄경에도 불경의 힘으로 치통을 물리치려는 부분이 나온다.

-전략-11) 羯拏輸藍 憚多輸藍 迄唎夜輸藍 갈나수람 탄다수람 흘리야수람
-후략-

위 내용은 병명을 나열한 것에 불과하고, 전체 역시 위 불설주치경처럼 병을 저주하고 떠나는 것을 주 내용으로 한다.

범어의 발음과 해석은 다음과 같다.

카르나슐람 단타슐람 흐리다야슐람
karn as u lam dantas u lam hr dayas u lam
(귓병, 치통, 심통心痛)

주문은 알아듣기 어려운 언어로 해야 효과가 배가된다.

이 중에서 흥미로운 것은 주제 내용과는 다르지만 치아齒牙를 산스크리트어로는 'dantas'라는 것을 알 수 있는 내용이 있다. 이를 중국에서는 憚多단타(이 발음은 고대 중국어의 발음이고 현재 발음으로는 '탄다'가 된다.)로 표기하였고 'dantas u lam, 憚多輸藍/단타슐람'은 치통이라는 의미이다. 치아를 나타내는 '덴트/Dent'가 산스크리트어인 인도어족에서 나왔음을 알 수 있는 흥미로운 자료이다.12) 그림 10

---

11) 전략 부분 원문과 전체의 현대어역은 참고자료를 보라.

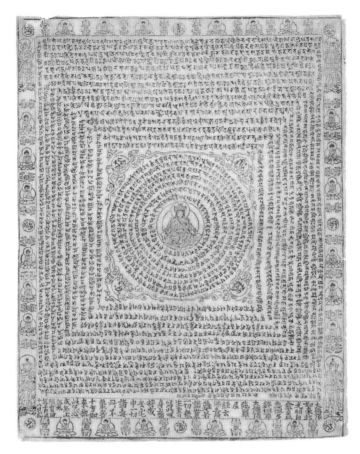

10. 능엄주楞嚴呪 부적으로 971년(北宋 971年)에 제작된 돈황 장경동敦煌藏經洞의 대불정다라니大佛頂陀羅尼이다. 능엄주는 능엄신주楞嚴神呪라고도 한다.

---

12) 이상에서 보듯이 사실 불경의 내용은 아주 단순하다. 그러나 많은 종교에서 그렇듯이 악귀나 귀신을 쫓는 경이나 주문의 효과는 듣는 사람으로 하여금 신비함에 기반을 둔다. 코란을 번역하지 않는 것도 그렇고, 힌두교의 성전인 '베다'나 대승불교의 주요 불경, 자이나교 경전 역시 산스크리트어가 사용된 것은 바로 이런 이유 때문으로 여겨진다.

3. 이슬람 - 파티하장을 통해서 치유

이슬람에서의 치통 치료

이슬람교에서는 치통을 물리치기 위하여 코란 6장을 암송한다. 지역적으로 바빌로니아와 밀접한 관계가 있는 이슬람 세계에서는 앞에서 말한 치아 벌레를 저주하는 주문 외우는 지역에 속한다. 그러나 7세기 이후의 이슬람 사회에서는 치통이 생긴 경우 아픈 부위에 손가락을 올리고 코란 6장을 암송했다.[13) 언뜻 이상하게 들릴 수 있지만 이슬람 사회에서 치통이 생긴 것을 치료하기 위하여 코란 6장을 암송하는 것은 금기는 아니다. 그러나 코란을 벗어나면 금기가 된다. 이슬람 사회에서는 이런 금기를 하람ʰᵃʳᵃᵐ이라고 한다. 예를 들어 어떤 병을 치료하기 위해 또는 어떤 질병이나 재앙으로부터 보호를 받을 목적으로 주문이나 부적 또는 조개껍질 같은 것을 걸어놓는 것도 같은 부류로 역시 하람이다.[14)

그러나 역설적으로 이러한 행위가 하람이라는 것은 이슬람 세계에서도 병을 치료하기 위하여 주문을 외거나 부적을 붙이는 경우가 있다는 것을 방증한다.

① 만병통치약으로서 파티하장ˢᵘʳᵃᵗ ᵃˡ⁻ᶠᵃᵗⁱʰᵃʰ
결국 사람들은 하람과 하람이 아닌 지점에서 타협점을 찾기도 한다.

---

13) 『통증연대기』. 멜러니 선스트럼 저. 노승영 역. 에이도스 출판사. 2011. p.129.
14) 『이슬람의 허용과 금기』. 유스프 까르다위 저. 최영길 역. 세창출판사. 2011. p.279.

즉 이슬람 경전을 사용하되 다른 방법을 병행하는 것이다. 예컨대 환자나 귀신 들린 사람을 치료할 때 코란의 첫 장인 파티하장Surat al-Fatihah을 외워 낭송한 뒤 물에 입김을 불어넣고 그 물을 마시게 하는 방법이다. 또 장미유蕃蔽油[15]와 사향수麝香水,[16] 또는 샤프란Saffron[17]으로 도자기 접시 위에 파티하장Surat al-Fatihah의 내용을 쓴다. 그리고 접시에 물을 부어 글자를 지운 다음 그 물을 환자에게 마시게 하는 것을 사십 일 반복하면 만성적인 질환을 치료할 수 있다는 믿음이 전해지고 있다. 마찬가지로 이 장을 일곱 번 읽은 뒤 환자를 향해 입김을 부는 것도 치통이나 두통, 위통 등에 효과가 있다고 한다. 이런 행위는 이슬람의 신앙과 미신이 교묘하게 뒤섞인 형태라고 생각할 수 있다.

· 파티하장 암송 시 쓰이는 약물들

그런데 재미있는 것은 장미수, 사향수, 샤프란은 각각 질병을 치료하던 것들로 오래전부터 민간에서 널리 사용되어 오던 약품들이었다는 점이다. 서문에서 언급한 것처럼 인류는 병과 통증을 유발하는 '악령'이나 '귀신'을 제거하기 위해서 그 대상이 '무서워하는 것', '싫어

---

15) 장미과에 속하는 *Rosa damascena* Mill., *R. centifolia* L., 그 외에 채유 목적으로 재배되는 장미속 *Rosa* 식물의 꽃으로부터 얻어지는 정유. 장미류는 종류가 대단히 많아 5,000종 이상이나 된다. 이른 아침 반개한 꽃을 수증기 증류하거나, 휘발성 유기 용제로 추출하거나, 또는 지방에 의한 냉침冷浸법으로 얻어진다. 불가리아를 주산지로 하고, 남프랑스, 독일, 헝가리, 이탈리아, 스페인 등에서 생산된다. 수증기 증류에 의해 채집된 기름(수유율 약 0.025%)을 rose otto라 칭하고, 동시에 얻어진 증류수를 장미수(英 rose water)라 칭한다. (화학대사전. 도서출판세화에서 인용).

16) 사향을 재료로 한 일종의 화장수나 향수를 말한다. 한의학적으로는 사향노루 배꼽에 물만 차 있는 것이 있는데, 이는 향내가 매우 강하기 때문에 약으로 쓰기보다는 향기를 내는 데 쓴다.

17) 원래는 식물 이름으로 창포, 붓꽃과의 일종이다. 향신료로 사용되며 암술을 말려서 만든다. 빛은 노란색으로 독특한 향과 쓴맛, 단맛을 낸다.

하는 것'을 상상하여 치료 방법으로 끌어들였다. 매우 순진한 발상이지만 '경찰서警察署 호출장呼出狀'을 갑자기 보이면 낫는다는 민간치료법이[18] 좋은 예이다. 그런데 파티하장 암송에 쓰이는 약물은 '공포'나 '혐오'를 느끼게 하는 것과는 정반대 자리에 있는 약물들이다.

장미유, 사향, 샤프란, 정향이 가지는 특징

이런 약물들이 통증과 병을 치료하는 약물들로 사용되기 시작했는지를 알아보기 위해서 이들이 가지는 특징을 간단하게 살펴보자.

① 장미유薔薇油(rose oil Rosenöl)

장미유는 장미과에 속하는 식물의 꽃으로부터 얻어지는 정유이다. 이른 아침 반개한 꽃을 수증기를 이용한 증류, 휘발성 유기 용제로 추출, 또는 지방에 의한 냉침冷浸법으로 얻어진다. 수증기 증류에 의해 채집된 기름(수유율 약 0.025%)을 rose otto라 칭하고, 동시에 얻어진 증류수를 장미수(英, rose water)라 칭한다.[19] 이러한 장미유薔薇油(rose oil Rosenöl)가 치료제로 사용된 것은 고대부터이다.[20]

---

18) 1934년 11월 28일 자『동아일보』"세브란스의전교수 이영준의 질병치료 상으로 본 본 민간비법의 허무맹랑한 조선의 미신"이라는 칼럼 중에서.

19)『화학대사전』. 도서출판 세화. 2001. 장미유 항목 참조.

20) 아랍의 유명한 사상가이며 의학자인 이븐시나Ibn Sina(980~1037)가 이미 10세기에 장미유를 추출하고 치료제로 사용했던 것은 약품으로서 널리 알려졌다.

② 사향麝香

사향은 바로 '사향노루 음경 앞의 가죽 속에 따로 막膜이 씌워진 곳에 있는 것'으로 짙은 향내를 풍기는 것이다. 사향 역시 위에서 설명한 장미유나 정향, 또는 샤프란처럼 얻기 어려운 약물이다. 동양의 여러 한의서에 기록된 사향의 내용은 다음과 같다.

> 사향에는 생향生香, 제향臍香, 심결향心結香 등 3종류가 있으나 그 가운데 생향을 제일로 친다. 생향이란 사향노루가 여름에 뱀과 벌레를 많이 먹어 겨울에 향이 가득 차게 된다. 그런데 봄이 되면 갑자기 아파서 사향노루가 발톱으로 긁어서 떨어지게 한다. 생향이 떨어진 부근의 풀과 나무는 다 누렇게 마른다. 생향을 얻기는 아주 어렵다. 진짜 사향을 가지고 오이나 과수밭을 지나면 열매가 달리지 않는다. 이것으로 진짜 사향을 알 수 있다. 둘째는 제향(臍香)인데 이것은 사향노루를 산 채로 잡아서 떼어낸 것이다. 셋째는 심결향心結香인데 사향노루가 무엇에 쫓기어 미친 것같이 달아나다가 저절로 죽은 것에서 떼어낸 것이다.[본초][21]

③ 샤프란Saffron, Zafferano

창포, 붓꽃과의 일종으로 암술을 말려서 사용. 강한 노란색으로 독특한 향과 쓴맛, 단맛을 낸다. 샤프란 향 채취는 많은 수작업이 필요한데 1파운드의 샤프란 향을 얻기 위해서는 6만 송이의 샤프란 꽃이 필요하다.[22]

파티하장 암송과는 무관하지만 위의 향신료류에 속하는 정향에 대

---

21) 『동의보감東醫寶鑑』 탕액편湯液篇 수부獸部에 실린 내용.
22) A Manual of Materia Medica and Therapeutics. John Forbes Royle, Frederick W. Headland. 1865. p.653.

해서도 알아보자.

④ 정향(클로브 오일Clove Oil, 丁香油)

보통 노란 꽃이 피기 전 장밋빛의 봉오리 상태에서 따버리기 때문에 보기 쉽지 않다. 이 꽃봉오리를 말리면 진한 갈색이 되는데 이것이 정향이다. 이는 못 모양을 하고 있어 영어로는 클로브clove, 프랑스어로는 클루clou라고 불리며 정향T香이란 이름도 그 생김새에서 비롯된다. 정향나무는 약 20년간 풍성한 수확을 보장한다. 그 나무로부터 매년 평균 2kg의 말린 정향이 수확된다. 수확과 이에 따르는 모든 작업이 일일이 수작업에 의해 이루어지므로 시간이 많이 걸린다.[23] 또 사람들은 정향나무를 신성시하는 경향이 있는데 그래서 꽃이 핀 정향나무 근처에서는 절대 시끄럽게 떠들면 안 된다. 밤중에 등불 같은 것을 들고 그 근처를 지나가서도 안 되며, 모자를 쓴 채 접근하는 것도 금지되어 있다. 누구든 그 나무 앞에서는 모자를 벗어야만 한다. 이는 임신한 여자가 놀라 낙태할 수 있듯이, 나무가 놀란 나머지 열매를 맺지 못하게 되거나 혹은 설익은 열매가 땅에 떨어지지 않도록 하기 위해서라고 한다.[24][25]

---

23) 『향신료 이야기』. 정한진. 살림. 2006. p.55.

24) 『황금가지』. 제임스 조지 프레이저. 을유문화사. 2005. p.302.

25) 정향 역시 고대부터 치통 치료제로 사용되어 온 재료이다. 장미유와 유사한 향신료인 정향(클로브 오일/Clove Oil, 丁香油)도 진통, 살균 효과가 뛰어나다. 특히 정향의 추출물인 유지놀은 오늘날에도 치통 완화와 제약 분야에서도 널리 사용한다. 인용한 프레이저의 『황금가지』는 정향의 소중함 보다는 나무에 대한 정령신앙에 대해서 비유를 들었으나 여기서는 정향에 대해서 그런 민속신앙이 정향의 소중함을 의미하는 것으로 인용했다.

영신迎神을 위한 재료들

이상에서 보듯이 장미유, 샤프란, 정향, 사향이 가지는 특징은 무엇일까? 피상적으로 보아도 위 약물들이 가지는 공통점은 강한 향기를 가진 물질들이라는 점이다. 당연히 향기는 질병을 치료하는 데 심리적 효과를 갖는다. 그러나 단지 이것을 이유로 이들 물질이 약물로서 채택이 되었을까. 그보다 더 중요한 것은 이 약물들은 한결같이 얻기 어려운 귀하다는 공통점을 가진다는 점이다. 이 얻기 어려운 것을 얻기 위해서 필요한 것은 노력이다. 그리고 그 노력은 지극한 정성의 산물이어야 한다. 정성은 신과 통하는 몇 안 되는 길이기도 하다. 따라서 이 약물들의 특징은 모두 신에게 드리는 예물로 사용된다.

신을 통한 치료

인류는 병(악 또는 귀신)을 물리치기 위해서 그들이 혐오하거나 공포심을 가지게 하는 대상을 찾아냈지만 이것만으로는 부족했다. '혐오와 공포'라는 1차원적인 개념을 사용하는 도중 또 다른 개념을 생각해냈다. 그것이 바로 병(악 또는 귀신)의 힘을 초월할 수 있는 개념이었다. 그리고 이러한 향신료 계통의 치료제들은 바로 귀신보다 더 힘 있는 존재를 불러 귀신을 물리치는 시도에서 시작되었는데 그것이 바로 신이다. 그런데 여기서 좀 더 면밀하게 생각해야 할 부분은 신을 불러들이긴 하지만 신에게 치료를 원했던 것이 아니라는 점이다. 즉 인류가 병을 치료하는 데 신을 불러들인 이유는 처음 산초나 양파로 그 병을 치료하려는 목적이 아닌 것처럼, 신이 그 병을 치료해 주기를 원하지 않았다는 점이다. 즉 인류는 처음 신이라는 개념을 생각했을 때 신이 치유를 해주는 개념이 아닌, 신을 불러들여 그 신으로 하여금 악마를 쫓아낼 생각으로 신을 불러들였다는 점이다. (부적이나 주술, 기타 양파나 후추 등 자극이 강한 치료제가 병을 치료하기 위한 것이 아니라 병을 일으키는 귀신이나 악마를 내쫓아 내기 위해 시작되었다는 점을 상기해 보자.) 섣부른 결론일 수도 있지만 이 관점에서만 본다면 인류는 악이라는 개념을 먼저 인식하고 그다음에 신을 생각하기에 이르렀다는 말이기도 하다.

실제 치료약으로서의 장미유, 사향수, 샤프란

① 장미유薔薇油
장미는 향香으로 인한 영신迎神과 가시로 인한 벽사辟邪 기능을 동시에 가진다.
장미유薔薇油는 로마 치과의학에서 구강연조직의 궤양 치료제로서 이용되었다. 봉밀蜂蜜[26])은 히포크라테스가 구강 청소와 치은과 치아의 건강증진을 위한 마찰제磨擦劑로 사용했다. 이어 로마 치과의학에서는 치아 표백제 처방에 들어가기도 했고, 치마분의 조제에도 들어갔으며, 치통과 치근막염 치료에도 이용되었다. 또 치근막염과 그로 인해 야기된 동통에는 역시 호초, 아편, 장미유薔薇油, 봉밀蜂蜜 등을 응용한 진통법

---

26) 봉밀蜂蜜은 일반적으로 꿀을 말한다. 그러나 여기서는 꿀만을 말하는 것이 아니라 꿀 및 벌집인 밀랍을 함께 의미하는 것 같다.-인용자 주.

을 택했다. 치통이 격심할 때에는 아편을 사용하기도 했다.[27]

장미가 이렇게 직접 치통 치료제로 사용되기도 했지만 부적으로서의 벽사 기능도 가지고 있었다.

· 장미의 벽사 기능

고대 아라비아와 그리스에서 시작된 의학적 발달의 기초는 중세를 거치면서 오히려 벽사辟邪나 주술呪術 등을 이용한 치료가 횡행하기도 했다. 장미의 벽사 기능 역시 중세에 이르러 널리 사용되었다. 한편 장미 등, 이러한 식물을 이용한 벽사 주술은 우리나라에서도 보이는데 단옷날 창포탕에 머리 감거나, 쑥을 따다 말려서 이를 액막이에 쓰는 경우가 그렇다. 서양민속에도 하지夏至, midsummer[28]에 뜯은 약초에는 특별한 신통력이 있다고 믿었다. 그래서 이날에 장미꽃을 채취하여 잘 말려 두고 여러 가지 민간용법에 이용하기도 했다. 또 16세기 유럽에서 흑사병이 유행했을 때에는 장미꽃잎을 짓찧어서 환약을 만들어 환자의 혀에 올려놓으면 잘 낳는다는 이야기가 전해지기도 했다. 또 이때 병에 걸리지 않게 해주는 부적으로 장미를 사용하는 것이 성행했다.[29]

---

27) 『서역치과의약 전래사』. 이한수. 연세대학교출판부. 1993. pp.97~98.

28) 하지는 양의 기운이 가장 강한 날로 장미도 이때 채취하면 양의 기운이 가장 왕성하다고 생각한 듯하다.

29) 『한국민속식물』. 최영전. 아카데미서적. 1997. p.277.

· 장미의 벽사 기능은 가시에서

장미가 치통 치료제로 널리 사용될 수 있었던 것은 장미의 벽사 기능과 치통의 원인에 대한 인과관계로 해석해 볼 수도 있다. 즉 장미는 가시가 많은데 이것이 벽사 기능을 가진다. 가시가 많은 나무는 벽사 기능을 가진다. 이는 가시는 사람이 무서워하는 것처럼 병마나 병을 일으키는 귀신도 무서워한다고 해석했기 때문이다. 이는 뒤에 언급하는 엄나무나 치통나무 등에서도 보인다.

· 장미의 영신 기능과 그 쓰임

또 최영전의 『한국민속식물』을 보면 묘지를 장미로 장식하는 풍습은 세계 여러 나라에서 보이는 민속인데 독일이나 스위스에서는 묘지 자체를 '장미원Rose garden'이라 부른다거나 아프리카에서나 에티오피아에서는 장미를 묘지의 꽃이라 하며, 이탈리아에서는 묘지 앞을 지날 때 장미꽃을 묘비에 던진다고 말하고 있다. 그뿐만 아니라 장미에 대한 이 민속은 중국에도 있고 터키에도 있는데 이란(페르시아)에서는 결혼식 때나 생일 날 같은 경사스러운 때는 '장미수Rose water'를 방에 뿌리고 그 향기를 즐긴다고 하며 고인의 기일에는 장미유를 작은 병에 넣어서 그의 묘석에 던져서 향유로서 사용하기도 한다고 한다.[30]

· 장미의 치통 치료

장미유의 치통 치료에 대해서 문헌에서 찾아보면 다음과 같은 기록

---

30) 『한국민속식물』. 최영전. 아카데미서적. 1997. p.274.

들이 있다.

    독일 문헌에 서술된 치과의술은 13세기와 14세기의 필사본인 히스파니우스의 『Thesaurus pauperum』[31]에 그 일부가 보인다. 이 시기 유트레히트 약학책에는 치충을 치료하려면 치아를 장미수로 씻으라고 권고하는 내용이 있다.[32] 그림 11

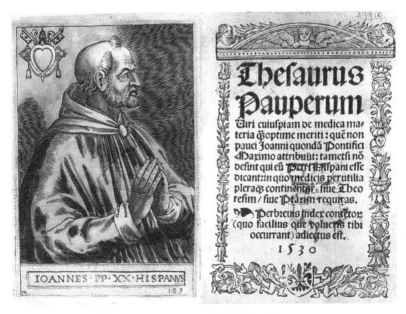

11. 히스파니우스의 『Thesaurus pauperum』. 위키미디아 제공.

---

31) 작자 미상의 의학서적으로 일종의 간단한 병이나 상처 등에 대한 자가 치료법 등에 대해서 서술되어 있다. 형성 시기는 대략 1,500년대로 본다.
32) 『턱얼굴외과 역사이야기』. Walter Hoffmann-Axthelm 저. 최진영 역. 군자출판사. 2004.

치아우식증의 치료법에 있어서도 켈수스Aulus Cornelius Celsus[33])의 치료법은 중요한 위치를 차지한다. 그는 '치아우식증으로 거칠어진 치아는 검게 변한 부분을 갈아내고, 장미꽃잎에 황소 쓸개를 넣어 으깬 것과 몰약沒藥(myrrh)을 발라준다.'고 이야기했는데 이 치료 원리는 18세기까지 이어졌다.[34])

『에스쿨라피우스Esculapius』는 7세기 통속적 라틴어로 기록된 저자 미상의 책이다. 이 책에서 치통은 머리로부터 치아로 내려오는 것으로 치아에 생기는 모든 질병을 유발한다고 보았는데 이는 부분적으로 히포크라테스 전집에 근거하고 있다. 치통에는 태운 소금을 녹여 뜨거운 찜질을 하고 장미수를 끓인 물로 양치할 것을 권하고 있다. 그림 12

---

33) 기원전 42년에서 서기 37년 사이에 활동한 로마 시대 의학 저술가이다.-인용자 주.
34) 『턱얼굴외과 역사이야기』. Walter Hoffmann-Axthelm 저. 최진영 역. 군자출판사. 2004.

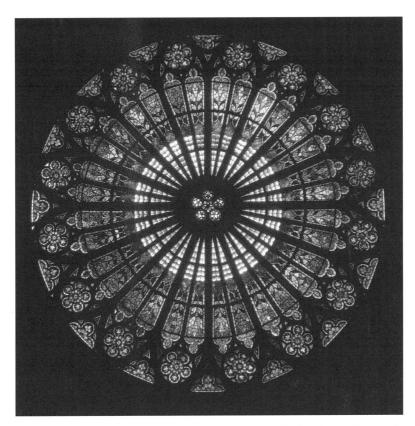

12. Vitraux de la rosace de la cathédrale Notre-Dame de Strasbourg. Rosace De
Notre-Dame. 장미문형은 벽사의 상징으로 널리 사용되었다. 위 그림에서 보듯 장미문
형은 힌두교와 불교의 만다라와 유사한 면이 많다. 장미의 부적으로서의 흔적은 현재도
많은 장미 문양의 디자인들이 남아 있는 것을 보면 알 수 있다. 동시에 앞에서 다룬 능
엄신주 가운데 부분의 형태도 이와 유사함이 눈길을 끈다. 사진 위키피디아 인용.

후술하는 이슬람 의학자 알 라지(라제스_{Rhazes}, 865~923, 또는 알 라지_{Ar-Razi})는 '알 하위'에서 유치 생성의 촉진을 위해 잇몸 마사지를 통해 통증을 유발하는 해로운 습기를 제거할 것과, 토끼의 뇌, 닭의 지방, 포도 주스, 장미 기름을 바르는 방법, 목과 머리 주위에 털실을 둘러놓는 방법, 귓속으로 기름을 떨어뜨리는 방법, 설사나 변비를 없애는 방법을 추천한다.[35]

이 외에 서양에서 장미유를 치통이나 치아에 관련된 질병을 치료하는 데 사용된 예는 그 보기를 다 나열할 수 없을 정도로 많다.

② 사향수麝香水

신을 맞이하는 영신迎神과 치료 효과를 가진다. 사향은 한의학적인 약재로서보다 원래 이성을 유혹하는 데 사용되는 향수로서의 효능이 잘 알려진 물질이다. 인류학자들에 따르면 원시 부족들도 향료를 사용했다고 한다. 그 이유는 자신들의 고유한 냄새를 한층 더 강조하기 위해서였다. 그래서 사향이나 용연향(대표적인 동물성 향료인 앰버그리스_{ambergris}로, 향유고래 수컷의 창자 속에 생기는 이물질로 만든다.) 같은 동물성 향이 주로 사용되었다.[36] 그러나 사향이 향수로서의 역할만이 아니라 약품으로서의 기능도 갖추고 있다.

---

35) 『턱얼굴외과 역사이야기』. Walter Hoffmann-Axthelm 저. 최진영 역. 군자출판사. 2004. <이슬람의 학, 4-2-1. 알 라지>에서 참조.

36) 『욕망과 지혜의 문화사전 몸』. 샤오춘레이 저. 유소영 역. 푸른숲. 2006. p.119.

• 사향의 성질

사향은 성질이 따뜻하고, 맛은 맵고 쓰며, 독이 없다(性溫·味辛·苦·無毒). 나쁜 사기를 막아주고, 마음을 진정시키며, 정신을 안정시키고, 온학, 고독, 간질과 치병, 중악과 명치 아래와 배가 아픈 것을 치료하며, 눈에 군살과 예막이 생긴 것을 없앤다. 또한 능히 여러 가지 옹저로 생긴 헌데의 고름을 다 빨아내고, 부인의 난산을 치료하며, 유산시키고, 소아의 경간과 객오를[37] 다스린다.[본초] 그림 13

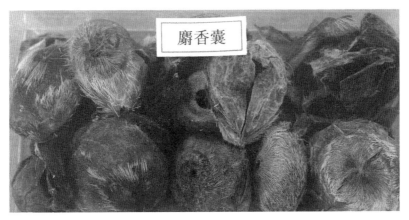

13. 사향주머니. 사향노루의 수컷이나 사향고양이 따위의 생식샘 부근에 있는 분비샘. 번식기에 발달하며 사향을 분비하여 이성異性을 유인하는 구실을 한다. 말려서 사향 또는 영묘향을 만든다. 강심제, 각성제 따위에 약재로 쓴다.

---

37) 客忤(객오): 어린아이가 낯선 장소에 가거나 낯선 물건, 낯선 사람 등을 대했을 때 갑자기 놀란 것이 원인이 되어 복통이 나는 병. 한의학적으로는 사기邪氣가 갑자기 침범하여 사람의 정신을 거슬러 발생하는 병증으로 본다.

・사향의 채취 방법

『동의보감』에는 사향의 종류와 채취 방법, 사향의 품질에 대한 평가
도 기술되어 있다.

> 사향노루 배꼽 속에는 오직 물(水麝/수사: 일종의 물사향)만이 들어 있다.
> 이 물 한 방울을 물 한 말에 떨어뜨려서 옷에 뿌리면 그 옷이 다 해지도
> 록 향기로운 냄새가 없어지지 않게 된다. 그 물을 채취할 때마다 침으로
> 찔러서 빼내고, 그다음 찌른 곳을 석웅황石雄黃[38]으로 비벼주면 곧 아물게
> 된다. 이 물사향의 향기는 덩어리사향보다 배나 된다.

이러한 사향은 우리나라에서도 많이 사용되었으며 당시에 현재의
러시아 내륙지방의 제품이 좋다는 것까지 알고 있었다.[39]

사향을 장미유와 같이 사용하는 경우는 서양에서 보인다. 엘리자베
스 1세 여왕은 약학에 심취한 애호가로서 그녀 스스로 '건뇌흥분약健腦
興奮藥'이라는 것을 발명하여, 역시 연금술에 열을 올리고 있던 보헤미
아의 루돌프 2세에게 선물했다고 한다. 이것은 호박, 사향, 영묘향靈猫香
(사향고양이)을 장미 엑기스에 녹인 것으로 엄청나게 고가품이었다고
전해진다.[40]

---

38) 광석鑛石의 한 종류이다. 안료顔料로도 쓰인다. 일종의 천연 비소砒素의 화합물化合物이다.
39) 우리나라의 사향은 함경도와 평안도의 것이 효과가 좋다. 그러나 시베리아지방의 것(상품)보다는
   효과가 못하다(本國麝香, 出於咸鏡平安兩地者爲好. 然不及於達子地方出者).[속방]
40) 『독약의 세계』. 시부사와 다쓰히코 저. 오근영 역. 가람기획. 2003. p.82.

③ 샤프란Saffron, Zafferano-영신迎神의 기능

샤프란은 한방에서는 번홍화番紅花라 하여 본초강목本草編目에는 번홍화番紅花, 박부람泊夫嵐, 철법랑撤法郎 등으로 실려 있다. 우울증 치료에 쓰이며, 가슴이 뛰고 현기증이 나는 것을 막아주는 효과도 있다고 전한다. 그러나 우리나라에서는 잘 알려지지 않은 약재로 『동의보감』에서도 찾아볼 수 없는 약재이다. 그림 14

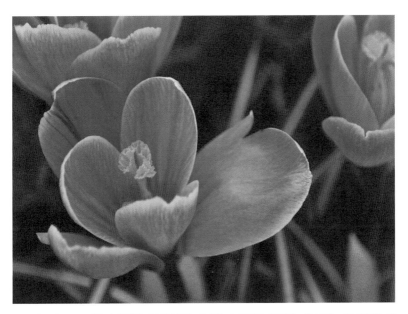

14. 샤프란Saffron. 기후의 영향을 많이 받아 재배하기 어려운 꽃이다. 향신료는 암술만을 채취하여 사용한다.

· 가장 귀한 향신료 샤프란

샤프란_Saffron, Zafferano_은 창포, 붓꽃과의 일종으로 암술을 말려서 사용. 강한 노란색으로 독특한 향과 쓴맛, 단맛을 낸다. 1g을 얻기 위해서 500개의 암술을 말려야 하며 대개 160개의 구근에서 핀 꽃을 따야 하고 수작업이므로 세계에서 가장 비싼 향신료라 할 만큼 비싸다. 물에 용해가 잘 되며 노란색 색소로 이용한다.[41]

· 샤프란의 진통 효과

샤프란에는 진통 효과가 있는 것으로 알려져 있다. 따라서 샤프란은 치료약으로 다양하게 사용되었다. 아랍의 의사들은 이것으로 다양한 치료약을 개발했다. 노란색이라는 의미의 assfar에서 파생된 zahafaran 이라는 단어에서 다시 생겨난 샤프란이라는 명사는 바로 이 아랍 의사들로부터 유래한 것이다. 샤프란에는 마취와 진통 효과가 있다고 전해진다. 그것이 약품용 붙박이장 속에 은밀하게 보존된 시든 햄의 아편 팅크제阿片 tincture劑[42](영국의 유명한 의사 시든 햄이 개발함)나 샤프란 가루로 향을 낸 아편 팅크에 들어가는 것도, 그리고 '의약관련법'에서 명확하게 밝혀져 있듯이 "어린아이가 이가 날 때 사용되는 것도" 그 때문이다. 또 출산 시 진통으로 힘들어하는 여인들을 위한 분만촉진제로서의 효과도 있다.[43] 한편 아유르베다_Ayurveda_[44]에 의하면 샤프란은

---

41) 『정통 이태리 요리』. 한춘섭, 염진철. 백산출판사. 2011.
42) 아편 팅크제阿片 tincture劑: 팅크제는 보통 생약을 에탄올 또는 에탄올과 물의 혼합액에 침출浸出시켜 만든 액제液劑로 아편 팅크제는 아편성분을 포함한 액체이다.-인용자 주.
43) 『향신료의 역사』. 장 마리 펠트 저. 김중현 역. 좋은책만들기. 2005. p.161.
44) 고대 인도 힌두교의 의학서.

모든 체질에 균형을 이루어주는 약재로서 음식물의 소화를 돕고 몸에서 독소를 제거한다고 한다. 최음제로서의 효능이 있으며 관절염, 천식, 간 질환의 치료에 도움이 되며 열을 내리게 한다고 알려져 있다.[45]

향신료들의 공통점

위에서 언급한 세 종류의 향신료들은 세계에서 가장 비싼 향신료들이다. 샤프란은 최근까지도 무게로 환산할 경우 가격이 금과 대등하게 매겨졌을 정도이다. 이들 최고급 향료들은 신을 맞이하는 데 최고의 경의를 표하는 것이 된다.

수피교의 치통 치료

한편 수피교[46]의 경전으로 일컬어지고 있는 『피히 마 피히Fihi ma Fihi』[47] 중에는 다음과 같은 내용이 나온다.

> 아무도 지켜보는 자가 없는데 위선은 말한다 누굴 위해 가장해야 하나 누군가 지켜보고 있는데도 위선의 눈은 닫혀 있기에 그분을 보지 못한다 그분은 손 안에 있는 모든 인간들을 보고 계신다 역경의 순간에 모두는 도움을 청한다 치통과 귀앓이로 고통받을 때 두려움과 염려로 고요히 신께

---

45) 『경전 속 불교식물』. 이담북스. 2011에서 참조.

46) 수피교는 이슬람교의 신비주의적 분파이다. 수피즘은 전통적인 교리 학습이나 율법이 아니라 현실적인 방법을 통해 신과 합일되는 것을 최상의 가치로 여긴다. 수피들은 예수를 특히 존중했는데, 수피즘은 예수를 사랑의 복음을 설교한 이상적인 수피로 보았다. 이슬람 초기부터 존재하던 신비주의 경향은 수피들의 출현으로 하나의 분파를 이루었으며 9세기경 절정에 달했다. 위키피디아 '수피즘'에서 참조.

47) 13세기에 기록되었으며 72장으로 이루어져 있다.

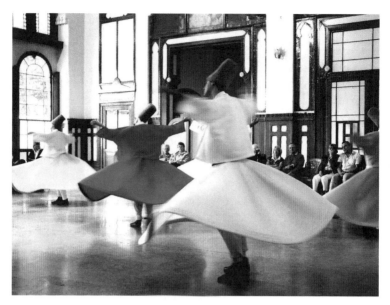

15. 수피교는 그런데 수피즘의 유일한 목적은 신과 하나가 되는 것이다. 또 신과 하나가 되기 위한 방법으로 춤과 노래로 구성된 독자적인 의식을 갖고 있다. 회교回敎는 위의 사진에서 보듯이 돌면回転서 추는 춤에서 유래한 것이라고 일컬어지기도 한다. 회민回民, 회족回族도 마찬가지이다. 일본판 위키피디아 인용.

드리는 기도를 신은 들으시고 간구를 이루어 주실 것이다 홀로 남모르게 선행을 하는 사람은 나약함을 벗고 힘을 회복하며 삶이 그들의 선물과 노력을 받을 것이라 믿는다 건강과 마음의 평화를 회복했을 때 갑자기 그들의 믿음은 떠나가고 곧 염려의 환영이 돌아온다[48]

수피교 경전 역시 문장에는 마침표가 없다. 그리고 내용은 이렇다. "선행을 행하라! 그러면 치통이 나을 것이다. 만약 너의 치통이 낫지 않는다

---

48) 수피교의 경전으로 일컬어지고 있는 피히 마 피히Fihi ma Fihi 15장의 일부 내용.

면 너의 선행을 돌아보라!" 종교의 맹점이다. 사람의 선행에는 언제나 흠을 찾아낼 수 있으니까. 머피의 법칙 중에는 치통의 법칙도 있다. "치통은 치과가 문 닫는 토요일 오후부터 시작된다." 제법 그럴싸하게 다가오는 말이다. 머피의 내공도 종교보다는 한 수 위인 만큼 어지간하다. 그림 15

4. 토착 신앙 – 민속 요법으로 치유

불교와 이슬람의 치료법에 이어 우리나라에서의 치통 치료에 대한 종교적 치료의 예를 들어보기로 하자.

10년을 더 앓아야 하리라.[49]

1. 일찍이 유일태가 정미년[50]부터 치통齒痛을 얻어 고생하더니
2. 하루는 어느 의원의 말을 듣고 오래된 무덤 속 해골을 불살라 그 재를 발랐으나[51] 차도는 없고 고통이 더욱 심해지거늘
3. 그 뒤 계축년[52] 봄에 입도하여 열심히 주문을 읽으니 두어 달 동안 나았

---

49) 이 내용은 『도전道典』에 나온다. 도전은 우리나라 토착 종교인 증산도甑山道의 경전을 말한다. 도전道典 11편 66장.

50) 1907년을 말하는 것으로 보인다.

51) 동의보감에는 사람의 해골을 한약재로 사용하는 용례가 나온다. 한의학에서는 사람의 두개골(죽은 사람의 정수리뼈)을 천령개天靈蓋(두개골)라고 부르는데 성질이 평순하고, 맛은 짜며, 독이 없다(性平 ·味醎 ·無毒)고 나와 있다. 용처로서는 "귀신에게 공격당한 것처럼 아픈 것, 헛것이 들린 것, 오래된 풍토병, 과로하여 생긴 학질로 때 없이 오한과 신열이 나는 것을 다스린다(主尸疰 ·鬼氣, 及久瘧 ·勞瘧, 寒 ·熱無時者).[본초]"라고 나와 있다. 사용 방법으로는 "오래 묵은 것(상품)이 효과가 좋고(此死人頂骨也. 以年深陳久者爲良).[본초] 취한 후에 잿불 속에서 하루 동안 묻어 두었다가 검게 태운 다음 갈아서 쓴다(採得後, 塘灰火中, 罨一伏時, 待腥氣盡, 以檀香湯洗過, 酥炙黃, 或燒黑, 研用).[입문]"고 나와 있다. 그러나 가능하면 호랑이 머리뼈나 개의 머리뼈로 바꾸어 쓸 것을 권하고 있다.

다가 재발하므로 대흥리에 가서 태모님을 뵙고 고쳐 주시기를 애걸하매

4. 태모님께서 말씀하시기를 "네가 일찍이 백골적악_{白骨積惡}[53]한 죄가 있으니 7년은 고사하고 앞으로 10년을 더 앓아야 하리라." 하시니라.

5. 이에 일태가 죄를 뉘우치고 일심으로 수행하며 10년을 기다렸으나 여전히 낫지 않는지라

6. 임술년[54] 겨울에 조종리에 와서 태모님을 뵙고 다시 고쳐 주시기를 간청하니

7. 태모님께서 독한 술 한 대접과 소갈비 다섯 대를 주시며 한꺼번에 모두 먹게 하시매 이로부터 일태의 치통이 완치되니라.

윗글에서는 우리나라의 토착 신앙과 구전에 의한 민속 요법을 통한 치통 치료의 일면을 볼 수 있는 점이 이채롭다.

5. 기독교 - 치통의 신 아폴로니아를 통해 치유

치통을 신에게 의탁하여 다스리려는 시도는 가톨릭에서도 마찬가지다. 치통과 기도의 내용 중에 그리스도교에서는 다음과 같은 이야기가 전한다. 그림 16

---

52) 1913년을 말한 것으로 보인다.

53) 사람의 해골(백골)을 손상하게 했으므로 악을 쌓았다는 말이다.

54) 1922년을 말하는 것으로 보인다. 즉 1907년에서 치통이 시작되어 1922년에 치통이 나았으므로 15년 동안 치통으로 고생했던 것으로 여겨진다.

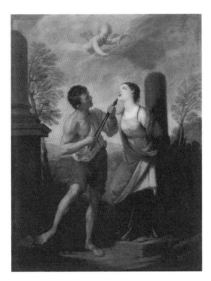

16. 성 아폴로니아. Reni, Guido_{Maler} Um
    1632/33(?) 그림. 로마 교황청은 2월 9
    일을 성 아폴로니아 축일로 정했다. 예술
    작품 속에서는 아폴로니아는 한 손에는
    치아를 뽑는 기구를 들고 있거나 치아를
    손에 들고 있는 모습으로 나타난다. 이런
    그림은 14세기 후반 프랑스 그림들에서
    자주 등장하기 시작했다.

가톨릭에서 치통의 수호성인

치통, 또는 치아의 수호성인으로 불리는 성 아폴로니아_{St. Apollonia}(? ~
249)는 알렉산드리아에서 일어난 그리스도교 박해의 희생자이다. 전해
지는 이야기에 의하면 당시 이집트의 알렉산드리아에는 그리스도교에
반감을 가진 예언자가 있었는데 그는 그리스도인들이 이집트 신을 능멸

했기 때문에 이집트에 끊임없는 재난이 일어나고 있다고 선동했다. 이 예언자의 말에 선동된 이집트 민중들은 그리스도교도들을 박해하기 시작했고 이때 아폴로니아도 박해를 받게 되었다. 박해자들은 그녀의 턱에서 치아를 모조리 뽑아내고 나중에는 그녀의 턱을 으스러뜨리고 화형에 처했는데[55] 화형에 처해지면서 아폴로니아는 "치통으로 인해 고통 속에서 시달리는 사람은 자신의 이름으로 기도를 하면 고통이 사라질 것"이라고 외쳤다고 한다. 그리고 그녀가 죽은 후 얼마 지나지 않아 300년 그녀는 성聖인으로 추대되었고 「patron Saint of Dentists, patron of dental diseases. 즉, 치아의 수호성인」으로 숭배되기에 이르렀다.

신앙에의 의탁

이 삽화揷話는 여러 내용을 함축하고 있다. 객관적으로 추론할 때 그녀가 치아를 뽑히고 턱뼈가 으스러지는 고문을 받은 것은 개연성이 있다. 그러나 그녀가 치통으로 인한 고통으로 시달리는 사람들에게 자신의 이름을 외치며 기도하면 고통이 사라질 것이라는 부분은 후대인들의 심리가 반영된 것이라 볼 수 있다. 즉 그녀가 감내했을 고통에 감화 내지는 존경심에 치통의 고통을 가장 잘 알 수 있는 그녀에게 의탁하여 물리치려는 심리일 것이다.

---

55) 화형에 처해지기 이전에 그녀는 치아와 턱뼈가 으스러지는 고통 속에서 스스로 불길로 뛰어들었다고 전해지기도 한다.

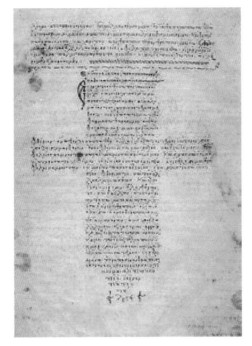

17. 십자가 형태로 쓰인 히포크라테스 선서Hippocratic
Oath(12세기 비잔틴 문화). 이것은 치료 행위에
신의 가호가 함께하기를 기원하는 것으로 볼 수
있다.

그러나 분명 그리스도교적 신앙의 힘으로 치통을 극복한 사례는 이
루 다 열거하기 어렵다. 그중에서도 성 어거스틴Aurelius Augustinus(354~
430)의 고백은 눈길을 끈다. 그림 17

고통에 시달리던 제 마음 깊은 곳에서 저는 하느님의 빛을 보았고 새로
운 삶을 위한 힘을 얻었습니다. 주님은 제 마음뿐 아니라 몸까지 치유해
주셨습니다. 저는 주님의 사랑이 얼마나 빨리 저를 구원하는지 몸으로

생생하게 느낀 적이 있습니다. 한번은 치통이 너무 심해 말조차 할 수 없는 괴로운 상황에서 문득 주위 사람들에게 제 건강을 위한 기도를 부탁했지요. 말도 못하고 종이에 글로 써서 부탁을 하자 사람들은 그 자리에서 무릎을 꿇고 경건하게 기도를 올렸습니다. 신기하게도 제 통증은 사라졌습니다.[56]

이 밖에도 기독교문화권에서는 그 의미는 불확실하지만 치통은 "오나 사쥬"라고 말하면 씻은 듯이 사라질 것[57]이라는 짧은 주문呪文도 있다.

---

56) 『고백록』. 아우구스티누스 저. 정은주 역. 풀빛. 2006. p.124.
57) 『상대적이며 절대적인 마법의 백과사전』. 까트린 끄노 저. 이재형 역. 열린책들. 1997. 건강해지는 주문 편. 지혈은 "아담의 피에서 죽음이 시작된다. 예수의 피에서 생명이 태어난다. 오, 피여, 멈추어라."라고 말하면 지혈이 된다는 내용 등으로 이루어져 있다.

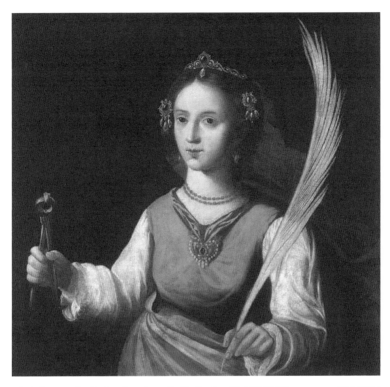

18. Saint Apollonia by Francisco de Zurbarán. 성 아폴로니아(St. Apollonia. 치의학에서
나 치통으로 고통을 받는 자들의 수호성인으로 존경을 받기에 이르렀고 종종 서양
화에서는 치아를 뽑는 기구를 손에 든 모습으로 그려진다.

그러나 신앙이 성 어거스틴의 몸에서 치통을 사라지게 했을지라도
손에 꼽을 몇 사람을 제외하고는 신앙이 치통을 사라지게 하지는 못했
다. 그림 18

이상에서 보듯이 주술적이거나 신앙으로 치통의 고통을 물리치려

했던 것의 근간에 보이는 중요한 관점 중의 하나는 치아 속에 벌레라는 관점이다. 그리고 그리스도교에서는 그 근저에 벌레가 아닌 악마의 존재를 상정하고 있다고 볼 수 있다는 점이 흥미롭다.

6. 주술적인 행위의 현대적인 치과 치료의 의미

앞에서도 말했듯이 고대 바빌로니아인들은 치통의 해소 방법으로 아누 신에게 치아 벌레toothworm를 저주하는 주문과 동시에 사리풀菲沃斯, Hyoscyamus 씨의 분말을 유향에 섞어서 충치의 구멍을 메우는 방법은 매우 중요한 발상의 전환이다. 이것은 주술적인 치료 방법보다 현대 의학에 가까운 치과 치료 행위이다.

선사 이전의 치과 치료

초기 치통의 해소 방법은 신에게 올리는 기도나 귀신을 물리치는 주문呪文이 전부였을 것으로 생각된다. 그러나 이것만으로 치료의 효과는 기대할 수 없었기 때문에 가장 기본적인 치료가 병행되었을 것이다. 그러나 실제로는 기록보다도 적극적인 치료가 행해졌을 가능성도 크다. 예를 들면 파키스탄에서 발견된 석기 시대의 유적에서 치과 치료의 흔적이 보이는데 이는 약 9000년 전의 유적이다. 고고학자들이 아홉 구의 유골에서 발견한 치아는 약 11개에서 인위적인 방법으로 구멍을 뚫은 것으로 보아 치과적 시술이 있던 것으로 추정한다.[58]

밀랍을 이용한 와동 치료

이 9000년 전의 밀랍으로 와동을 메우는 방법 역시 재료를 무작위로 사용한 것이 아니다. 우식 부위를 메우는 재료를 선택할 경우 고대인들은 용도에 적합한 재료를 시행착오나 아니면 경험적으로 터득한 방법에 의해서 선택했을 것이다. 사리풀菲沃斯, Hyoscyamus 경우도 밀랍처럼 끈적거리는 특성을 가지고 있으며 동시에 마취 성분도 가지고 있는 것으로 알려져 있다. 동시에 독성을 가지고 있으며 환각작용도 가지고 있는 풀로 이런 면에서 고대인들은 사리풀을 와동을 메우는 재료로 사용했을 가능성이 크다.[59]

아랍에서 시작된 소작법燒灼法 thermocautery

이러한 치료법은 후의 소작법燒灼法 thermocautery에도 영향을 주었다. 소작법이란 간단히 말하면 열을 이용하여 지져서 없애는 것이다. 일종의 소독과 제거를 동시에 시행하는 시술법이라 할 수 있다. 이러한 영향으로 생각되지만 이후 아라비아의 치과 치료에는 소작법이나 사혈瀉血법, 자락刺絡법 등의 외과술식을 많이 사용하였다는 점이다. 소작법의 일례로서 아라비아의 외과의사 아불카시스Abulcasis(936~1013)는 충치로 인하여 치아가 아픈 경우 다른 치료제는 효과가 없기 때문에 버터를 사용한 소작법을 고집했다.[60] 이는 현대 치과의학에서 바라보아도 일

---

58) Amitabh Avasthi. for National Geographic News. April 5, 2006.

59) Journal of the Royal Society of Medicine./J R Soc Med March 2003 vol. 96 no. 3. 144~147.

60) 『서역치과의약 전래사』. 이한수. 연세대학교출판부. 1993. p.81.

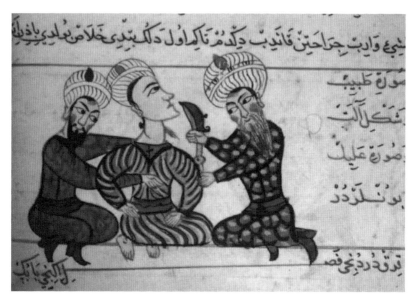

19. 외과의사의 아버지라 불린 아불카시스의 시술 장면.

리가 있는 방식이다. 그림 19

한편 아라비아에서는 9세기경의 의사인 라제스Muhammad ibn Zakariyā Rāzī/Persian(865경~923경) 역시 치통의 진통제로서 밀랍을 사용했다.[61] 이미 9000년 전의 밀랍으로 충치로 결손이 된 부위를 메우는 방법은 기원후에도 여전히 유효했다. 밀랍은 히포크라테스가 구강과 구강 점막을 깨끗이 하는 데 마찰제로도 사용했으며 치통과 치근막염 치료에도 사용했다. 그림 20

61) 상동서. pp.97~98.

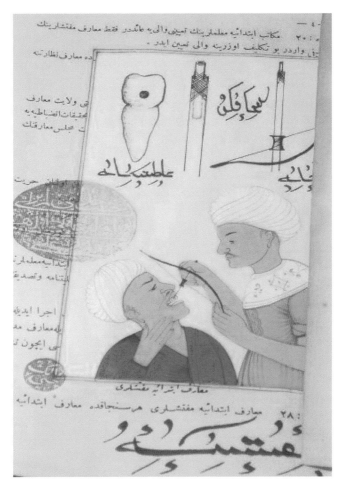

20. 치통은 대개 충치로 말미암아 일어난다. 결국 이 경우 치통은 우식 부
위가 생기게 되고 때에 따라서는 큰 구멍이 생긴다. 이때 와동을 메우
는 재료가 필요하게 된다. 중세 이슬람 사회에서의 치과 치료. 드릴을
사용한다는 것은 우식 부위를 제거하고 여기에 다른 치과 재료를 메운
다는 의미이다. 한편 유향은 근대 이전까지 충치 치료의 중요한 약물로
사용되었다. 그런데 이 유향은 원래 종교적 성물이었음을 상기하기 바
란다. 일본 가나가와현 치과박물관 제공.

2장 부적符籍이나 주물呪物을 통한 치료

1. 질병과 부적의 관계

부적이나 주물은 시각의 대상이다. 이 부적과 주물은 후각과 미각에 자극을 주는 마늘이나 양파가 그 원형이라는 이야기는 앞에서 간단하게 다룬 바가 있다. 이 후각적, 미각적 대상이, 시각적 대상인 부적으로 발전하는 과정은 그리 복잡하지 않다. 단순하게 표현하면 마늘이나 고추를 걸어 두는 것만으로도 이미 그것이 가지는 기능이 시각적인 효과를 가지게 되는 것이다.

양파와 마늘의 벽사 기능

양파를 자를 때 눈물을 흘리게 되는 것은 이황화프로필알릴Allyl propyl disulfide이라는 화학성분 때문이다. 그런데 이 자극적인 냄새 하나로 인류는 양파를 벽사 기능을 가지는 식물로 취급했다. 그래서 중세 시대에는 '의사들은 양파의 냄새만으로도 병을 고친다고 하여 "양파는 일곱 가지 병을 고친다."는 속담'이 생겨나기도 했다. 이것은 중세의 기사들이 싸움터에 나갈 때 부적으로 양파를 가지고 갔다는 기록을 뒷받침하는 속담이기도 하다. 자극적인 맛과 냄새를 가진 마늘 역시 양파와 같은 기능을 수행했다. 고대 그리스인들은 마늘을 거리에 내놓아 헤케트Hecat(그리스 신화의 마법을 맡은 여신)에게 바쳤으며, 더 거슬러 올라가면 고대 이집트인은 맹세를 할 때 마늘이나 양파에 걸고 기원했다고 한다. 영국에서는 마귀를 쫓는 벽사辟邪의 효력이 있다고 믿어서 마늘을 문 위에 달아 놓고 주술로 이용한 민속이 있다. 이 '걸어 두는 행위'가 이미 미각과 후각의 범주를 넘어서 시각적인 부적으로 기능을 하기 시작한 것이다.

후각과 미각에서 시각으로 → 부적의 원형 탄생

마늘의 벽사적 사용은 양파보다 더 오래전인 것 같다. 오늘날 고대 이집트의 무덤에서 마늘이 발견되는 것이 이를 뒷받침해 준다. 또 전설에 따르면 아담과 이브를 범죄케 한 사탄이 에덴동산에서 쫓겨날 때 첫 발의 왼쪽 발에서는 마늘이 돋아나고 오른쪽 발에서는 양파가 돋아났는데 이것으로 보아 이 두 식물은 모두 신통력이 있어서 모든 악마를 내쫓는 힘이 있다고 믿었다. 이 벽사 습속은 우리나라와 중국에도 있었는데 단옷날 쑥과 마늘로 인형을 만들어서 문 위에 걸어 놓아 사귀邪鬼를 물리쳤다.62) 단군신화에 나오는 쑥과 마늘도 이와 무관하지는 않을 것이다. 아무튼 이처럼 마늘이나 양파 더 나아가서는 쑥 등이 첨가되어 미각과 후각을 자극하는 대상이 시각적인 영역으로 폭을 넓혔다.

---

62) 『한국민속식물』. 최영전. 아카데미서적. 1977. p.103.

양파의 벽사 기능과 한의학의 침술鍼術 관계

한편 전술한 바와 같이 중세의 기사들이 싸움터에 나갈 때 부적으로서 양파를 가지고 갔다는 기록도 보이며, 19세기에는 주술로서 양파를 엄지발가락에 감아주면 치통이 낫는다고 하였다.63) 한의학에서는 치통이 생긴 경우 엄지발가락 위쪽에 침을 놓으면 치통이 바로 멎는다는 혈穴이 있다. 이 둘의 관계가 우연인지 아니면 연관성이 있는 것인지는 알 수 없지만 흥미로운 현상이다. 그림 21

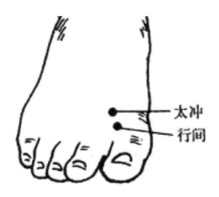

21. 穴位按摩快速止牙痛 一按就靈: 우리나라에서 주장하는 한의학과는 달리 중국에서는 이 부분이 혈이고 여기를 마사지하면 즉각 치통이 멈춘다고 한다.

---

63) 『한국민속식물』. 최영전. 아카데미서적. 1997. p.229. 한편 한의학에서는 위턱의 치아에 생긴 치통을 치료하기 위하여 족양명위경足陽明胃經에 침을 놓는 경우가 있다. 족양명위경은 둘째 발가락이 시작하는 언저리이다(셋째 발가락 쪽으로). 발가락에 양파를 감싸서 치료하는 것은 이와 유사관계도 생각해 볼 수 있다. 한편 아래턱의 치아에서 생긴 치통에는 수양명대장경手陽明大腸經에 침을 놓는데 둘째 손가락 끝부분에 위치한다.

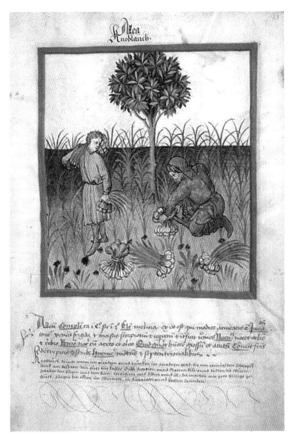

22. 벽사辟邪나 악귀를 물리치는 용도로서 최초로 사용되었던 마
늘. Harvesting garlic, Tacuinum sanitatis, 15th century.
마늘을 사용하여 악마나 악귀를 내쫓는 풍습은 세계 여러 나
라에서 보인다. 마찬가지로 레몬, 빨간 고추 등을 문이나 현
관에 걸어 두는 풍습이 인도에서는 널리 행해졌다.
그림은 『건강에 관한 책Tacuinum Sanitatis』에 실린 마늘을 수확
하는 장면이다. 『건강에 관한 책Tacuinum Sanitatis』은 건강과 행
복한 삶을 살아가는 방법을 다룬 책으로 11세기에 아랍에서
기록된 일종의 의학서이다. 위키피디아 인용.

중국에서는 마늘이나 양파 대신 산초山椒

고추나 양파가 중국이나 우리나라에 들어온 것은 그리 오래되지 않았다. 고추나 양파가 도입되기 이전 미각에서 매운맛을 내는 것으로는 산초가 유명하다. 산초의 용법으로는 형초세시기荊楚歲時記[64]에 적혀 있듯 1월 1일 아침에는 노소를 막론하고 의관을 정제하고 초백주[65]를 마셔 1년 동안 사기邪氣나 괴질, 액운 등을 물리치는 주술로 삼았다는 데 산초가 신앙의 대상이 된 것은 짙은 향과 매운맛이 사기邪氣를 막는다고 믿었기 때문이다.[66] 산초의 매운맛을 내는 성분은 산시울Sanshol로서 국소마취 효과와 살충 효과가 있다. 이런 산초가 예전부터 치통 치료제로 널리 사용되었음은 두말할 필요도 없다. 이처럼 양파와 마늘, 또는 산초로 질병을 치료하고 통증을 낮게 하는 방법이 부적의 원형이라 할 수 있다. 그림 22

소극적인 방법에서 적극적인 방법으로

양파와 마늘을 걸어 두는 정도는 소극적인 방법에 속했다. 이런 방법들은 악귀나 사귀邪鬼를 들어오지 못하게 하거나 들어온 경우 이를 떠나게 하는 정도에 속했다. 즉 혼을 내서 내쫓는 방법이다. 이때 중요

---

64) 6세기 중국에서 만들어진 세시기歲時記로 초楚나라의 일 년간의 연중행사를 기록한 것으로 우리나라의 동국세시기東國歲時記에도 많은 영향을 준 책이다.-인용자 주.

65) 초백주椒栢酒는 도소주屠蘇酒와 비슷하다. 도소주는 산초열매와 다른 약재들을 넣어 만든 술로 악귀를 물리친다는 주술적 의미를 담고 있다. 도소주는 후한 시대의 전설적인 명의 화타華陀, 145~208)가 최초로 만들었다는 설이 전한다. 또 초백주椒栢酒는 후추 일곱 개와 동쪽으로 향한 측백나무의 잎 일곱 개를 넣고 우려서 만드는 술이다. 모두 주술적인 의미를 담고 있는 술이다.

66) 『한국민속식물』. 최영전. 아카데미서적. 1997. p.192.

한 변화가 하나 나타난다. 바로 선善의 개념을 만들어내고 이 선으로 악을 물리친다는 사고이다. 그것이 바로 종교적인 치유이다. 그런데 선은 그냥 선한 정도이어서는 안 된다. 인간의 사고로 생각했을 때 웬만한 능력의 선이라면 오히려 화만 자초할 수 있다. 즉 선에도 강도强度가 있고 그중에서도 병이나 통증의 원인이 되는 사귀나 악귀를 물리치기 위해서는 아주 강한 선을 필요로 하기에 이른 것이다.

외경스러움을 갖는 선善

때로 한없이 선한 존재이어야만 신들의 모습에서 외경스러움과 때로는 무서움과 두려움이 느껴지는 것은 바로 이 때문이다. 즉 지극한 위엄과 권위를 가진 신의 등장이 필요하게 된 것이다. 서양에서는 강력한 신이 이 자리에 들어섰다. 그리고 "오직 인의로써 백성들을 교화했기에 괴력난신에 대해서는 말하지 않는仁義設教 則怪力亂神 在所不語[67]" 유교적 전통이 강한 동양에서는 신 대신 황제의 권력이 이를 대신했다. 물론 이 자리에 도교의 신과 인물이 동시에 들어서기도 했다. 또 어떤 때는 불교가 이 자리에 들어서기도 했으며 우리나라에서는 호랑이가 들어가기도 했다.

---

67) 이 말은 『삼국유사』에 실린 말이지만 그 원형은 『논어/술이』에 실려 있는 말이다. 즉 합리적인 이성으로 설명이 불가능한 존재나 현상에 대해서는 굳이 알려 하지도 않고, 그것을 가지고 와 삶에 적용하려 하지 않는 것을 의미한다.

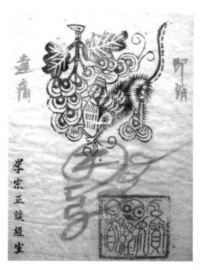

23. 치통부적. 우리 조상들은 치통이 있을 때면 이 부적을 불살라 먹는다. 서울대학교 치의학 박물관 제공.

부적 속의 호랑이

위 '치통부적'은 호랑이 그림이 특징이다. 호랑이는 벽사 기능이 강한 상징적인 동물이다. 또 동의보감 등 동양의 한의서에는 호랑이 수염은 치통의 즉효약이기도 했다. 그러나 일반적으로 '다산多産'을 상징하는 포도나무도 같이 그려져 있는데 그 이유는 정확하게 알 수 없다. 다만 최영전이 저술한 『한국민속식물』에는 제주도에서는 집 주위에 심지 않는 터부 나무가 몇 가지 있는데 녹나무, 자귀나무, 동백나무, 버드나무, 포도나무 등을 심지 않는다고 했다. 그 이유는 녹나무는 귀신을 쫓는 기능을 하기 때문이라는 기록이 있는 것으로 보아 축귀 기

능이 있었던 것으로 여겨지지 않았을까 생각한다.68) 그림 23

부적의 세분화

또 이 부적은 한 자리에서 완성된 것이 아닌 것으로 보인다. 첫째, 검은색의 포도와 호랑이는 목판을 찍은 것이다. 이것은 대량 생산된 것을 의미한다. 그리고 최종적으로 붉은색 주사로 문형과 글씨를 써넣은 것으로 보인다. 즉 이미 인쇄된 그림에 무당이나 점쟁이는 손님의 용처用處에 따라 거기에 맞는 글씨나 문형을 첨가해 주는 것으로 보인다. 이 글씨와 문형이 다른 부적에서도 치통을 치료하는 데 사용된 것으로 보아 치통에 대한 부적으로 보인다.

치통의 종류에 따라 세분화되는 부적

한편 부적은 용처에 따라 더욱 세분되기도 한다. 예를 들면 가슴 부위가 아프냐 아니면 허리가 아프냐에 따라 부적의 그림이나 내용이 달라지기도 한다. 이뿐만 아니라 단순히 치통이라고 해서 위와 같은 진치통부鎭齒痛符(치통을 달래고 진압시켜 주는 부적)만 있는 것은 아니다. 예를 들어 아래 부적들처럼 충치에 의한 치통인지 아니면 풍치인지 등에 따라 부적은 더욱 세분화되어 사용되기도 한다. 그림 24

---

68) 자귀나무는 합환목으로 불리는데 부부의 금실을 상징하기도 한다. 한편 유교문화가 강한 우리나라에서는 남편이 죽은 다음 수절을 강요당한 부인이 목을 매는 데 사용하는 나무이기도 하여 이 때문에 금기시되었을 수도 있다.

칙령이나 율령으로 귀신을 내몰다

한편 부적에는 민간인이 알아들을 수 있는 언어를 사용하거나 절대 권력을 사용하는 경우도 허다했다. 특히 병이나 통증을 치료하는 부적에서는 흔히 '속거천리速去千里'69)라는 용어를 썼는데, 이는 사악하거나 불길한 것을 멀리 쫓을 때에는 흔히 사용하는 글귀였다. 더욱 강조할 때에는 '율령처럼 화급히 하라'는 명령어인 '급급여율령急急如律令'이라는 말을 종종 사용했다. 이 말은 원래 漢代한대의 공문서의 용어였으나, 후세에 道士도사가 邪鬼사귀를 쫓는 呪文주문의 끝에 첨가하여 사용하였다. 이는 통증의 원인들이 대화 가능한 상대이고 동시에 그것들 역시 인간처럼 황제나 관이 가진 권력을 무서워할 것이라 생각했기 때문이다. 이러한 사고는 인간이 병에 대해 가지는 인식의 일단을 엿볼 수 있을 뿐만 아니라 당시 사람들이 관官을 얼마나 무서워하고 있었는지를 보여주는 것이기도 하다. 그림 25

---

69) 급히 멀리 따나가라는 말이다. 예를 들어 집 안에 노래기가 많을 때 서까래에 '노낙각시 속거천리' 또는 '향랑각시香娘閣氏, 속거천리速去千里'라는 부적을 붙였다.

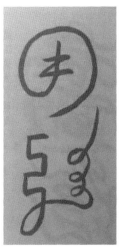

24. 진치통부1.
   치통이 그치지 않고 (병원은 멀리 있거나 여행 중일 때) 아플 때 위와 같이 그려서 태워 그 재를 물에 타 마시면 치통이 멈춘다 하였다. 앞의 호랑이가 있는 부적에서 보이는 같은 모양의 문형이 보인다. 이 부분이 치통에 대한 기능을 한다.

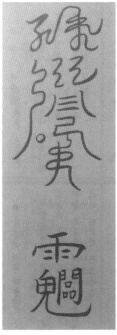

25. "풍치風齒, 충치蟲齒를 막론하고 치아가 아플 때는 관중管仲 쌀을 삶은 물에 옆의 부적의 재를 타서 마시거나, 머금고 있다가 뱉고 석고石膏 다섯 돈쯩을 달인 물에 아래 부적을 약간 마신 뒤 양치질을 한 후 옥물어 뱉으면 신효하다."라는 설명이 붙어 있다. 관중 쌀이 무엇인지는 확실하지 않다.

2. 한국 부적의 특색을 보이는 「처용가處容歌」

한편 치통과는 다소 거리가 있지만 통증이나 병을 치료하는 점에서 우리나라의 부적들에 대해서 좀 더 살펴보기로 하자. 먼저 우리나라의 부적의 특징은 병마를 쫓는다(축逐)는 의미보다는 오히려 나가달라고 염원하는 듯한 이미지가 강한 것이 특징이다. 여기서도 한국인의 심성의 일부분을 엿볼 수 있다. 가장 좋은 예가 「처용가處容歌」다. 처용가의 내용은 다음과 같다.

서울 밝은 달 아래
밤 깊도록 노닐다가
들어와 잠자리를 보니
다리가 넷이로구나.

둘은 내 것이었는데
둘은 누구 것인고.
본디 내 것이다마는
빼앗아 간 것을 어찌하리오.

학자들의 주장에 의하면 처용가는 역신疫神을 물리치기 위해 부른 주술적 무가巫歌라고 한다. 그런데 내용을 보면 알 수 있듯이 자기 아내를 빼앗기고도 칼을 빼내 죽이는 대신, 다리가 네 개인데 어찌할까 하고 한탄하는 정도이다. 그림 26, 27

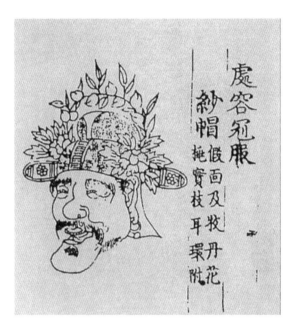

26. 악학궤범에 실린 처용탈의 모습. 이 모습에서 보면 알 수
있듯이 공포를 느낄 수 있는 분위기가 아니다. 한문 설명
을 보아도 처용의 관복은 사모紗帽(관직에 있는 사람이 쓰는
모자)가면에 모란꽃牧丹으로 장식한 모습을 알 수 있듯이 역
신疫神을 내모는 것이라기보다도 달래는 인상이다.

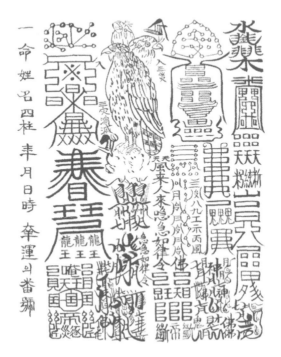

27. 부적의 특징은 약속된 기호라는 점이다. 위 부적에는 불교와 도교를 비롯하여 유교, 민간신앙이 망라되어 있는 부적의 일례이다. 예를 들어 제醮라는 문자에서는 도교적 영향이, 불佛이라는 문자에서는 불교적 영향이, 율령律令이라는 문자에서는 당시 사람들의 나라와 통치체계에 대한 심리가 잘 반영되어 있다. 이 부적의 사용법은 삼재三災 액년厄年는 전액前厄, 본액本厄, 후액後厄이 있는데 이 부적을 전액의 입춘에 몸에 닿게 붙이면 삼재를 피할 수 있다고 한다.

우리나라 부적 속의 호랑이와 새

우리나라의 부적에서는 또 다른 몇 가지 특징이 엿보이는데 사용하는 소재와 색이 그렇다. 일반적으로 붉은색 계열이다. 소재는 호랑이와 새가 많이 등장한다. 호랑이는 잘 알려져 있듯이 백수의 왕으로 위엄의 대상이다. 한편 새는 우리나라 민속에 깊게 자리하고 있는 삼족오三足烏나 이의 변형으로 때로 삼두응三頭鷹(머리가 셋인 매)으로 나타나기도 한다. 새의 상징은 우리나라에서뿐만 아니라 아메리칸 인디언 부족이나 이집트의 최고의 신인 호루스Horus 역시 매인 것처럼 보편적이기도 하다. 또 어떤 때는 보다 단순화하여 망나니의 모습이 등장하거나 망나니의 칼이 소재로 나타난다. 단순한 것 같지만 각각에는 상징적인 의미가 있다. 삼두응의 역할은 삼재三災와 관계가 있고 호랑이는 벽사辟邪의 기능이 있을 뿐만 아니라 질병의 퇴치와 관계가 있다. 때로는 닭이 등장하기도 하는데 이는 닭이 울면 날이 새어서 귀신이 물러간다는 것과 관계가 있는 것으로 여겨진다. 그림 28

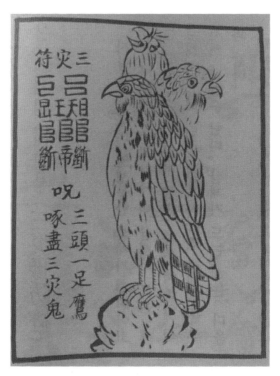

28. 삼두일족응삼재부적三頭一足鷹三災符籍으로 불리는 한국 특
유의 부적. 삼재三災라는 숫자와 머리가 세 개인 매,
즉 삼두응三頭鷹을 대비시켜 액을 막는다고 생각했다.
아래 문구는 "세 머리에 다리 한 쌍을 가진 독수리
가 삼재귀신을 모두 쪼아 없앤대"로 해석되는 문구
이다.

부적의 글씨가 붉은색인 이유

또 글씨가 붉은색인 것은 축귀逐鬼와 직접적인 관계가 있는데 경면주
사鏡面朱砂를 사용하여 쓴다. 주사라는 단어에서도 알 수 있듯이 붉은색

인데 이 재료는 진사辰砂라고도 하며 한약재로도 사용된다. 이 역시 귀신을 쫓는 데 효과가 있다고 믿었다. 옛날에는, 붉은색은 양陽이며 양에는 음陰을 몰아내는 주력呪力이 있어서 액운을 제거하고 잡귀 또는 악령惡靈의 침범을 막아준다고 믿었다. 따라서 붉은색의 꽃에도 악을 쫓는 주술력이 있다고 믿었다.70) 중국의 폭죽문화나71) 금줄의 빨간 고추, 동지의 팥죽도 같은 맥락이다. 붉은색이 축귀의 기능이 있다는 것은 동양에서뿐만이 아니다. 14세기 유럽에서 페스트가 창궐했을 때 붉은색으로 칠한 호신용 부적을 몸에 지녀야 살아남는다는 주술신앙이 민중에 퍼지기도 했다.72)

이에 비해 중국과 일본의 부적은 붉은색이 필요 요소이기도 하나 글씨는 대개 검은색을 사용하고 있다. 동시에 이들의 부적은 그림이나 문형보다는 글을 사용하는 경우가 많은 것이 특징이기도 하다. 예를 들어 중국의 경우는 '칙령勅令'이라는 단어를 많이 사용하는데 이는 글자 그대로 풀어 쓰면 '황제의 명령'이라는 의미가 된다. 볼거리환자의 볼에 개 견犬 자를 써놓은 경우도 그렇다. 이는 우리나라에서도 널리 사용되기도 했다.

70)『우리 꽃문화 답사기』. 이상희. 넥서스. 1999. p.52.
71) 폭죽은 소리로서 축귀를 한다는 개념까지 들어가 있다.
72)『선택받은 색』. 박성렬. 경향미디어. 2006. p.244.

이슬람 세계에서 부적과 언어

이슬람 세계에서 '성인聖人의 묘'를 관리하는 사람은 성묘聖廟를 관리하는 역할을 할 뿐 아니라 코란을 읽지 못하는 방문객에게 대신 코란을 읽어주기도 한다. 시골에서는 성묘지기가 일종의 부적을 그려주기도 한다. 대부분의 부적에는 서민들이 읽기 어려운 아랍 문자나 도형이 그려져 있는데, 아랍어가 코란의 언어이기 때문에 더욱더 신통력이 있다고 믿는 데서도 비롯된 것으로 보인다. 이란이나 터키 지방처럼 아랍어를 사용하지 않는 지역에서조차 아랍어를 사용하는 것은 대부분 아랍문자를 모르는 순수한 서민층이어서 그들에게 더욱 신비로운 감정을 주기 위해서였다. 아랍 세계에서는 부적의 목적도 다양해서 사랑을 이루어주기 위한 부적, 임신을 하기 위한 부적, 도망간 노예가 돌아오도록 하는 부적 등으로 다양하다.[73]

우리나라 부적에 한문이 사용된 이유

우리나라의 부적에서도 위와 같은 현상을 찾아볼 수가 있다. 우리나라 부적에 사용된 문자 역시 일반인들로서는 쉽게 해독할 수 없는 한문이 대부분이다. 그리고 해독이 어려운 한문으로 인하여 부적은 더욱더 효과를 발휘한다. 부적을 사용하는 사람들이 대부분 부녀자나 서민들이라는 점을 생각하면 더욱 이해가 쉽다. 부녀자나 서민들은 그 뜻을 알 수 없는 한문이 가지는 모종의 권위에 이끌리게 되는데 이는 심

---

73) 『세계의 민간신앙』. 한국외국어대학교 외국학종합연구센터. 한국외국어대학교출판부. 2006. p.209.

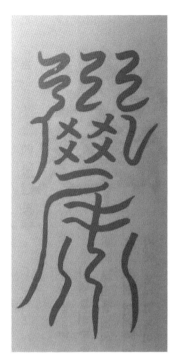

29. 위의 부적은 사람에게 물렸을 때
사용하는 부적이다. 그림과 문자
가 교묘하게 조합된 듯한 이 부
적으로 인하여 사람들은 자신이
해석할 수 없는 이 문양에 신통
력이 숨어 있다고 여긴다.

리적으로 터키인이 아랍어로 쓰인 부적을 몸에 지니는 것과 같은 이유
에서이다. 그림 29, 30

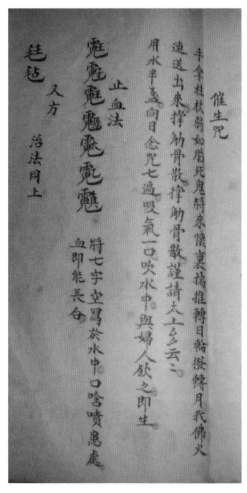

30. 아이를 빨리 나오게 하는 주술과 지혈을 시키는 청
나라 시대의 부적. 『秘传张天师祛病咒法书』 이것
은 1644년에 제작된 것으로 지혈법뿐만 아니라 치
통 치유 방법도 서술되어 있다. 위에 새로이 만든
일곱 글자를 물에 풀어서 이 물을 입에 머금고 피
가 흐르는 곳에 내뿜으면 피가 멎는다고 말하고
있다.

3. 일본 부적의 특징

일본의 치통 부적

일본 부적의 특징은 특정 부분에 영험이 있다고 주장하는 신사나 사찰에서 이에 해당하는 부적을 만드는 경우가 많다. 예를 들어 눈에 영험이 있는 사찰이라면 그 사찰이나 신사의 이름으로 눈을 치료하는 부적을 만든다든지, 재물을 관장하는 신을 모시는 신사라면 축재蓄財를 할 수 있는 부적을 만든다. 당연히 치아나 치통을 관장하는 신을 섬기

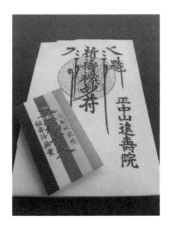

31. 일본 동경의 후카가와深川의 원류원円隆院에서는 치신齒神을 모시고 있다. 원류원에는 치통이 있을 때 먹는 부적이 있는데 위 사진이 이 사찰에서 치통을 치료하기 위해서 만든 부적護符(호부)으로 밀묘부秘妙符라고 부른다.

는 사찰과 신사가 산재해 있고 치통을 치료하기 위한 부적 역시 가짓수를 헤아리기 어려울 정도로 많다. 그림 31

치아를 건강하게 하기 위하여 먹는 부적

먹을 수 있는 부적 치아齒牙수호守護 야차신夜叉神

일본의 교토 동사東寺에 있는 야차신은 홍법대사弘法大師(774~835)가 만들었다고 전해진다. 이는 치아를 지켜주는 신으로 오래전부터 숭배되고 있다. 이를 연유로 하여 이 사찰에는 충치 예방과 구강 위생에 효과가 있다는 알약을 만들어 "야차신夜叉神"이라는 이름으로 판매하고 있다.74) 그림 32, 33

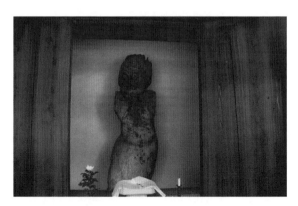

32. 일본 교토의 동사東寺에 있는 야차신夜叉神은 弘法大師(774~835)가 만들었다고 전해지며 치아를 지켜주는 신으로 오래전부터 숭배되고 있다.

74) 자일리톨을 사용해서 만들었다고 한다. 2000년대 초반에 가격은 60알에 600엔이다.

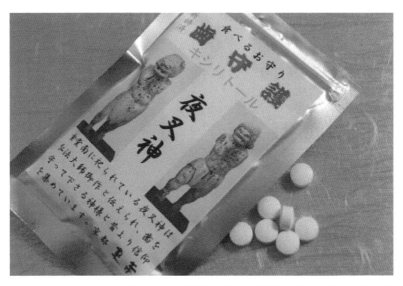

33. 교토의 동사東寺에서 판매하고 있는 자일리톨 성분의 야차신. 위에 "치아를 지키는 먹는 부적"이라는 문구가 보인다.

부적의 치료 효과

부적의 치료 효과에 대해서 논의하는 것은 난센스이다. 이것은 멜라네시안에게서 보이는 마나mana[75]와 다르다. 하지만 통증에 대한 부적의 치료 효과는 환자의 암시 효과나 플라시보 효과placebo effect를 무시할 수만은 없다. 이뿐만 아니라 루이스 토마스Lewis Thomas(1913~1993)는 『메두사와 달팽이The Medusa and the Snail』(1979)라는 책에서 '최면은 사마귀를 제거하는 효과적인 치료법'이라고 주장했었는데 이는 주술과 경계점

---

75) 1891년 고드링턴R. H. Codrington이 그의 저작인 『멜라네시아인』을 통해서 주장한 개념이다. 인간을 비롯해 삼라만상의 모든 존재물 속에 포함되어 있는 힘이나 능력을 말한다. 좁은 의미로는 마력魔力이나 초능력 등 일반적이지 않은 힘의 원천을 말한다.

이 모호한 부분이기도 하다.

사마귀의 치료법으로서 최면술과 주술

당연히 사마귀[76]는 바이러스에 의하여 발병하는 것으로 최면 치료에 의하여 치료된다는 것을 설명할 수는 없다. 그러나 그의 주장을 뒷받침하는 수많은 논문들이 보고되고 있다. 사마귀를 없애기 위한 주술들은 한두 가지가 아니다. 예컨대 거미줄로 사마귀를 덮는 것에서부터, 초승달이 뜰 때 두꺼비 알을 네거리에 파묻는 것에 이르기까지 그 방법을 이루 다 나열하기조차도 어려운데, 학자들의 주장에 따르면 이러한 주술은 "환자가 그것이 효과가 있다고 믿는 한 그 믿음에 걸맞은 효과를 가져온다."[77]는 점이다. 또 우리나라에서도 최면치료로 사마귀를 치료한 사례가 보고되었다는 점은 무척 흥미롭다.[78] 어쨌든 부적이 과거 많은 오해를 불러일으켰던 '프란츠 안톤 메스머(1734~1815)'의 메스머리즘Mesmerism[79]의 일면과 상통한다는 점만은 사실이라고 할 수 있을 것이다.

---

76) 사마귀는 <사람 유두종 바이러스(HPV: human papilloma virus)>의 감염으로 일어난다.

77) 『신념의 마력』. 클로드 브리스톨 저. 최염순 역. 비즈니스북스. 2007. p.47.

78) 한국정신신체의학회. 저자. 박희관. 『정신신체의학』. 6(2) 188-192, 1225-6471. 1998년. 논문 초록의 내용은 다음과 같다. <저자는 6년 동안 만성적으로 양손에 사마귀가 재발한 20세 남자 환자를 5회의 단기 최면치료를 통해 성공적으로 치료하였기에 문헌고찰과 함께 보고하였다. 증례의 사마귀는 7개월이 지난 추적 때까지 재발하지 않았다. 화학요법이나 전기소작 등과 같은 일반적인 치료법에 만족스러운 반응이 없거나, 이완을 통해 긴장을 완화하고 자아를 강화하여 증상 통제를 할 필요가 있는 경우 자기최면 연습을 포함한 최면치료가 적용될 수 있다. 또한 papova 바이러스에 의한 피부질환에 세포면역의 역할과 더불어 정신과 신체의 상호 연관을 연구하는 피부의 정신면역학 분야에 사마귀의 최면치료가 시사하는 바를 논의하였다.>

79) 오스트리아 의사인 메스머Franz Anton Mesmer(1734~1815)가 주창한 치료법의 하나로 일종의 암시 또는 최면요법에 의한 치료 방법을 말한다. 또는 광의의 최면요법이라고도 할 수 있다.

3장 성소聖所에서의 기원을 통한 치료

한편 부적과 주문이나 경문이 일종의 치료 행위라면 어떤 장소에서 특이한 행동을 통한 치통 치유를 기도祈禱하는 것은 치료 행위라기보다는 믿음을 통한 바람이다. 예컨대 파리를 찾은 수많은 관광객들이 그들의 영원한 사랑을 위하여 센강의 퐁데자르 다리 난간에 자물쇠를 채우고 열쇠는 다리 아래로 던지는 것과 마찬가지이다. 퐁데자르 다리 난간의 열쇠는 사람들의 이별의 아픔에 대한 회피의 갈망과 염원에 대한 상상력의 결과물인 것처럼 치통 치유에 대한 갈망 역시 그들의 상상력의 결과물이다. 당연히 갈망과 염원은 성소聖所라 불릴 만한 곳에서 순도가 높아지고 효과 역시 뛰어나리라고 생각하는 것은 그리 어렵지 않다. 그림 34

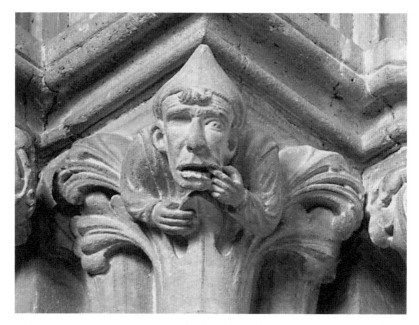

34. 영국의 Wells는 영국 남서부에 위치한 가장 작은 도시이다. 반면에 Wells의 도심 중앙에 위치한 웰스 대성당은 1175년경부터 건축을 시작하여 300년에 걸쳐 지어질 정도로 그 규모가 웅장하다. 웰스 대성당에는 400여 개의 조각상이 있는데 많은 사람들이 다니는 곳에는 국왕이나 성자들의 조각상들로 장식되어 있다. 하지만 성당의 후미진 곳에는 실제 생활 모습을 표현하는 조각상들이 많았다. 그중에 한 조각상은 치통이 있는 사람(왼쪽 집게손가락을 입안에 넣고 고통스러워함)의 모습을 하고 있다. 글. 그림. 大韓齒科醫史學會誌 제31권 제1호. 2012년. Kor J Hist Dent 2012; 31(1): 「치과의사학으로 떠나는 유럽여행」. 권훈. 54~80에서 참조. 이 조각상은 사람들은 통상 치통을 앓는 사람toothache man이라고 부른다.

치통 치료와 성소聖所

치통 치료를 위해서 사원이나 종교적으로 의미가 있는 곳을 찾아가서 기도를 드리는 행위는 쉽게 상상이 간다. 이미 오래전부터 사람들은 종교적인 성지聖地가 가지는 치유의 힘에 대해서 많은 관심을 가져왔다. 고대 그리스인이 의학의 신으로 불리는 아스클레피오스Aesculapius 신전에서 하루를 보내면 모든 병이 낫는다는 신앙만이 아니라 가톨릭에서는 성지라는 개념과 치유를 긴밀하게 생각한다. 프로이트에게 많은 영향을 준 샤르코Jean Martin Charcot(1825~1893)는 성지에서 일어나는 기적 치료에 많은 관심을 보였다.[80] 치통 치료 역시 마찬가지로 성소聖所를 찾아가 치통 치유를 기원한다.

성소에서의 의식

그러나 사람들은 성지를 찾아가서 치통 치유를 기원하는 것에서 그치지만은 않는다. 그들은 더 적극적으로 의식儀式을 올림으로써 치통 치료의 효과를 높이고자 한다. 이런 기원 의식 가운데 나무에 못을 박는 의식儀式이 있다. 근원과 의미를 알 수 없는 이 의식은 이슬람 문화와 불교, 기독교 문화권에서도 관찰되는 것으로 매우 특이하다고 할 수 있다.

1. 파키스탄 – 투스 바바Tooth Baba/the shrine of the Muslim sage Syed Amir Gazi Baba

파키스탄의 페샤와르Peshawar에는 치통을 앓는 사람들이 찾아가는 투스 바바Tooth Baba/the shrine of the Muslim sage Syed Amir Gazi Baba라고 불리는 사원寺院이

---

80) 『트라우』. 주디스 허먼 저. 최현정 역. 플래닛. 2007. p.39.

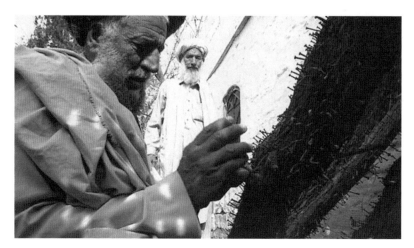

35. 파키스탄의 페샤와르Peshawar에서는 치통을 치료하기 위해서 사당의 입구에 놓아 둔 나무에 못을 박는다. 위키피디아 인용.

있다. 사원 앞에는 나무 기둥이 있는데 여기에 못을 박으면 치통이 없어진다고 믿기 때문이다. 그림 35

2. 네팔 카트만두 – 치통 사원_{toothache god shrine}

치통을 치료하기 위하여 나무에 못을 박는 민속 문화는 불교와 힌두교 문화가 뒤섞인 네팔의 수도 카트만두에서도 보인다. 카트만두의 민속이 파키스탄과 조금 다른 것은 못만 박는 것이 아니라 못에 엽전_{葉錢} 같은 쇠붙이를 꿰어서 박는 것이 특징이다. 파키스탄 사원의 나무에 못을 박는 행위와 카트만두의 치통 사원 등의 외형은 뒤에서 다루는 산초나무나 두릅나무 등과 외형이 유사한 점이 특징이기도 하다. 그림 36, 37

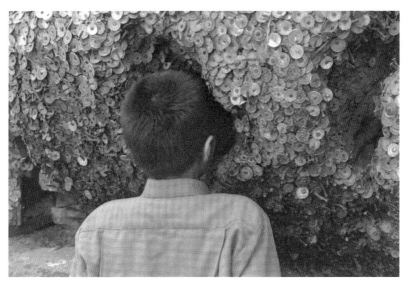

36. 치아의 신에게 올리는 의식_{儀式}으로 카트만두의 치통 사원_{toothache god shrine}에서 사람들이 못을 박아 놓은 모습. 치아로 고생하는 사람들은 자신들의 고통을 해결해 주기를 기원하는 의식으로 쇠붙이를 장착한 못을 박는다. 위키피디아 인용.

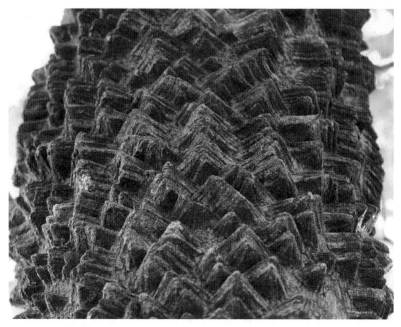

37. 산초(두릅)나무류Hercules Club: 두릅나무나 산초나무는 치통을 막아주는 나무로 잘 알려져 있다. 전체적인 분위기가 카트만두의 못을 박아서 만든 치통나무와 유사한 형태를 보이는 것은 묘한 우연이라고 할 수 있다.

3. 이집트 − 주웨일라 문Bab Zuweila의 치통 치료

나무에 못을 박는 것으로 통증을 물리치려 했던 가장 오래된 기원은 이집트에서 보인다. 원래 이집트에서 나무에 못을 박는 것은 투통 치료를 위해서였다고 한다. 그리고 나무로 된 문창살 사이에 치아를 쑤셔 넣기도 했는데 이것이 치통 치료의 기원이라고 한다. 이집트 카이로의 남쪽 문은 원래 나무창살이 촘촘하게 들어선 나무로 만들어진 문들이 있었다. 당시 이집트 사람들은 치통이 있으면 이를 뽑아 주웨일라 문에 쑤셔 넣고, 두통이 있으면 문에 못을 박으면 없어진다는 속설이 있어 거대한 주웨일라 문의 나무문은 못과 썩은 이로 몸살을 앓았다. 그리고 현재도 이 문을 지나 성으로 오르기 위해서 안으로 들어가면 문에서 뽑아 놓은 이들을 모아 전시해 놓은 것을 볼 수 있다고 한다.81) 그림 38. 39

---

81) 『함두릴라, 알 카히라』. 최준석. 메디치미디어. 2009. p.84.

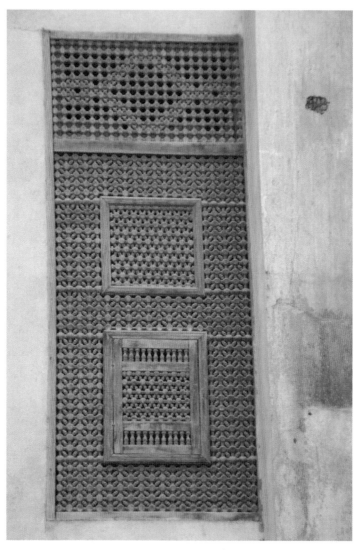

38. 나무창살로 만든 주웨일라 문Bab Zuweila· 사람들은 여기에 못을 박거나 문살 틈 사이에 치아를 쑤셔 넣는 것으로 치통을 치료하려 했다. 위키피디아 인용.

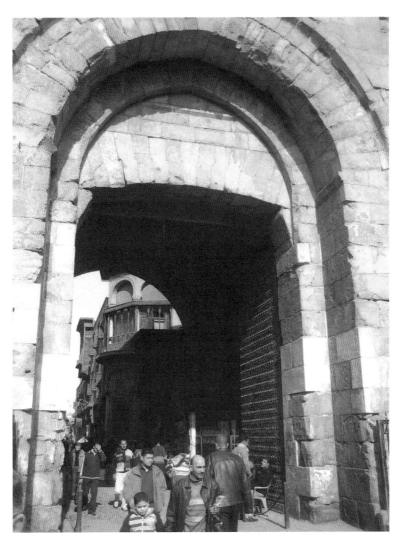

39. 주웨일라 문Bab Zuweila. 카이로 시내로 들어가는 남쪽 문이다. 1092년에 세워졌다. 예
전에는 이 문에 있는 틈 사이에 치아들이 빼곡하게 메워져 있었다. 현재 치아들은 안
쪽 사무실 공간에 진열을 해놓았다. 위키피디아 인용.

4. 북유럽 – 치통 치료를 위한
못 박기 _{그림 40, 41}

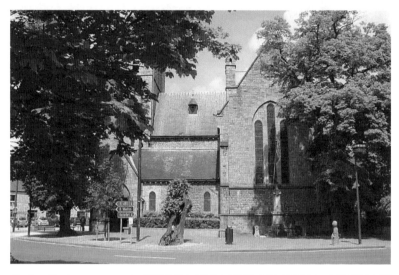

40. Han-Sur-Lesse_{앙 쉬르 레스}는 벨기에에서 동굴로 유명한 작은 도시이다. 교회 앞의 나무 에는 많은 못이 박혀 있다. 위키피디아 인용.

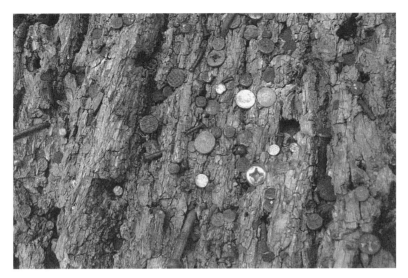

41. 벨기에의 앙 쉬르 레스 중앙 광장 교회 앞의 치통을 치료한다는 신앙을 가진 사람들이 나무에 박아 놓은 못들. 위키피디아 인용.

5. 중국 – 주백병후막문정走百病后摸鬥釘

유사성을 가지는 풍습이 중국에도 있다. 성문의 못을 만지면 백병이 도망간다는 풍속이다. 그림 42

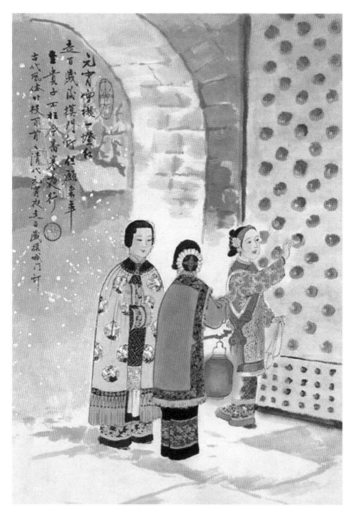

42. 중국의 청나라 시대에 번성한 주백병후막문정走百病后摸門釘의 풍속도. 주백병후막문정走百病后摸門釘이라는 말은 문에 박힌 못을 더듬어 만지면 모든 병이 도망간다는 의미이다. 이 풍속은 정월 보름 다음 날인 16일에 행하는 풍속이다. 중국 바이두.

중국의 성문에서 못을 더듬는 풍습은 정월 대보름날을 즈음해서 이루어진다. 이 풍속은 대부분 여자들이 행하는데 주백병走百病(백병을 쫓다), 고백병烤百病(백병을 태우다), 류백병遛百病(백병을 낫게 하다), 산백병散百病(백병을 달아나게 하다) 등 여러 가지 이름으로 불린다. 이름에서 의미하는 것은 병을 물리치다, 또는 병이 도망가다 등이다. 학자들 사이에는 못 정釘 자와 장정 정丁(튼튼하다. 성하다)이 같은 음이어서 못釘을 만지는 것이 건강함丁을 기원하는 행위라고 설명하지만 너무 근거가 부족한 것 같다.

6. 일본 − 치통의 사원

사람들은 성물聖物 숭배나 성인 숭배와 같은 발상에서 특정 장소에 특별한 의미를 두는 것을 좋아한다. 특히 그 장소는 위인이나 성인聖人의 삶과 직접적인 연관이 있는 장소이거나 이적異蹟을 행한 곳이 대부분이다. 그러나 일본의 경우는 이와 조금은 다르다. 물론 다른 나라에서처럼 기적적인 일이 일어난 곳이나 성인의 가르침이 살아 있는 곳인 오래된 사찰 역시 성소聖所가 된다. 그림 43

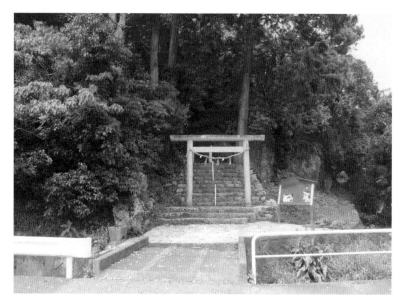

43. 일본의 월광신사光月神社는 태평양 연안에 위치한 시즈오카현의 하마마쓰시浜松市北区細江町小野에 위치한다. 모시는 신은 치아의 신齒の神様이다. 세워진 연대는 불명확하지만 1872년 3월에 개축된 신사이다. 이 신사에는 신목神木이 있는데 이 나무의 뿌리를 잘라서 복용하면 입안의 열, 치통이 사라진다고 전해진다.

이상으로 이집트의 주웨일라 문의 치통 치료를 비롯한 성소聖所 및 성소 방문에서 의식儀式을 통한 치통 치료의 여러 예들을 살펴보았다. 이러한 성소 방문을 통한 치료에 긍정적인 생각을 가지는 사람들의 기본적인 생각은 정신적, 정서적 상태로 인해 신체기관과 계통이 좋은 쪽으로든 나쁜 쪽으로든 영향을 받을 수 있다는 점이다. 그들은 어떤 메커니즘에 의한 것인지는 아직 연구가 진행 중이므로 정확하게 밝혀진 것은 없지만 그렇다고 위축될 필요는 없다고 주장한다. 예를 들어 귀로는 뒤죽박죽 들리는 소리를 이해하고, 눈으로 들어오는 복잡 다양한 사물을 인지하는 과정에 대해서도 우리는 거의 아는 바가 없는 것이나 마찬가지라는 것이다. 그래서 그들은 루르드(성모 마리아가 18번 출현했다는 프랑스의 가톨릭 성지)에서 일어난 일들, 인도 수행승들의 신비한 행적, 플라시보 효과 등은 모두 실재하는 것들이라고 믿으며 의학은 이에 대해 진지하게 연구해야 할 것이라고 주장한다.[82] 그러나 여기서 한 가지 첨부한다면 성소에서의 이적異蹟이 아니라, 앞에서부터 예를 들어 온 주술과 신앙, 부적 등으로 인한 치료 효과를 한 범주에서 다루어야 할 것을 전제로 해야 하지 않을까 하는 점이다.

7. 치통 치료로 못을 박는 이유

못을 박는 행위는 세 가지 의미로 분석할 수 있다. 하나는 '힘껏 박는 행위'이고, 다음은 행위의 결과로 '꼼짝 못 하게 얽어맴'이다. 그리고 다른 하나는 '전가轉嫁(무엇인가를 떠넘기는 행위)'이다. 그래서 망치질을 하는 행위의 대상은 병마일 수도 있고, 동시에 그 결과 병마를 꼼짝도 못 하게 얽어맨다는 의미를 가지므로 이와 같은 발상을 하지 않았을까 추측해 본다. 동시에 '박는 행위'가 지니는 해소 기능은 그것을 하는 행위자를 치통으로부터 한결 자유롭게 만들어 주었을 것이다. 그리고 마지막 '전가'는 앞 두 가지의 안에 들어 있는 추상적인 개념으로 자신의 치통을 행위의 대상에 넘기는 것이 목적인 것이다.

---

82) 『통증혁명』. 존 사노 저. 이재석 역. 국일미디어. 2006. p.186.

드라큘라와 말뚝

못을 박는 행위와 상통하는 것이 드라큘라 처치 방법이다. 흡혈귀를 파괴시키는 것(몸에 말뚝 박기, 참수, 화장)은 교회가 아닌 일반 대중들이 행하던 본능 해소 방법 중의 하나였다.[83] 플로렌스 의사 베니비에니Antonio Benivieni의『질병의 숨은 원인들에 관하여』라는 사례집에는 미사 도중 내내 치통으로 눈물을 흘렸던 한 시골 신부神父 이야기가 나오는데 대략 다음과 같다.

한 농부가 해머로 말뚝을 땅에 박아 넣으면서 귀신 쫓는 주문을 외워 신부를 도와주었다. 첫 번째 강풍이 지나가자 통증은 어느 정도 사라지고, 두 번째 강풍 이후에 거의, 세 번째 강풍이 지난 후에 완전히 통증이 사라졌다. 하지만 그런 다음 신부는 회한에 가득 차서 다시금 새로운 고통을 달라고 신에게 기도했다.

크라우터만Valentin Krautermann의 글을 보면 심지어 18세기까지도 치통을 나무에 옮기는 방법이 정확하게 묘사되어 있다.[84] 예컨대 치통을 개미에게 전가시키기 위하여 빵을 씹어서 개미둑anthill에 뱉기도 하는데 이는 치통을 동물이나 나무에 옮기려는 의도에서이다. 이런 점을 생각하면 '치통환자의 못 박기'가 통증의 전가를 의도하는 행위라는 것에 대해서는 어느 정도는 수긍이 가는 대목이기도 하다.

---

83)『드라큘라』. 장 마리니 저. 이병수 역. 이룸. 2005. p.117.

84)『턱얼굴외과 역사이야기』. Walter Hoffmann-Axthelm 저. 최진영 역. 군자출판사. 2004에서 참조.

3부

치통의 해소 방법 Ⅱ

발치를 통한 치통의 해소

1. 발치의 의미

발치 – 치통으로부터의 도피

물론 주술과 신앙적인 방법으로 치통을 해소한다는 것은 무리이다. 오랜 경험을 통하여 이 방법이 크게 도움이 되지 않는다는 것을 알게 된 인류가 다음으로 생각해 낸 것은 바로 아픈 치아를 제거하는 것이었다. 먼저 현대 의학의 결과와는 달리 아이러니하게도 고대인들의 주술적인 입장에서 통증을 해석하려는 시도에서 벗어난 것은 동양의학이다. 그 대응 방법에 오류가 있을지언정 서양의 주술적인 통증에서 벗어나 생물학적인 육체의 관점에서 치통을 해결하려고 시도한다.

중국 고대 갑골문에는 다음과 같은 문장이 있다.

貞 祈氏之病齒, 鼎寵, 病齒, 寵.

기씨지병치祈氏之病齒는 '아픈 이를 보내버리다.' 즉 '뽑다'는 의미이고

鼎寵은 '목전의 신의 보호를 받아'라는 의미로 전체적인 뜻은 '아픈 이를 뽑으면 당장 신의 가호가 있겠는가? 즉 뽑아도 괜찮겠는가?'로 풀이된다.

이상과 같은 몇 가지 복사卜辭(점괘를 풀이한 글)를 통해 볼 때 상商대에는 심한 치통이 있을 때 이를 뽑아 치료했고 이를 뽑을 때는 실을 이용했으며 이를 뽑고 다른 후유증이 없이 순조로울 것인지를 점쳤다.[1]

물론 여기서 동양인의 사고방식이 통증에 대해 은유적이 아니었다는 말은 상대적이다. 또 통증, 치통을 은유적으로 인식한 문화적 양상은 인류 보편적인 경향이다. 그러나 위와 같은 보기는 최소한 의학醫學적 입장에서는 은유에서 벗어나려는 시도가 분명했다. 그림 44

---

1) 『갑골문과 옛문화』. 양동숙. 도서출판 차이나하우스. 2009. p.158.

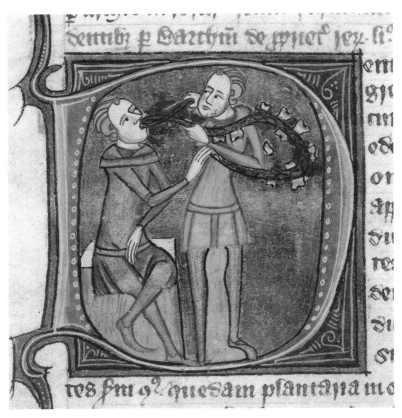

44. 영문 이니셜 D로 표시된 것은 치아dentes를 의미한다. 치과의사dentist는 은색으로 된 발치 기구를 가지고 앉아 있는 사람의 치아를 뽑고 있다. Omne Bonum이 편집한 14세기 영국의 백과사전에 실린 그림.

발치를 통한 통증으로부터의 도피

인간이 치아를 뽑아야 했던 이유는 크게 두 가지이다. 하나는 의식과 풍습으로서 발치 행위이고, 다른 하나는 의료행위로서 발치이다. 전자는 할례나 신체장식과 같은 민속 풍습으로서의 발치이다. 후자는 의료행위로서 이러한 발치는 어린아이들의 이갈이를 비롯하여 일종의 성장통과 같은 것이기도 하며, 한편으로는 인간의 생로병사 가운데 병病과 노老의 시점에서 일어나는 싫지만 피할 수 없는 일이기도 했다. 이때 많은 사람들은 병과 늙음의 한 현상으로서 치통을 경험하게 된다. 달리 표현하면 자신의 신체 일부가 자신을 괴롭히는 상황에 맞닥치게 된다. 그러면 사람들 중의 일부분은 고통으로부터 자유를 얻기 위하여 발치를 결정한다. 치아를 뽑는 일은 육체적으로나 심리적으로나 그리 간단한 일은 아니다. 그러나 통증으로부터 자유를 얻기 위하여 발치를 결정한다. 그림 45

그래서 오죽하면 다산茶山 정약용은 반어법이 아닌 직설법으로

> 늙은이의 한 가지 유쾌한 일은 / 老人一快事(노인일쾌사)
> 치아 없는 게 또한 그다음이라 / 齒豁抑其次(치활억기차)
> 절반만 빠지면 참으로 고통스럽고 / 半落誠可苦(반락성가고)
> 완전히 없어야 마음이 편안하네 / 全空乃得意(전공내득의)[2]

라고 이가 빠진 즐거움을 시로 남겼을까.

---

2) 한국고전번역원 한국고전종합DB에서 인용.

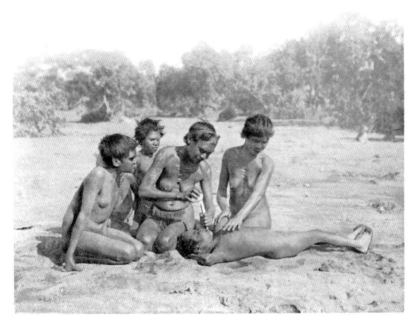

45. 여자아이의 이를 빼내는 모습. 카이터시Kaitish족은 호주 원주민으로 여자와 남자 아이 가 일정한 연령에 달하면 영구치를 뽑는다. 1912년 사진. 위키피디아 인용.

그보다 훨씬 이전의 고려 말 대학자인 이색은 치아를 뽑은 다음에 다음과 같은 시를 지었다.

목은시고 제27권[3)]

치통이 다시 발작하여 고통스러움을 참을 수가 없으므로, 의원(醫員)을

---

3) 한국고전번역원 한국고전종합DB에서 인용.

시켜 뽑아버렸더니, 비로소 편히 잠을 잘 수가 있었다. 그러나 단단한 음식물을 끊는 용도는 또 많이 감소되었다. 기쁘기도 하고 한편 슬프기도 하여 한 수를 읊어 이루는 바이다.

치아는 맹장처럼 주로 견고한 걸 공격하여 / 齒如猛將主攻堅
사람의 입속에서 큰 권력을 행사하는데 / 口吻中間柄大權
장성할 땐 강한 것도 거침없이 이겨 내지만 / 壯抑強剛無齟齬
노쇠해지면 약한 걸 만나도 더디기만 하네 / 老逢小弱亦遷延
입술은 들썩임 때문에 뜻밖의 화를 입고 / 脣因微反値奇禍
혀는 아주 부드러워서 천수를 누리나니 / 舌以至柔能永年
품부한 게 명명하게 다 법칙이 있는지라 / 稟賦明明皆有則
세상사 득실 속에 나도 몰래 눈물이 흐르네 / 乘除不覺一潸然

손쉬운 발치를 위한 여러 방법

아무튼 현재도 그렇지만 이렇듯 옛사람들에게 치아는 오히려 뽑아버려야 고통 속에서 자유로워질 때가 많았다. 그런데 비록 병든 치아라고는 하지만 치아를 뽑는 일이란 그다지 만만한 일이 아니다. 그래서 오늘날의 시각으로 보면 현명한 방법은 아니지만 옛사람들이 생각해 낼 수 있는 최선의 방법은 치아를 잘 빠지게 하는 방법이었다.

약 1800년 전에 기록된 중국의 사서史書 진서晉書에는 치아를 잘못 뽑아서 사망한 기록까지 보인다. 물론 사망의 원인이 발치인지는 정확하지 않지만 말이다.

원치아오溫嶠 선생은 치아에 병이 있어 뽑았다. 그런데 10일이 채 못 가서 중풍에 걸려 죽게 되었다. 그 나이 마흔둘이었다.[4]

그래서 역설적이긴 하지만 치아를 잘 빠지게 하는 방법은 의사에게나 환자에게 절실한 것이었다.

치아를 잘 뽑는 방법

치아를 잘 뽑을 수 있는 방법 중에 약재에 관한 기록은 이미 기원전 후에 저술된 켈수스Aulus Cornelius Celsus(BC 30?~AD 45?)[5]의 저작물에서 보인다. 그는 통증이 심해서 꼭 이를 뽑아야 할 때는 후추 열매나 담쟁이덩굴 열매의 껍질을 벗겨 치아의 구멍에 집어넣으면 치아가 조각으로 부서져 나온다고 기록했으며, 파스티나카pastinaca, 그리스말로는 트라이곤trygon이라고 부르는 넓적한 생선의 꼬리뼈를 불에 굽고 가루를 내어 송진과 혼합하여 치아 주위에 발라주면 치아가 느슨해진다고 적었다. 또 명반alum, 明礬 조각을 치아의 구멍에 넣어도 치아가 느슨해진다고 적었다.[6]

손쉬운 발치를 위해 선택한 골 괴사

그 후 약 1000년이 지난 뒤 이슬람의 유명한 외과의사 아불카시스Abulcasis(936~1013)는 저서에서 그들은 이를 뽑을 때 세 가지 방법, 즉

---

4) 『치의학 역사 산책』. 이병태. 도서출판 정상. 2001. 진서(晋書) 卷六十七谓 <先有齒疾 至是技之 因中风至镇未旬而卒, 时年四十二>.

5) 로마제국의 의학저술가이다. 그는 저술에서 직장에 손가락을 넣어서 방광결석을 파괴하는 방법을 적기도 하였는데 이 방법은 현재 '켈수스 수술'이라 불리고 있는 방법이다.

6) 『턱얼굴외과 역사이야기』. Walter Hoffmann-Axthelm 저. 최진영 역. 군자출판사. 2004. 3-2-3. 켈수스에서 참조.

소작하든가, 주위의 잇몸에 약을 바르든가, 족집게로 이를 이완시켜 뽑는 방법을 설명했다. 처음 두 가지 방법은 지지골에 괴사 상태를 야기시킴으로써 치아가 탈락되도록 하는 것이었다. 이른바 이완시키는 약들의 대부분이 전혀 효과가 없었기 때문에 비소砒素가 포함된 혼합물을 사용하였음이 분명한데 이것은 치근 주위의 뼈를 괴사시킴으로써 악골의 상당 부위를 괴사시킬 위험성을 가진 채 치아를 이완시켜 결국은 탈락시켰다.[7]

암소 똥을 사용한 발치

그러나 치아를 잘 빠지게 하는 것은 여기서 그치지 않았다. 존 갯디스던Gaddesden은 14세기 초기에 의학에 관한 책을 쓴 최초의 영국 의사들 가운데 한 사람이었는데, 그는 치아를 뽑는 어려움을 극복하기 위하여 치아를 쉽게 탈락시키는 방법으로 잘 건조시킨 암소 똥을 가루로 만들어 바르든가 청개구리의 기름으로 치료하도록 권했다. 특히 갯디스던은 후자의 방법은 매우 효과적이어서 즉석에서 치아가 떨어진다고 주장했다.[8]

이만큼 치아를 뽑는 일은 수많은 의사들에게 초미의 관심사였다. 결국 그들이 원하는 것은 어차피 발치를 해야 한다면 아프지 않게 뽑는 것이었다. 마취를 처음으로 성공한 것 역시 치과의사였음을 보면 발치가 얼마나 큰 비중을 차지하고 있는지 알 수 있다.

---

7) 『턱얼굴외과 역사이야기』. Walter Hoffmann-Axthelm 저. 최진영 역. 군자출판사. 2004.
8) 『치과의학사』. 모리스 스미드 저. 최진환 역. 대한치과의사학회. 1966에서 참조.

발치를 위해 미리 기절시키는 방법

사실 옛사람들에 비하면 현대인들은 마취 덕분에 발치에 대한 공포
나 불안을 덜 느낀다. 하지만 만약 마취를 않고 치아를 뽑는다는 것을
상상해 보면 그들이 느꼈을 공포가 어떤 것이었는지 미루어 짐작할 수
있다. 그래서 사람들은 그 공포로부터 자유로워지기 위하여 마음으로
는 치통의 수호성인을 숭배하고 수많은 약물을 찾았으며, 아프지 않게
치아를 뽑을 수 있는 방법들을 찾아다녔다. 그 결과 멀쩡한 사람에게
타격을 가해 기절을 시키거나, 머리에 가죽 모자를 씌우고 나무망치로
때리는 진탕震盪마취concussion anesthesia라는 공포적인 마취법을 찾아내기도
했으며 모르핀 등의 약물 등을 사용하게 되었다.

2. 발치는 인생의 배우자와 함께 하는 것

치통은 다른 통증(산통이나 통풍통)에 비해 인간에게 일어날 수 있
는 보편적인 통증이다. 게다가 발치(이갈이 시기의 발치까지 포함하
면)는 인간이라면 누구나가 경험해야 할 통과의례이다. 통과의례라 생
각해서 그런 것인지는 알 수 없지만 1467년 독인의 한 결혼 생활규정
지침서의 내용에 따르면 아내의 의무 가운데 하나는 '남편이 치아를
뽑을 때 곁에 있는 것'이었다. 지침서에는 치과의가 남편의 치아를 뽑
는 동안 남편이 아내의 손을 잡고 의자에 앉아 있는 그림이 실려 있
다.9) 좀 황당한 규정이지만 후술하는 많은 그림들을 보면 당시의 생활
상을 엿볼 수 있다. 그림 46, 47

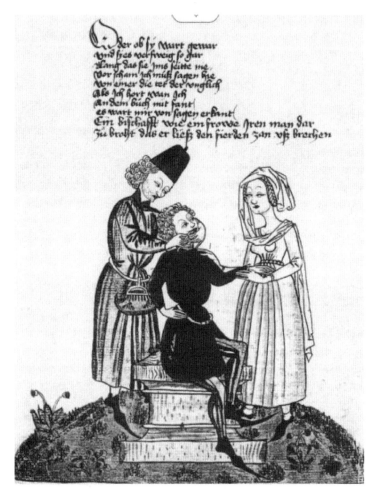

46. 1468년에 출간된 책에 실려 있는 삽화. 치아를 뽑는 남편의 손을 잡고 있는
아내의 모습이 그려져 있다. 삽화 속의 아내는 미사복인 듯한 옷을 입고 있는
게 특징이다.

---

9) 『아내』. 매릴린 예롬 저. 이호영 역. 시공사. 2003. p.185.

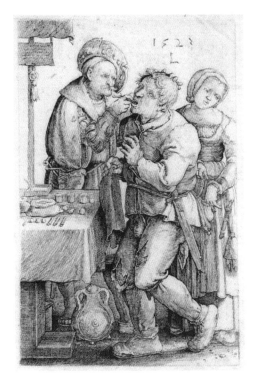

47. 아내를 동반한 발치화. Leyden Lucas van -
Dentist.

직업적인 발치의 시작 - 성직자

유럽에서 발치를 전문적으로 시행한 집단은 성직자였다. 중세 유럽
암흑시대에 교부Church Fathers들은 질병 또는 치통은 자연적인 원인에 의
해서 발생되는 것이 아니라 신이 내린 벌이라고 믿었다. 그래서 이러
한 믿음을 바탕으로 수도승과 사제들이 외과적 수술과 발치를 시행하

였다. 하지만 그에 따른 폐단도 적지 않아 수도승과 사제들이 의료 행위를 하는 데 너무 많은 시간을 빼앗겨 정작 성직자로서 본연의 일은 소홀하게 되었다. 따라서 12세기 무렵에 모든 성직자들에게 의료 행위 금지령이 내려졌다.10)

전문적인 발치사의 등장 - 이발사

그 이후에는 성직자들이 진료할 때 보조자로 참여했던 이발사들이 직접 진료를 하기 시작하였다. 중세 유럽에서 이발사는 다재다능한 직업으로 변신하게 되는데 이발사 본연의 일인 이발과 면도뿐만 아니라 종기를 절개하고 사혈과 관장을 시행하고 마지막으로 발치도 하였다.11) 그림 48

---

10) 이 무렵의 발치화가 <그림 44. Miniature on a initial 'D' with a scene representing teeth ("dentes").>로 여겨진다.

11) 大韓齒科醫史學會誌 제31권 제1호. 2012년. Kor J Hist Dent 2012; 31(1): 「치과의사학으로 떠나는 유럽여행」. 권훈. pp.54~80에서 참조 정리.

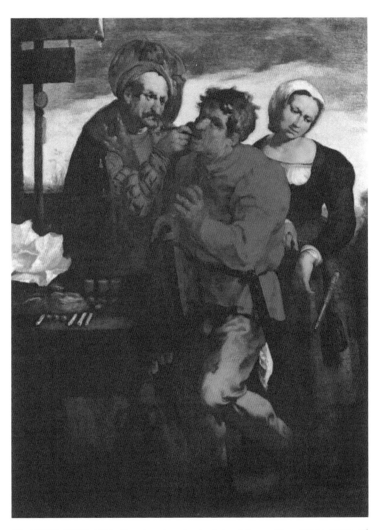

48. 아내를 동반한 발치. Fermier chez le dentiste, Johann Liss, 1616~1617. 여자는 조수일 수도 있지만 아내일 것이다. 시술자는 복장으로 보아 성직자로 보인다. 발치가 직업적이나 전문화되기 시작한 초기 단계인 12세기 이전까지는 발치는 거의 성직자가 담당했다.

3. 발치화에서 보이는 여러 이야기

앞에서도 언급했지만 치통은 많은 사람들이 피할 수 없는 고통이었다. 이 통증을 제거하기 위하여 가장 간단한 방법은 통증을 일으키는 치아를 뽑아버리는 것이다. 그러나 통증을 피해 달아나는 방법(발치) 역시 만족할 만한 방법은 아니었다. 즉 발치 행위에서 오는 공포라는 또 다른 고통이었다. 결국 사람들은 발치의 공포와 치통의 고통 중에서 어느 하나를 선택해야 했다. 어떤 사람들은 치통을 이겨내지 못하고 치아를 뽑아내는 쪽을 선택했지만 결코 즐거워서 선택한 것은 아니었다. 그러니 시술자에게 호감을 갖지 못하는 것은 당연한 일이다. 서양의 발치화는 이런 심리를 잘 보여주고 있다.

시술자와 환자의 얼굴에 반영된 화가의 마음

서양의 발치화를 보면 몇 가지 공통점이 있다. 단순하게 생각하면 발치에서 가장 포인트가 되는 것은 환자가 느끼는 공포이어야 할 것 같다. 따라서 발치 장면을 묘사하는 데 있어서 가장 중요한 부분은 환자의 공포감을 잘 표현해 주면 그것으로 충분할 것 같다. 하지만 화가들은 다르다. 발치화에서는 환자보다 시술자에게 포인트가 맞추어진 느낌이다. 즉 '발치 시술자를 어떻게 표현하느냐'에 따라 발치에 대한 사람들의 인식을 그림에 반영시키는 방법을 택한 셈이다. 이런 부분을 포함해 발치화에서 보이는 두 가지 특징은 다음과 같다.

하나 - 화가는 시술자를 냉혈한이나 얄미운 표정으로 묘사하여 일종의 경멸을 보낸다. 동시에 시술자들을 과장하여 표현함으로써 공포감을 조성한다.

둘 - 시술 배경의 특이성으로 길거리나 곡마단, 대장간, 그리고 실험실과 같은 진료실이다. 우리는 여기서 현대 치의학의 발달 과정의 일면을 엿볼 수 있게 된다.

발치화에서는 시술자의 얼굴을 얄밉게 표현하는 경향이 있지만 시술자의 얼굴을 가장 얄밉게 표현한 것은 진료실에서의 발치이다. 바로 진료실이라는 공간은 이제 전문화된 초기의 치과의사들의 공간이다. 따라서 그들은 이전의 비전문가 집단이었던 곡마단이나 대장장이들보다 한결 자신을 갖춘 전문가 집단이 된 셈이었다. 그래서 그들의 표정은 다소 여유가 있고 자신감 있는 모습으로 발치에 임했겠지만 일반이나 화가의 눈에는 그 몰인정스러운 태도와 거만함이 오히려 더욱 얄밉게 보였을 것이다. 그림 49, 50

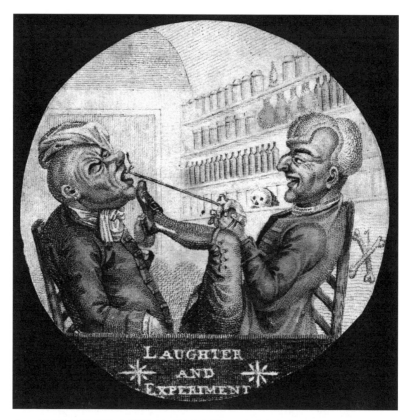

LAUGHTER
AND
EXPERIMENT

49. 그림에서 보면 벽장의 약품들이 진열되어 있는 모습이나 복장으로 보아 시술자는 전문가임을 알 수 있다. 그런데 이 그림은 약간은 풍자적인 의미도 곁들어 있다. 치아를 발치하는 외과의사는 오히려 묘한 미소를 지으며 발치를 즐겨 하고 있는 모습이다. 게다가 발로 턱을 미는 모습은 그림을 그린 화가의 치과의사에 대한 의도가 충분히 드러나보인다.

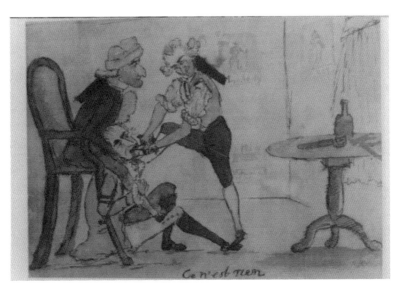

Ce n'est rien

50. 발치를 하는 발치사를 무자비한 사람으로 묘사한 발치화. 발로 사람을 짓누른다는 것은 일종의 모욕이다. 그런데 발치화에서는 종종 발로 사람을 짓밟고 있는 장면이 눈에 띈다. 테이블 위를 보면 망치와 톱, 그리고 술병이 올려져 있다. 이런 여러 가지 소품들에서도 시술자에 대한 미움과 공포를 드러내는 화가의 시각이 엿보인다.

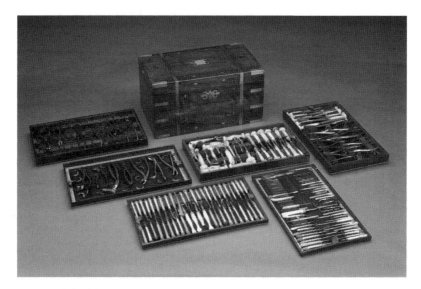

51. 1800년대 치과기구, 미국Dental instrument set, United States(1871~1900). 치통으로 치아를 뽑
아야 하는 경우 환자들은 이런 기구를 보는 것만으로도 공포심을 느꼈을 것이다. 따라
서 환자는 자신의 치아를 뽑을 때 느껴지는 실제적인 통증 이외에도 이런 기구들을 보
게 됨으로써 다가오는 공포가 배가되었을 것이다. 그러나 이런 기구들은 환자의 공포에
영향을 미쳤을 뿐만 아니라 시술자의 입장에도 영향을 주었다. 다시 말하면 이런 기구
들을 만들 수 있는 사람들이 발치를 할 수 있는 사람들이었다는 점이다.

발치를 하는 장소의 특징

전술한 바와 같이 발치화들을 정리하다 보면 대개 배경이 세 종류로
나누어진다. 첫째, 많은 사람들이 모여 있는 광장이나 움막이다. 두 번
째는 대장간과 같은 공간이다. 마지막으로 작업실이다. 이 작업실은 여
러 가지이다. 예를 들어 과거 외과의사의 전신인 이발사들의 공간일 수
도 있고 좀 더 전문화된 외과의사의 치료실일 수도 있다. 그리고 이런

공간들이 좀 더 전문화된 공간으로 나중에는 체어가 있는 의원으로 발전한다. 이발소의 체어와 치과 체어에 유사한 점이 있는 것은 우연일까? 아무튼 치의학사에서는 과거의 이 시기를 'barber dentistry'라고 부른다. 이 배경의 분류는 치과의 발전과정을 나타내는 현상이기도 하다.

한편 발치 기구는 발치 시술자들의 부류 형성에 영향을 주었다. 이런 기구를 만들 수 있는 사람은 대장장이였다. 즉 대장장이들이 직접 이런 기구를 만들어 대장간에서 발치를 시행했다. 이것은 발치뿐만 아니라 발치 후 치아를 대신하는 의치나 보철물도 대장장이들이 직접 할 수 있는 일이었기 때문이다. 그림 51

<그림 52>에서는 제법 외과의사를 암시하는 배경물들이 보인다. 이런 발치화를 보면 환자는 대개 눈을 감고 있는 것이 특징이다. 시각에서 느껴지는 공포를 벗어나고 싶은 심리 때문이다. 동시에 체념을 하고 빨리 발치를 끝냈으면 하는 마음이 읽힌다. 또 종종 발치화에서는 놀란 환자가 눈을 둥그렇게 뜨고 경악한 모습으로 그려지는 경우도 있다. 하지만 거의 모든 발치화에서 그렇듯이 발치를 시행하는 사람의 얼굴은 미소 내지는 득의만만한 표정이다. 그림 52, 53

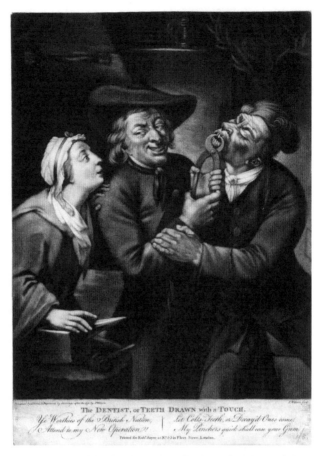

The DENTIST, or TEETH DRAWN with a TOUCH.

Ye Worthies of the British Nation,
Attend to my New Operation?!

Let Colts Teeth, or Decay'd Ones come,
My Pinchers quick shall ease your Gum

Printed for Rob! Sayer, at N? 53 in Fleet Street, London.

52. 1790〜1792년에 런던에서 제작되었을 것으로 추정되는 발치화. 그
    림에 등장하는 세 사람의 인상이 제각각으로 보인다. 환자와 발치
    의사, 그리고 환자의 아내. 발치의사는 자못 심술궂은 얼굴로 환자
    의 치아를 뽑으며 한편으로는 보라는 듯이 자신의 어깨 위에 손을
    올리며 신기한 눈으로 바라보는 여성을 바라보고 있다. 이와 대조
    적으로 환자는 두려움과 고통으로 눈을 감은 채 손으로는 발치의
    사의 손을 잡고 있다. 그림의 배경이 되는 장소는 모루와 망치가
    있는 것으로 보아 대장간으로 여겨진다.

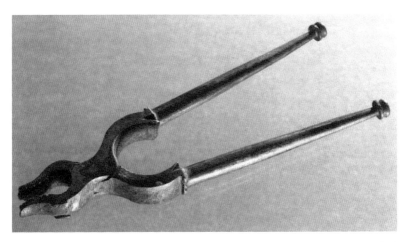

53. 발치화에서 보이는 1600년대의 발치기구Dental Forceps(발치겸자). 치아를 뽑으려는 환자에게 공포를 자아내게 하는 발치기구이다. 이 기구의 특징은 치아를 잡고 뽑아내는 식으로 사용된다. 많은 발치화에서 보듯이 그리고 발치기구의 특징에서 보듯이 전치부 치아를 발치하는 데 사용된다.

4. 발치의 현장 – 대장간에서

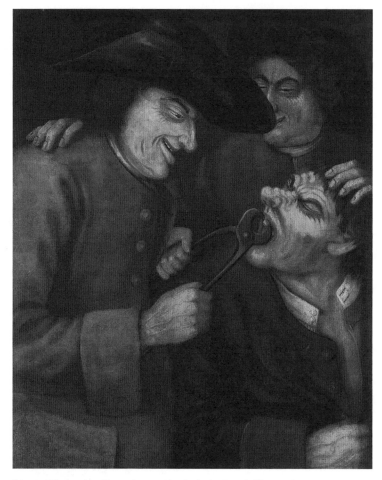

54. A Blacksmith Extracting a Tooth by John Collier. John Collier(1708~
1786), 영국 화가이다. 그림의 타이틀이 아예 「대장장이의 발치」이다.

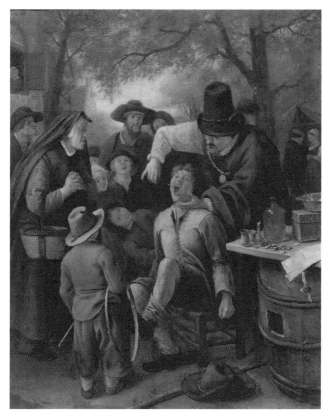

55. 루벤스(1577~1640)의 「떠돌이 치과의사」. 17세기 중반의 그림으로
   보인다.

치의학사를 들여다보면 대장장이₍Black Smith₎라는 단어로 치과의사의 역
사를 서술하는 부분이 나온다. 언뜻 치과와 대장간이 무슨 관계가 있
을까 하고 의아해할 수도 있지만 치과 치료의 특성상 보철補綴이라는
단어를 떠올리면 어느 정도 이해가 간다. 이 대장장이 치의齒醫는 시기

적으로는 1600년대를 전후한 시기로 외과적 치료는 이발소에서, 손상된 부위의 수복과 관련된 처치는 '대장장이'가 담당하던 시기이다. 예컨대 현대 치의학적 관점에서 말하면 치과기공사와 치과의사가 분리되기 이전으로 기공소의 역할을 하던 곳을 대장간으로 생각하면 이해가 간다. 현재도 'Black Smith Surgical'이라는 회사가 있는데 단어의 조합에서도 알 수 있듯이 치과와 외과용 수술기구 등을 생산하는 전문회사Dental and Surgical Instrument Manufacturer이다. 대장장이와 치과의사의 관계에 대해서는 『식민지에서 대장장이와 치과의사의 중복된 역할In the colonies, the blacksmith often doubled as a dental surgeon』[12]이라는 책을 보아도 알 수 있듯이 흔한 현상이었다. 그림 54

떠돌이 치과의사

치과 치료라고 해야 발치가 거의 전부였던 그 당시 그나마 전문적인 치과 진료를 제공할 수 있었던 사람들은 일반 외과의사가 주를 이루었고, 치과만 하는 치과 전문가dental specialist, 대장장이black smith, 이발사, 약사, 그야말로 자기 자신이 조금만 치과를 안다고 하는 자는 누구나 치과 치료를 제공할 수 있었다. 그리고 떠돌이 치과의사itinerant dentist가 대부분이었다. 수술 도구라고 해야 손가방 하나에 다 들어가는 발치겸자forcep 몇 개가 전부였으니까 가능했을 것이다.[13] 그림 55, 56

---

12) 저자는 H. L. Waldrop. ASIN: B0006RLNL2. 1992.

13) 『턱얼굴외과 역사이야기』. Walter Hoffmann-Axthelm 저. 최진영 역. 군자출판사. 2004.

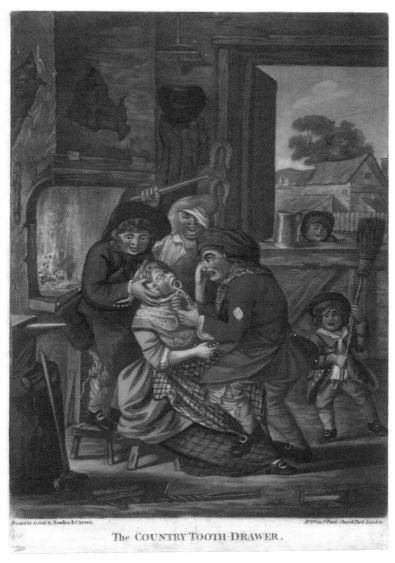

The COUNTRY TOOTH-DRAWER.

56. 1784년 런던에서 발행된 책자의 그림.

그러나 그림은 훨씬 이전의 것으로 생각된다. 작자는 Edward Dighton(1752~1819)이다. 그림의 타이틀은 「시골의 치과의사The country Tooth Drawer」이다. 이 그림에는 다양한 볼거리가 들어 있다. 이 그림은 배경이 시골 대장간이다. 대장장이는 그가 사용하는 커다란 집게로 앉아 있는 사람의 앞니를 뽑고 있다. 그의 보조시술사인 듯한 사람은 뒤에서 환자가 움직이지 못하도록 머리를 붙잡고 있다. 환자는 너무 아픈 나머지 대장장이의 코를 쥐어뜯을 듯이 붙잡고 있다. 한 눈을 가린 또 다른 한 사람은 그들 뒤에서 막대기를 휘두르며 서 있는데 마치 재미있는 듯한 표정이다. 아래쪽에 있는 한 아이는 환자의 아이일 것이다. 시골 아이는 고통으로 소리를 지르고 있는 엄마의 모습에 놀란 나머지 대장장이를 비로 때리고 있다. 이 모든 광경을 창 너머에서 한 아이가 재미있는 듯 바라보고 있다. 시골의 대장장이나 편자공farrier(말 편자를 만드는 사람)은 먼저 치아를 뽑는 기구를 만들 수 있는 사람들이었기 때문에 곧 치아를 뽑는 데도 익숙해졌다. 대장장이들이 치아를 뽑았던 것은 19세기 후반까지도 계속되었는데 오늘날에도 이런 방식으로 치아를 뽑는 곳이 있다고 한다. 그림과 글은 영국치과의사협회홈페이지 BDA에서 인용.

1784년 영국에서 발행된 책자에 실려 있는 「시골의 치과의사」라는 그림을 보면 우선 시골의 치과의사라는 타이틀에서 알 수 있듯이 여타의 발치화와는 달리 시술자의 표정에서 재미있는 것은 조금도 여유롭지 않다는 점이다. 오히려 긴장감 내지 당혹스러움을 엿볼 수 있는 것은 발치를 해본 경험이 거의 없음을 보여주고 있다. 게다가 그림 왼쪽으로는 해머와 모루가, 바닥에는 말굽을 박는 편자와 대장간의 풀무와 아궁이가 보인다. 즉 발치를 하는 장소가 대장간이라는 점이다. 대장간에서 발치는 발치 기구만이 아니라 치아에 난 구멍을 메우거나 결손이 된 부위를 보강해 주는 시술과도 연관이 되는 공간이다. 그림 57

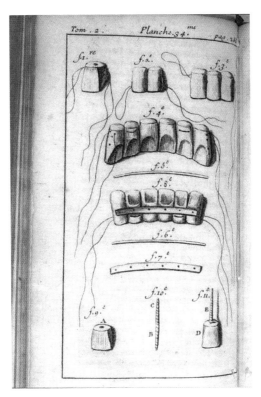

57. 포사르Fauchard가 저술한 책에서 보이는 18세기 초기에 만들어진 치아보철물 그림. 이런 수복물을 만들수 있는 사람들은 바로 대장장이였다.

워싱턴의 틀니를 만든 사람은 대장장이 집안

미국의 초대 대통령 워싱턴이 치아로 고생했던 것은 널리 알려진 사실이다. 워싱턴의 치과주치의 그린우드Greenwood가家는 대대로 이어져 내려온 치과의사 집안이다. 아버지 이삭Isaac은 보스턴에서 선반공을 하면서 의치도 만들곤 하다가 점차적으로 완전한(전업) 치과의사가 되었다. 아들 넷이 모두 아버지의 직업을 계승하였으며, 그중에서도 존 그린우드John Greenwood가 가장 특출났다. 그는 헌터의 저작을 깊게 독학하였다고 하며 뉴욕에서 아주 효율적이고 독창적인 시술자로 알려져 있었다. 와인버거Weinberger는 미국 최초로 금상金床, gold plate으로 의치를 제작한 사람은 가르텔이 아니라 그린우드이며, 그가 1798년에 만들었던 조지 워싱턴의 의치가 그것이라고 지적하였다. 그린우드는 1789년 이래 워싱턴의 마지막 "외과치과의Surgeon-dentis"로 있었다.[14]

5. 발치의 현장 - 가두街頭와 곡마단에서

발치 공간이 대장간인 것은 치과의 특성상 발치 기구에 대한 접근성과 결손 부위의 수복修復과 밀접한 관계 때문이라는 것을 알았다. 그런데 발치 공간이 곡마단인 것은 무슨 이유 때문일까? 이것은 발치의 특성이 아니라 곡마단의 특성에 그 이유가 있다고 보아야 할 것이다.

---

14) 『턱얼굴외과 역사이야기』. Walter Hoffmann-Axthelm 저. 최진영 역. 군자출판사. 2004에서 참조.

역사적으로 볼 때 곡마단이 처음 생겨났을 당시에는 볼거리를 제공하는 것만으로도 생계를 유지하는 데 무리가 없었을 것이다. 그러나 시간이 흐르면서 곡마단의 규모가 커짐에 따라 볼거리만으로는 곡마단을 유지할 수 없게 되었을 것이다. 결국 곡마단은 약을 팔거나 다른 물건을 팔아 그것을 주 수입으로 삼게 되었다. 또 어떤 경우는 그와 반대로 약을 팔기 위해 곡마단을 조직해야 할 경우까지 생겨났을 것이다. 이런 떠돌이 약장수가 약을 팔기 위해서 사람들을 끌어 모으는 데 필요한 것은 재미있는 차력사나 곡마단 등이 펼쳐 보이는 볼거리이다.

마취가 없었던 시대의 최적의 발치 장소 − 곡마단

동시에 시간이 흐르면서 떠돌이 곡마단이 볼거리를 제공하는 장소는 발치에도 최적의 장소를 제공할 수 있다는 점을 알았다. 발치를 해야 할 환자에게는 발치 시 공포가 가장 큰 부담이었다. 그러나 곡마단의 시끄럽게 울려대는 악기 소리는 환자의 주의를 돌려놓기에 충분했다. 그뿐만 아니라 발치 장소가 곡마단이 마련한 치료실이 아니라 곡마단이 기예를 펼쳐 보이던 단상이나 무대였다. 치통으로 고생하던 환자들은 차력사들이 펼쳐 보이는 기이한 몸짓이나 마술사들이 보여주는 신비한 손놀림으로 하는 발치를 보고 발치에 대한 공포를 잊을 수 있었다. 게다가 많은 대중 앞에서 치아를 뽑히는 경우 그들은 쉽게 최면 상태로 유도되었다. 그림 58

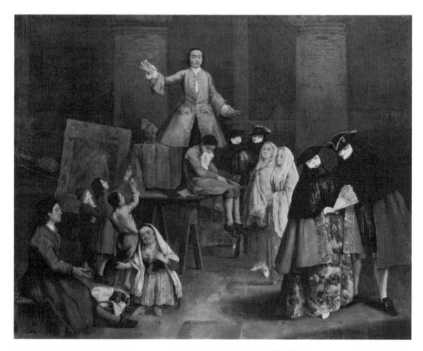

58. 1740년. 피에트로 롱기Pietro Longhi(1702~1785)가 그린 「발치사the tooth puller」이다. 롱기는 이탈리아의 풍속화가이다. 발치시술자는 자신이 뽑은 치아를 손에 들고 설교하는 자세를 취하고 있으며 바로 아래 방금 치아를 발치한 환자가 입을 닦으며 앉아 있는 모습이다. 언뜻 보기에 이 그림은 이해가 가지 않는 부분이 있다. 특히 작은 난쟁이가 보이는데 이 난쟁이가 그림의 수수께끼를 쥐고 있다. 사실 중세 유럽에서 발치사들은 이곳저곳을 전전 하며 돌아다니는 행상인이나 광대극을 하는 사람들이 많았다. 이는 서양에서뿐만 아니라 동양에서도 마찬가지였는데 특히 일본의 경우 이들을 향구사香具師(야시)라고 했다. 사전을 보면 향구사란 "축제일 따위에 번잡한 길가에서 흥행·요술 따위를 하거나 또는 싸구려 물건을 소리쳐 파는 사람"이라고 나온다. 일본에서도 그랬듯이 서양에서도 발치사들은 환 자를 모집하기 위하여 광대극을 보여주었으며 그림 속의 난쟁이는 광대극에서 등장하는 인물이다. 발치화를 살펴보다 보면 많은 군중이 배경으로 있는 경우가 종종 있는데 바로 이런 경우이다.

대규모 곡마단에서 활동한 아이젠발트_{Johann Andreas Eisenbarth} (1663~1727)

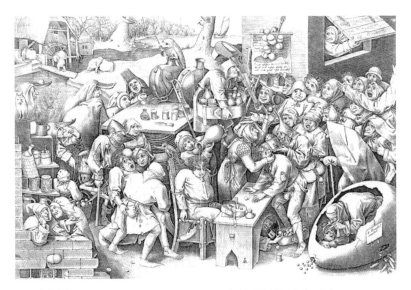

59. 아이젠발트_{Johann Andreas Eisenbarth}(1663~1727)가 치료를 하고 있는 모습.

　이런 길거리 곡마단 발치사들 중에는 나중에 유명한 외과의사로 자리매김된 사람도 있었다. 그가 바로 아이젠발트이다. 아이젠발트는 독일인으로서 전 독일을 돌아다니며 발치를 포함한 진료활동을 벌였다. 보통 아이젠발트는 120여 명의 구성원들로 이뤄진 그룹으로 돌아다니며 진료를 하였는데 구성원들에는 연예인, 광대와 악사들이 포함되어 있었다. 그의 단원들이 펼치는 공연을 보면서 흥청거리며 먹고 마시며

떠드는 동안 환자가 고통으로 인하여 내지른 소리는 아무에게도 들리지 않았다. 이러한 것을 '주의산만법distraction'이라고 할 수 있겠지만 국소마취제가 없는 그 당시에는 최선의 방법이었을 것이다. 그림 59

곡마단에서 외과의사로

이러한 사람들을 "Tooth puller" 또는 "돌팔이Charlatan"라고도 하였다. 아이젠발트는 사후에도 많은 발자취를 남겼다. 1800년 무렵에는 「Ich bin der doktorMy name is doctor Eisenbarth」라는 제목의 음악이 독일에서 유행하였고 『Eike Pies』는 동일한 제목으로 책까지 출판하였다. 1977년에는 그를 기념하는 우표가 발행되었다. 아이젠발트는 40여 년 동안 독일 전역을 돌아다니며 활동했던 떠돌이 또는 돌팔이 의사로 불렸지만 한뮌덴의 St. Blasius 교회에 있는 그의 묘비에는 'Physician'이라는 단어가 새겨져 있다.15) 그림 60

---

15) 大韓齒科醫史學會誌 제31권 제1호. 2012년. Kor J Hist Dent 2012; 31(1): 「치과의사학으로 떠나는 유럽여행」. 권훈. pp.54~80에서 참조 정리.

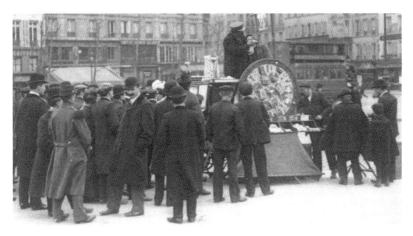

60. 길거리 발치 사진. 위의 그림들과 배경이 유사하다.

불어에 "mentir comme un arracheur de dents"라는 말이 있다. mentir는 '거짓말을 하다'라는 동사인데 위 문장을 직역하면 "이를 뽑는 사람처럼 거짓말을 하다."라는 뜻이다. '뻔뻔한 거짓말을 하다'라는 표현이다. 옛날에는 공공장소에서 치아를 뽑아주는 사람이 많았는데 당연히 마취술도 없는 때였다. 당연히 사람들이 이 뽑기를 무서워했는데 치아를 뽑는 사람은 환자를 안심시키기 위하여 이를 뽑는 데 통증이 없다고 거짓말을 해서 이런 표현이 생겼다고 한다.16) 그림 61. 62. 63

---

16) 大韓齒科醫史學會誌 제31권 제1호. 2012년. Kor J Hist Dent 2012; 31(1): 「치과의사학으로 떠나는 유럽여행」. 권훈. pp.54~80에서 참조 정리.

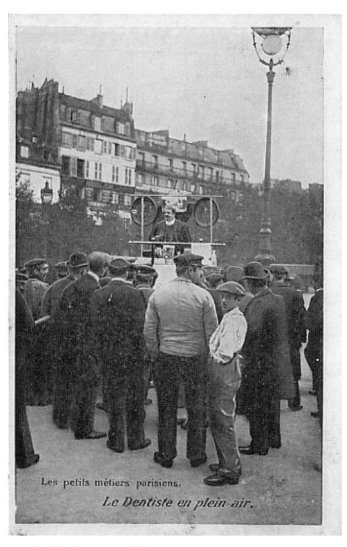

Les petits métiers parisiens.

Le Dentiste en plein air.

61. 바스티유 광장의 길거리 발치(Un arracheur de dents opérant sur la
Place de la Bastille). à Paris (vers 1900) 1900년 프랑스 파리.

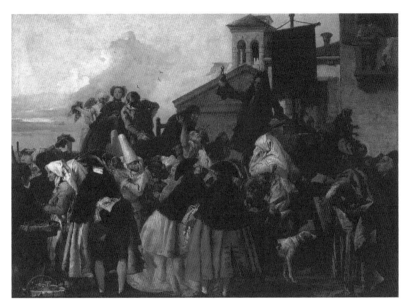

62. 18세기 치과 시술 장면을 보여주는 조반니 도메니크 티에폴로_{Giovanni Domenico Tiepolo}(1727
~1804)의 「돌팔이_{L'ARRACHEUR DE DENTS}(이 뽑는 사람)」, 1754년. 캔버스에 유채,
81×1110, 파리 루브르 박물관 소장. 이 시기에는 치과의사를 설명하는 단어로 Tooth
puller 또는 Charlatan이 주로 사용되었다. 이 작품은 연단 주위로 사람들이 많이 모여
있고 어떤 남자가 발치한 치아를 사람들에게 보여주고 있다. 그 옆에는 발치를 당한 여
자가 고통스럽게 울고 있으며 또 다른 남자가 그 여자를 잡고 있다. 발치한 남자 앞에
는 또 다른 여자가 손으로 왼쪽 뺨을 만지면서 순서를 기다리고 있다. 이 무렵 발치사
들은 광대와 악사들과 함께 돌아다니면서 진료하였는데, 이 그림에서도 발치사 옆에 원
숭이 한 마리가 묶여 있으며 연단 아래에는 악사가 만돌린을 연주하고 있다. 그림의 우
측에 터번_{turban}을 쓴 이슬람교도로 보이는 사람이 구경하고 있는 것으로 보아 이곳은
무역이 활발하였던 이탈리아의 베네치아에서 축제가 열리고 있는 장면을 그린 것으로
추정된다. 글은 『大韓齒科醫史學會誌』 제31권 제1호. 2012년. Kor J Hist Dent
2012; 31(1): 「치과의사학으로 떠나는 유럽여행」. 권훈. pp.54~80에서 참조.

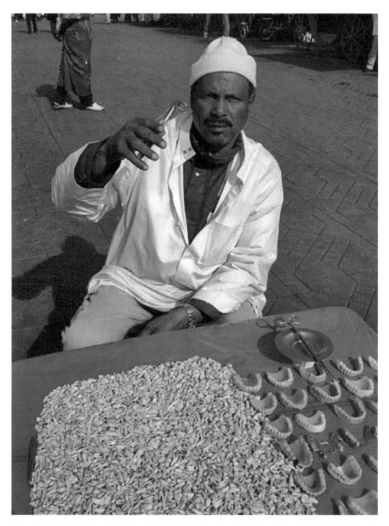

63. 모로코의 길거리 치과의사. 수북하게 쌓아 놓은 치아들은 그의 경력을 증명하는 듯
하다. 동시에 사진 오른편의 틀니들은 기성품으로 환자는 이 중에서 자신에게 가장
잘 맞는 틀니를 골라서 사용한다. 한때 우리나라 수출품 중에 가발과 틀니가 수출
액의 상당 부분을 차지했던 적도 있다. 위키피디아 인용.

일본의 길거리 발치사

우리와 가까운 일본에도 유럽과 유사한 발치사들이 있었다. 근세 이전의 기록에 남아 있는 부분은 발치를 업으로 하는 齒取唐人(치취당인: 치아를 뽑아 주는 대륙에서 건너온 사람)이다. 唐人당인(카라토라고 읽는데 이는 도래인 또는 외국에서 온 사람이라는 뜻이 있다.)이라고 이름 붙인 것을 보면 일본원주민이 아니라 외국에서 일본으로 건너온 사람임을 알 수 있다. 근세에 들어서는 주로 유랑하는 곡마단이 발치를 주로 했는데 이를 향구사香具師/やし('야시'라고 읽는다.)라고 한다. 이들은 악기를 연주하거나 곡예를 부리면서 전국을 유랑했다.

그림 64, 65, 66

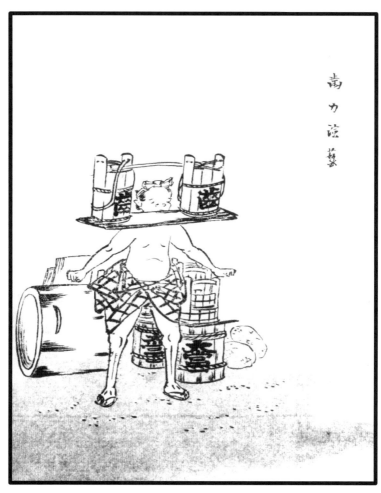

64. 그림은 차력의 일종으로 치아로 물건을 들어 올리는 장면이다. 일본의 やし・香
   具師들의 모습 중의 하나로 이런 사람들이 발치를 해주었다.

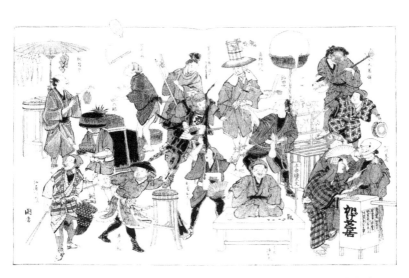

65. 향구사香具師. 유럽의 곡마단처럼 이들은 전국을 유랑하며 물건을 팔기도 하며 치통으로 고통받는 사람들에게 돈을 받고 치아를 뽑아주었다.

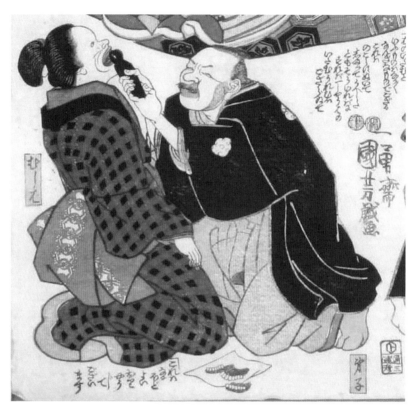

66. 에도 시대 발치화. 발치를 하는 기구가 전문화된 발치 기구임이 엿보인다. 바닥에는 틀니
가 놓여 있는 것으로 보아 치아를 전문적으로 다루는 의사임을 알 수 있다. 일본 나가사
키현 치과의사회 홈페이지 제공.

현재의 길거리 치과의사street dentist

오늘날에도 발치는 폐쇄된 공간인 병원에서만 행해지고 있는 것은 아니다. 인도나 서남아시아, 중국을 여행하다 보면 지금도 종종 길거리 치과의사들을 마주할 수 있다. 만약 치과 치료가 꼭 필요하거나 받아야 한다면, 모로코에 오기 전 치료를 끝내는 편이 좋다. 모로코의 치과의사는 인구 8만 명당 한 명이다. 모로코에서 치통에 대한 일반적인 치료법은 이를 뽑는 것이다. 지방의 수크에 가면 당신은 이런 전문가들을 만날 테고 펜치세트와 카펫 위로 이리저리 흩어져 있는 피 묻은 어금니를 보게 될 것이다.17)

17) 『모로코』. 오린 하그레이브스 저. 황남석 역. p.320.

모로코의 길거리 치과의사 그림 67, 68

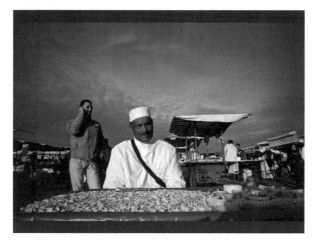

67. 오늘날 모로코의 길거리 발치사. 자신이 발치한 치아들을 쌓아 두는 것은 대부분의 발치사들에게 공통적이다. 옆의 틀니는 일종 의 중고품으로 판매하고 있다. 위키피디아 인용.

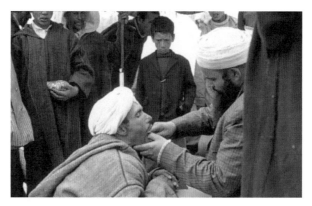

68. 모로코의 길거리 발치. 위키피디아 인용.

인도의 길거리 치과의사 <small>그림 69</small>

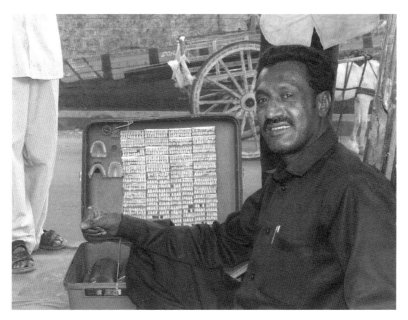

69. 인도 벵갈루루 거리에서 2006년 촬영. 의치와 치과재료들이 진열되어 있다. 위키피디아 인용.

중국의 길거리 치과의사 그림 70

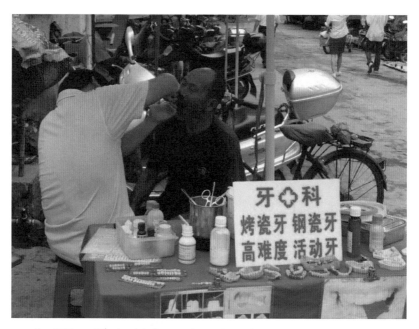

牙✚科
烤瓷牙 钢瓷牙
高难度 活动牙

70. 진료과목은 크라운 치료와 높은 수준의 틀니라는 작은 간판을 내걸고 있다. 중국 바이두.

6. 발치의 현장 – 좀 더 구별된 공간에서

외과의 시초는 이발소에서

유럽에서 이발사들이 발치를 담당하게 된 데는 지극히 단순한 이유가 있다. 12세기 초(1130~1163) 일련의 교황칙령으로 수도자는 어떠한 종류의 수술, 방혈치료(피를 흘려내는 치료법으로 당시 치료의 한 방법이었음.-역자 주), 발치를 할 수 없게 되었다. 그러나 이발사들이 종종 수도승을 도와 외과수술의 집행을 수행하였던 적이 있었다. 그 이유는 이발사들은 수도승의 머리를 깎아주기 위해 수도원에 방문하곤 했고 이발 업종에서 사용되는 도구(날카로운 칼과 면도날)가 시술에 유용했기 때문이다. 이런 이유로 칙령 이후, 이발사들은 수도자들의 외과시술 임무를 떠맡았다. 방혈치료, 종기 절개, 발치 등이 그 임무가 되었다.[18]

이발소의 표시(사인볼: Barber's pole)는 피와 붕대에서 시작

이발, 방혈, 발치를 시행하는 이발사들을 최소 1800년대까지 볼 수 있었다. 이러한 이발사들은 사혈bloodletting을 홍보하기 위해서 생혈이 담긴 양동이를 창문에 진열하였다가 피가 응결되면 도로에 그냥 버렸었

---

18) (1130-1163)-A series of Papal edicts prohibit monks from performing any type of surgery, bloodletting or tooth extraction. Barbers often assisted monks in their surgical ministry because they visited monasteries to shave the heads of monks and the tools of the barber trade—sharp knives and razors—were useful for surgery. After the edicts, barbers assume the monks' surgical duties: bloodletting, lancing abscesses, extracting teeth, etc. 이상 미국치과의사협회 및 영국치과의사협회 홈페이지에서 인용 정리.

는데 수세기가 지난 후에는 생혈을 이용한 방법 대신에 red and white pole이 사용되었다. 이러한 pole이 지금의 이발소 사인의 효시라고 할 수 있다. 또한 사혈을 잘하는 것을 알리기 위하여 피 묻은 붕대를 막대기에 걸어놓은 것처럼 발치된 치아들을 장식품으로 사용하였다.[19]

영역의 세분화와 분업화

하지만 치의학적인 측면에서 보면, 당시 치과의술은 이발사barber, 떠돌이 돌팔이itinerant, charlatan,[20] 발치사tooth-puller, 대장장이black smith 등의 영역에서 이루어지고 있었는데, 이 중 외과적 기초를 갖춘 치과의사들은 '외과치과의'라는 새로운 직업명으로 스스로를 칭함으로써 그들과의 차별성을 분명히 하고 새로운 위계hierarchy를 세우려 하였다.[21] 한편 이 무렵 프랑스에서 이발사 길드가 설립되었는데 이발사도 마침내 두 집단으로 분화했다. 즉 복잡한 외과수술을 수행할 교육받고 훈련된 외과의사 집단과, 보다 일상적인 위생 임무인 면도, 방혈, 발치 등을 수행할 일반 이발사, 혹은 이발사-외과의사 집단이다. 그림 71

---

19) 大韓齒科醫史學會誌 제31권 제1호. 2012년. Kor J Hist Dent 2012; 31(1): 「치과의사학으로 떠나는 유럽여행」. 권훈. pp.54~80에서 인용 정리.

20) 양심도 실력도 없는 의사. 무면허치료사. 장터나 공공장소에서 입담 좋은 사설을 늘어놓은 후 약을 팔거나 이를 뽑아주는 일(arracheur de dents) 등등을 했던 행상인이나 약장수.

21) 신재의의 Pierre Fauchard의 『Le Chirurgien Dentiste』에서 인용 정리.

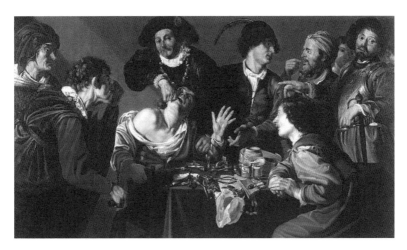

71. An operator extracting a tooth, unidentified painter, after Theodor Rombouts
(1597~1637). Theodor Rombouts는 바로크 시대 플랑드르 화가이다. 이 그림은
Theodor Rombouts의 모작이다. 이 그림은 그 이후에 그려진 여타의 그림들과는
달리 초기 치과의사(외과의사)가 나름 전문성을 갖추어 가고 있음을 보여주고 있다.
책상 위에 놓인 다양한 발치 기구뿐만 아니라 발치를 하고 있는 시술자의 표정에서
도 여유가 엿보이고 그를 둘러싼 사람들이 진지한 표정으로 시술을 지켜보면서 토
론을 하고 있는 모습이 보인다.

앞에서도 보듯이 발치화를 들여다보면 그 공간이 대장간, 곡마단,
그리고 진료실로 나누어지는 것을 알 수 있다. 진료실이라고는 하지만
이발소를 의미하기도 하고 때로는 좀 더 전문화된 공간인 진료실을 연
상하게도 하는 공간이다.

발치 공간의 분화 - 전문화된 공간에서의 발치

한편 이발소에서의 외과치료는 이를 담당하는 의사들에게 부정적인 이미지를 가져왔을 뿐만 아니라 여러 가지 문제를 야기했다. 이런 부작용의 결과로 이미 1400년대에 프랑스에서 일련의 왕실 명령에 따라 일반 이발사는 방혈, 부항, 거머리 사용, 발치를 제외한 모든 외과시술의 수행을 금지당한다.[22] 그러나 여전히 발치는 이발소에서 할 수 있었음을 보여주고 있는데 여기에는 두 가지 이유가 있었기 때문이다. 첫 번째는 당시 사람들의 인식에 있어서 복잡한 외과적 시술이 필요한 발치가 아닌 경우 발치라는 행위가 크게 의학적 지식을 요하지 않는다는 점. 두 번째는 발치 수요가 제한적이었다는 점이다. 그림 72

---

22) 미국치과의사협회 및 영국치과의사협회 홈페이지 참조.

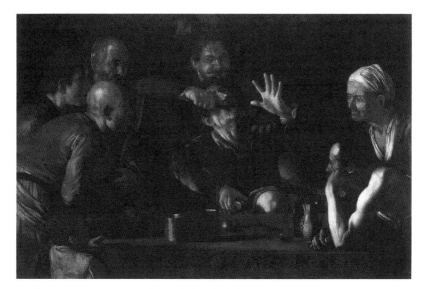

72. 「The Tooth-Drawer」. 발치화 중에서 가장 널리 알려진 그림 중의 하나이다. 카라바지오 Caravaggio(1573~1610)가 Date September 1607에 그린 그림으로 발치 시술자와 환자, 견습생(?)과 참관인 등의 표정에서 각 사람들의 심리상태를 잘 파악할 수 있다. 이 그림의 배경은 대장간이나 곡마단은 아닌 것으로 보아 나름 발치를 전문으로 하는 진료소 형태의 공간으로 추정된다.

영국에서의 분업화

중세 유럽의 이발사들은 지금의 외과의사, 치과의사, 이발사의 역할을 모두 수행했는데 그에 따른 혼란이 있어 영역을 구분하게 되었다. 1375년 영국 런던의 이발사 단체는 이발소barbery와 진료소surgery의 영역을 조절하는 권리 청원을 준비하였다. 이 단체는 1462년 처음으로 오랫동안 누렸던 특권을 보장받는 헌장을 부여받았고 특별히 발치가 그 헌장에 포함되었다. 1540년 헨리 8세(1491~1547)는 법령으로

Barber-Surgeons라는 새로운 단체를 탄생시켰다. 새로운 법령에 의하면 외과의는 이발사의 역할을 할 수 없도록 하였고 이발사는 외과적 시술을 발치에만 제한하도록 하였다. 200여 년이 지난 1745년에는 외과의와 이발사 단체가 서로 분리되어 각자의 길을 가게 되었다.[23]

드디어 이발소에서 발치 행위가 점점 사라지고 진료실 성격의 공간

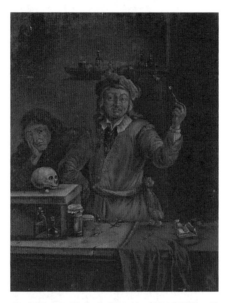

73. 플랑드르 화가 테니르스가 그린 발치하는 외과의사. 「A Surgeon Who Has Extracted a Tooth by David Teniers Ⅱ(1610~1690)」.

---

23) 大韓齒科醫史學會誌 제31권 제1호. 2012년. Kor J Hist Dent 2012; 31(1): 「치과의사학으로 떠나는 유럽여행」. 권훈. pp.54~80에서.

이 등장하는데 발치 공간이 이발소에서 완전히 탈피하여 진료실이나 실험실의 분위기를 보여주고 있다. 그림 73

1600년대의 그림이다. 치아를 뽑아 든 치과의사의 득의양양한 표정과 풀이 죽어 있는 환자의 표정이 대조적이다. 또 이 그림에서 알 수 있는 것은 배경에 기구나 실험실을 연상하는 유리관, 그리고 두개골 Skull 등에서 발치의사가 전문성을 가진 사람이라는 점이다. 전문성을 가진 사람인 만큼 발치 후 치아를 핀셋으로 들어 보이고 있는 태도에서 자신의 업적에 대한 자신감을 드러내 놓고 있는 듯한 표정이다.

전문가 집단의 탄생

전문 진료실의 성격을 띠는 공간의 출현 배경에는 치의학의 발달이 한 몫을 하고 있다. 1530년경에는 독일에서는 『치아의 모든 종류의 병과 질환에 관한 소의학서Artzney Buchlein』가 출판되었다. 이 책은 모든 내용이 치의학에 관해서만 쓰인 최초의 책으로, 구강관련 처치를 담당하는 이발사와 외과의사를 위해 쓰였으며 구강위생학, 발치, 치아천공, 금충진물의 배치 등 실용적 주제를 다루었다.24)

또 1575년경에는 프랑스에서 외과의술의 아버지라 알려진 Ambrose

---

24) The Little Medicinal Book for All Kinds of Diseases and Infirmities of the Teeth (Artzney Buchlein), the first book devoted entirely to dentistry, is published in Germany. Written for barbers and surgeons who treat the mouth, it covers practical topics such as oral hygiene, tooth extraction, drilling teeth, and placement of gold fillings. 미국치과의사회 및 영국치과의사회 홈페이지에서 인용한 내용임.

Pare가 "완벽한 작품"을 출판하였다. 이 책은 발치, 충치와 턱골절 처치 등의 치의학에 관한 실용적인 정보를 포함하고 있다.25)

공간을 넘어선 이후에 나타난 마취술

발치에 관한 노하우나 기술이 진일보했지만 발치는 아무리 전문화된 공간을 가진 곳에서 시행되더라도 공포를 수반하는 것은 피할 수 없었다. 따라서 치과 분야에서 18세기 후반 이후는 최대 목표는 발치 시 통증을 억제할 수 있는 방법에 관심이 집중되기 시작했다. 아래 사진은 이미 앞에서 보았던 그림들과 유사한 구조이다. 그런데 벽에 걸린 기구가 나무망치라는 점이 특이하다. 과연 그 망치는 무엇을 의미할까? 그림 74

---

25) 미국치과의사회 및 영국치과의사회 홈페이지 참조 인용.

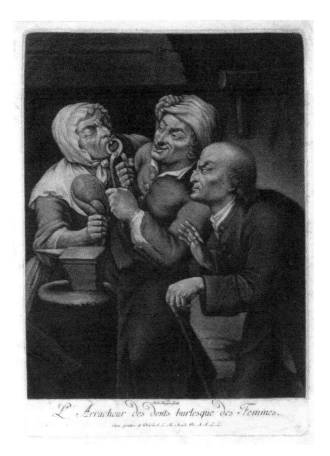

L' Arracheur des dents burlesque des Femmes.

74. 치아를 뽑는 외과의사의 얼굴이 심술스럽고 음흉하게 그려져 있다. 환자는 체념한 표정으로 두 눈을 감고 있으며 의상으로 보아 환자의 보호자인 듯한 한 남자는 얼굴을 찡그러뜨리며 발치 장면을 응시하고 있는 모습이다. 벽에 걸린 발치 기구 하나와 머리 부분이 커다란 망치가 인상적이다. 이 망치가 의미하는 것은 무엇일까? 망치는 대장간임을 나타낼 수도 있지만 다른 의미를 가지고 있는 것이기도 하다. 모루와 망치가 보이는 것으로 보아 이 그림의 배경역시 대장간이지만 여기서 벽에 걸려 있는 망치는 대장간을 암시하는 것이 아니라 화가도 이미 알지 못했던 다음 세기의 다른 무엇을 의미하고 있는지도 모른다. 1740년대.

7. 망치에서 시작된 마취

발치는 심한 공포를 수반한다. 예컨대 마취술과 기구가 현저하게 발달한 현대 치의학에서조차도 발치는, 특히 사랑니 발치는 그리 쉬운 일이 아니다. 그런데 마취가 전혀 발달하지 못한 중세 시대에 사랑니 발치는 인간이 느낄 수 있는 최고의 고통이었음이 틀림없다. 이런 분위기 속에서 마취법이 어느 날 갑자기 나타난 것은 `아니었다. 인위적인 혼수상태는 수백 년 동안 의사들의 염원이었다. 처음 마취에 대한 아이디어를 생각한 사람들이 시도한 방법은 진탕마취震盪麻醉, concussion anesthesia라는 것이었다. 환자 턱을 가격해서 기절시키거나, 머리에 가죽 모자를 씌우고 나무망치로 때리는 것이었다. 효과는 없었다. 환자를 기절시킬 수는 있었지만 오히려 더 큰 상처를 입거나, 영영 못 깨어나거나, 심한 후유증을 겪어야 했다.26) 그림 75, 76, 77, 78, 79

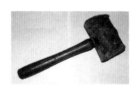

75. 진탕마취 시에 사용되는 유형의 나무망치 Wooden mallet· 이 망치 사진은 가구를 조립하거나 인쇄소에서 사용하던 것으로 알려져 있지만 진탕마취에는 이런 나무망치가 사용되었다. 위키피디아 인용.

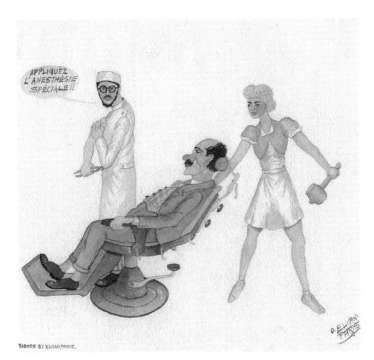

76. 과장된 풍자화이지만 진탕마취를 잘 설명하고 있는 그림. 치과의사는 발치를 하기 위하여 옷소매를 걷어 올리고 있다. 환자는 아무것도 모른 채 약간은 풀이 죽은 모습으로 체어에 앉아 있다. 한편 간호사는 망치(mallet)를 손에 쥐고 환자를 내려치려는 자세를 취하고 있다. 『Hidden Treasure』(New York, NY: Blast Books, 2012), p.146에서 인용.

---

26) 『통증연대기』. 멜러니 선스트럼 저. 노승영 역. 에이도스 출판사. 2011. p.111.

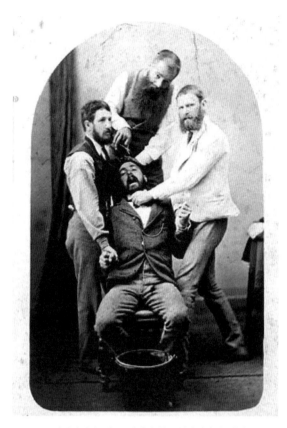

77. 1800년대까지만 해도 치과의사는 치아의 보존이나 수복보
다는 발치가 치료의 주를 이루었다. 사진은 1870년대의 발
치를 하기 위한 사진으로 치과의사는 손에 발치 기구를 들
고 양옆에는 건장한 남자 두 명이서 환자를 붙드는 자세를
취하고 있다. 이 사진은 치과에서 직접 촬영한 것은 아니고
사진관에서 포즈를 취하고 찍은 사진이지만 당시 서양(사진
은 뉴질랜드) 발치 상황을 엿볼 수 있다. 치과 발치에서 마
취는 1863년 Gardner Quincy Colton(1814~1898, 영국)
에 의해 보급이 시작되었으나 1870년대에는 아직 일반화되
지는 못했다.

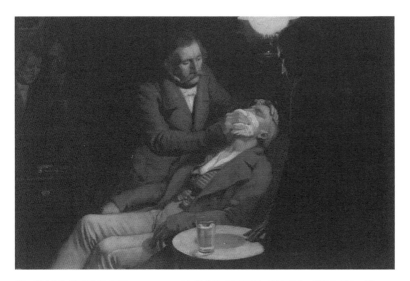

78. 1846년 치과의사 모톤W. T. G. Morton이 최초로 에테르를 사용하여 마취를 하고 있는 그
    림. 그림은 어니스트 보어드Ernest Board(1877~1934)가 1920년에 그린 그림이다. 위키
    피디아 인용.

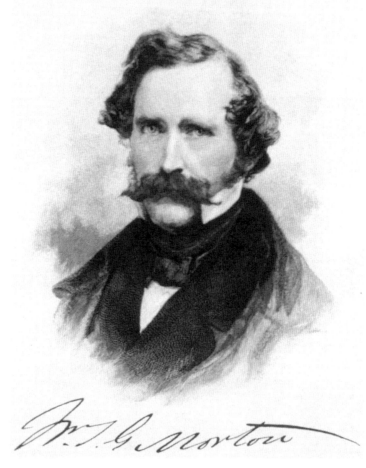

79. 최초로 전신마취를 시도하여 성공한 윌리엄 토머스 그린 모턴William Thomas Green Morton(1819~1868). 치과의사로서 모턴은 볼티모어 치과대학Baltimore College of Dental Surgery을 졸업한 후, 1846년 9월에는 마취를 통하여 치아를 발치하는 데 성공했으며, 같은 해 10월 16일 매사추세츠 종합병원Massachusetts General Hospital에 서 두부종양환자를 에테르로 마취한 후 수술을 성공적으로 마무리하였다. 그러 나 에테르 사용에 대한 독점권을 두고 에테르 사용 발견의 우선권을 주장한 잭 슨 등 몇몇 사람과 소송 쟁의를 하면서 1868년 일생을 마감하였다.

8. 다양한 발치 풍경 그림 80~93

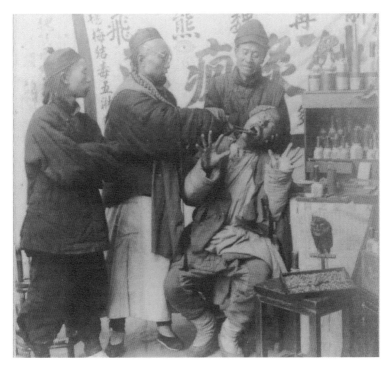

80. 청나라 말기의 발치 풍경. 바로 앞의 사진과 거의 동일한 시기 중국 청나라의 거리에서 발치를 하는 풍경이다. 거리이긴 하지만 제법 기구들과 약품들이 놓여 있는 것이 보인다. 여러 문헌에서도 보이지만 중국의 발치사들은 자신들이 뽑은 치아를 일종의 전리품처럼 여기고 옆에 쌓아 둔다는 기록이 보이는데 환자 옆에 놓여 있는 널찍한 상자 안에는 발치사가 뽑았음 직한 치아들이 보인다.

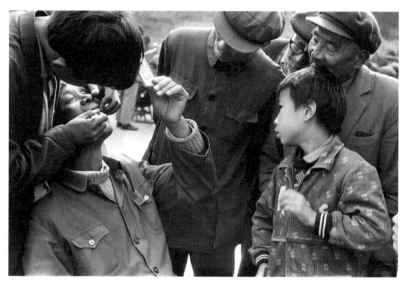

81. 1990년대 중국 길거리 풍경. 치아를 치료하는 모습을 보는 사람들의 모습이 무척 진지
하다.

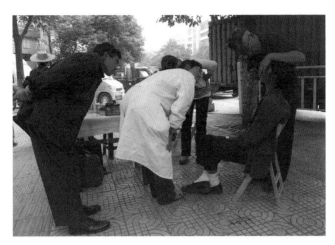

82. 2010년대 중국의 길거리 발치. 치료를 하는 길거리 치과의사와 그 모습을 바라보는 사람들의 모습이 1990년대의 사진과 달라지지 않았다. 위의 청나라 말기 발치 사진과 달라진 것은 무엇일까?

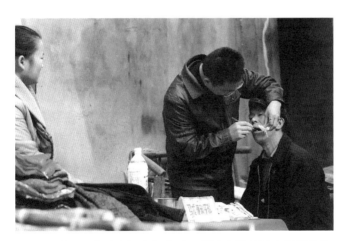

83. 2011년 중국의 길거리 발치 및 치료. 중국의 한 일간지 『怀化日报』 2011년 11월 13일 기사. 중국 바이두.

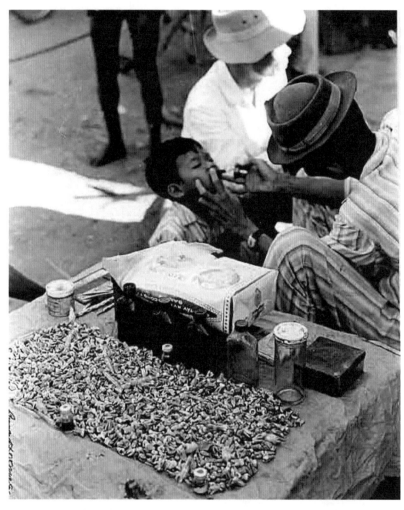

84. 길거리의 치과의사. 길거리 치과의사의 공통점은 자신들이 발치한 치아를 한쪽에 쌓아 놓는다는 점이다. 그것이 바로 그들의 임상 경험을 보여주는 자격증과 같은 것이다. Vietnam - 1970년대(photo: Bernard O'Gara).

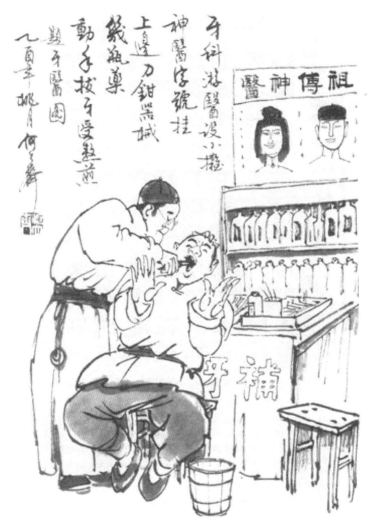

85. 청나라 시대의 길거리 치과의사의 치료 장면을 묘사한 그림.

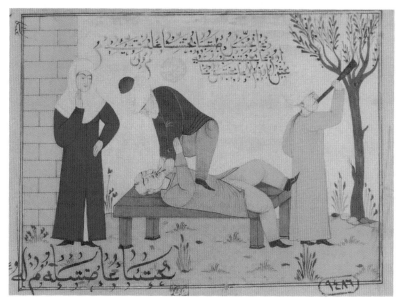

86. 이슬람 사회에서의 발치 모습. 환자를 움직이지 못하게 발로 누르고 있는 모습이 인상
적이다. 환자의 보호자인 듯한 여인은 기도를 하고 있고 다른 한 사람은 나팔을 불고
있다. 나팔 소리의 의미는 여러 가지가 있을 것이다. 환자의 주의를 다른 곳으로 돌려
통증과 두려움을 경감시키는 효과이거나 일종의 의식으로서 신께 호소하는 행위로도
파악될 수 있을 것이다. 가나가와현 치과박물관 제공. Ottoman, Turkish, Islamic
Miniature Painting. HANDMADE - VERY OLD on PAPER.

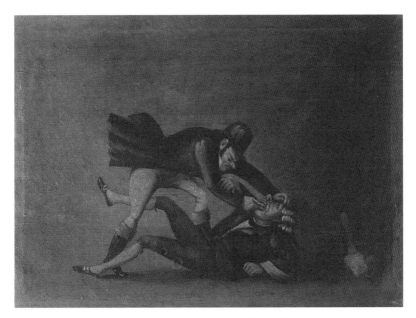

87. 이슬람의 발치화와 유사한 구도를 가지는 근세 서양의 발치화.

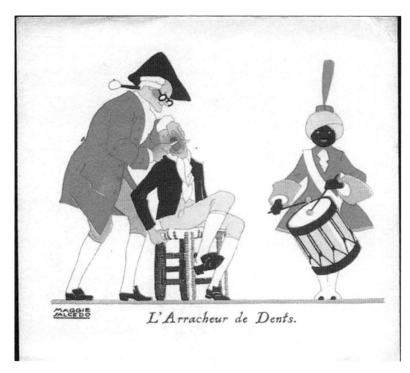

L'Arracheur de Dents.

88. 이슬람 사회에서 발치와 구도가 유사한 발치화. 이 그림에서 보면 북을 치는 소년이 등
장한다. 소년이 치는 북의 의미는 전술한 곡마단을 의미한다. Chromo publicitaire
L'Arracheur de Dents.

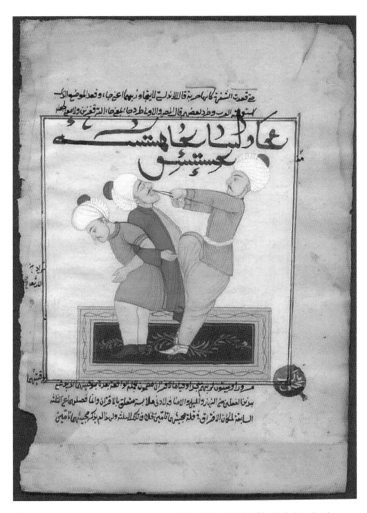

89. 이슬람 문화권인 오스만 터키의 발치 장면. 가나가와현 치과박물관 제공.

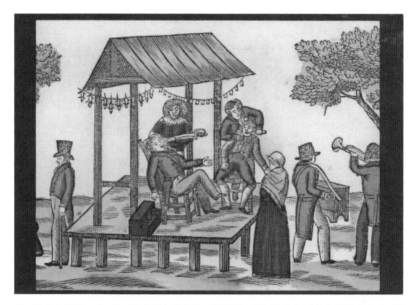

90. 길거리 발치, 또는 곡마단에서의 발치의 전형적인 그림. 앞에서 이슬람 문화권의 발치화
에서 보이는 나팔과 이 나팔의 의미는 같은 것일 수도 있다.

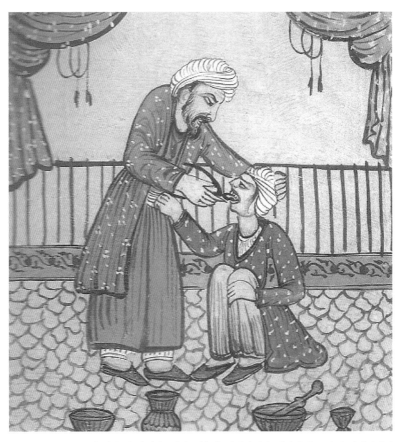

91. 18세기 페르시아(이란)의 발치화. 앞의 이슬람 사회에서의 발치화와는 달리 발치의사의
요건이 달라졌다. 발치 자세뿐만 아니라 앞에 놓여 있는 여러 가지 그릇들이 약제를
담고 있거나 약제를 만드는 기구들로 마취를 했을 것으로 여겨진다.

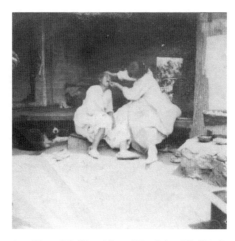

92. 실로 이를 뽑고 있는 시골 아낙. 대한제국 초
빙 공식 서양의학 전문 어의인 분쉬Richard
Wunsch(1869~1911)가 1903년 촬영한 것이다.
동은의학박물관 소장.

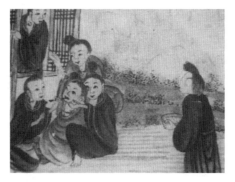

93. 출처를 알 수 없는 발치화. 일본 서적에서 찾
았지만 문창살이나 의상 등의 그림 배경으로
보아 우리나라나 중국일 가능성이 크다.

2장 다양한 약물에 의한 치통의 해소

치통으로 고통받는 경우 발치는 두 가지 점에서 부정적이다. 첫째는 고통이고 두 번째는 후유증이다. 따라서 가능한 한 사람들이 발치를 피하거나 고통을 줄이거나 후유증을 덜어내려는 시도는 어쩌면 당연한 방법이다. 바로 이 방법이 약제를 사용하는 방법으로 여기서는 진통을 위한 약제와 치료를 위한 약제로 크게 구분할 수 있다. 앞서 본 다양한 발치 사진들은 의학 발달의 일면이 펼쳐지지만, 동시에 다음과 같은 말이 떠오른다. "처음에 사람들은 병을 낫게 하기 위하여 기원전 2000년 약초 뿌리를 먹으라고 했다. 기원 1000년 주문을 외우라 했다. 1850년경 주문은 미신이니 약물을 먹으라 했다. 1930년 물약은 돌팔이니 알약을 권하고 1970년 알약은 효과가 없으니 항생제를 먹으라 했고, 2000년에 이르러서는 항생제는 인공합성물질이니 약초뿌리를 먹으라 권유한다."27) 결국 약초로 회귀한 셈이다.

---

27) 『의학의 역사』. 재컬리 더핀 저. 신좌섭 역. 사이언스 북스. 2006.

약물 치료의 원형은 주술에서부터 시작

약물을 통한 치통 치료도 주술의 연장에서 시작된 경우가 대부분이다. 예를 들어 치통나무toothache tree는 날카로운 가시 때문에 치통 치료제로 사용되기 시작했다고 볼 수 있다. 이에 대한 자세한 이야기는 후술하기로 하고 여기서는 다양한 약제들을 상호 연관관계나 쓰임새 정도로 분류해 정리하기로 하겠다. 그림 94

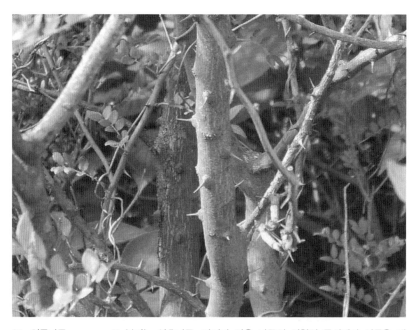

94. 치통나무toothache tree로 불리는 산초나무. 가시가 많은 나무의 외형적 특성에서 치통을 제어할 수 있는 나무로 자리 잡은 것으로 보인다. 산초열매는 충치 와동에 넣어 통증을 억제하는 약제로 사용한다. 우리나라 산과 들에서 흔하게 볼 수 있는 나무이다. 위키피디아 인용.

1. 식물을 이용한 치통 치료

치통으로 고생하는 사람들에게 치아를 빼지 않고 고통을 치유할 수 있는 방법은 훨씬 보존적이고 온화한 치료 방법이다. 그러나 이 약물에 의한 치통 치료는 오랜 시간을 통해 발전한 치료 방법이긴 하지만 궁극적인 치료 방법은 되지 못한다. 그뿐만 아니라 불과 한 세기 전만 하더라도 많은 착오 속에서 시행된 치료법이기도 하다. 그런데 재미있는 것은 치통을 치료하는 방법은 이루 헤아릴 수 없을 정도로 많은 특이한 방법들로 가득하다. 그중에는 사람의 배설물을 이용한 치료법도 널리 시행되었는데 이러한 치통 치료제의 역사만으로도 방대한 분량의 책 한 권을 쓸 수 있을 정도다. 여기에서는 간단한 사례들을 통해 소개하기로 한다.

1) 치통나무로 불리는 나무들

서양에서 Toothache tree라고 부르는 치통나무는 우리에겐 비교적 생소한 이름이다. 이 나무에 대한 정보를 가지고 우리나라의 나무에 적용시켜 보면 한 나무만을 지칭하는 것은 아닌 것 같다. 엄나무, 두릅나무, 산초나무가 그와 비슷하다. 그런데 사실 이 세 나무들은 일견 비슷한 듯하면서도 분명히 각기 다른 특징을 가지고 있다. 예컨대 엄나무는 교목상태로 자란다. 두릅나무는 잔가시가 많으며 높이가 3~4미터를 넘지 못하는 관목灌木이다. 산초나무는 이들보다 더 구별이 용이

하다. 먼저 잎이 앞의 두 나무에 비해 매우 작고 나무 크기도 두릅나무보다 더 작은 관목이다. 그런데 왜 사람들은 이처럼 혼동하게 되었을까?

나무들의 공통점

그 이유는 먼저 나무에 가시가 아주 많다는 점이고, 두 번째로는 이 나무들 모두 치통 치료제로 사용되고 있는 점 때문이 아닌가 싶다. 아무튼 산초나무 역시 가시나무이긴 하지만 줄기의 굵기나 잎의 크기, 형태에서 두릅나무나 엄나무와는 완전하게 다르다. 서양의 여러 문헌을 보면 치통나무가 우리나라의 산초나무와 가장 유사하다. 그러나 산초나무, 엄나무, 두릅나무를 치통나무로 지칭하기도 하기 때문에 여기서도 이 세 종류의 나무를 통칭 치통나무라고 하고 각 나무들과 치통과의 연관성을 살펴보기로 하자.

① 산초山椒나무(학명: Zanthoxylum schinifolium S. et Z.)
· 많은 가시가 특징

운향芸香과에 속하는 산초나무는 키 작은 관목 나무로 많은 가시를 가지고 있다. 옛날부터 사람들은 가시 많은 나무가 귀신을 쫓는다고 믿었다. 산초나무도 마찬가지이다. 더구나 산초나무는 진한 향기까지 가지고 있으니 귀신이 무서워할 만하다고 생각했다. 원래 들이나 산에서 자생하는 이 나무를 사람들은 벽사를 위하여 집 대문 앞이나 울타리로 심기도 했고 노인들은 산초나무 지팡이를 만들어 짚고 다니기도 했다. 그림 95

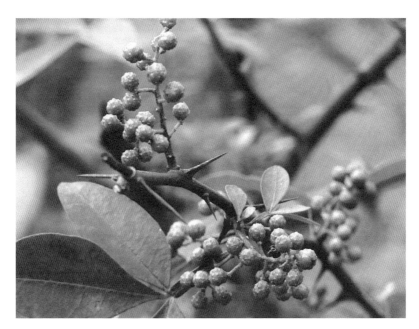

95. 산초나무 가시와 열매.

 • 다산의 상징

또 산초나무는 작지만 많은 열매를 달고 있어 다산多産의 의미도 가지고 있다. 그래서 중국 한나라에서는 황후의 방을 산초나무의 이름을 따서 초방椒房이라 불렀고, 벽에 산초나무를 발랐는데 이는 나쁘고 고약한 기운을 없애고 아기를 쉽게 갖는다고 믿었기 때문이다.28) 사실 산초나무나 초피나무의 매운맛을 내는 '산쇼올sanshol'이란 성분은 마취

28) 『한국민속식물』. 최영전. 아카데미서적. 1997.

작용과 살충 효과가 있다. 그래서 민간요법으로 치통이 있을 때 산초 열매 껍질을 씹어 통증을 다스리기도 한다. 이런 연유로 서양에서도 이 나무의 영어 이름이 'toothache tree', 즉 치통나무이다.

・의서에서 보이는 산초나무의 치통 치료
한편 동양의 의서인 宜彙의휘[29]에는 다음과 같은 내용이 나온다.

충치에는 川椒천초 3푼, 巴豆파두 1푼. 이상의 약미들을 가루 내고 섞어서 환을 만든 다음 솜에 싸서 입에 머금고 녹여 먹으면 치통이 낫는다. 이름하여 일소산一笑散이다.

천초는 산초나무 열매를 말하고 파두는 대극과의 열매이다. 일소산의 제법과 효능은 다음과 같다.

일소산은 참을 수 없는 치통을 치료하는데, 효과가 매우 좋다. 천초(가루 낸 것), 파두 한 알(갈아서 고약처럼 만든다.), 위의 약들을 밥으로 반죽하여 알약을 만들어 솜에 싸서 벌레 먹은 구멍에 넣으면 바로 낫는다(활인심법).[30]

---

29) 宜彙의휘는 1871년(고종 8)에 간행된 것으로 추정되는 저자 미상의 의서이다.
30) 『동의보감』의 외형편에 나온다.

② 엄나무

• 서양의 치통나무와 가장 가까운 엄나무

엄나무는 오갈피나뭇과에 속하는 낙엽교목으로 다 자라면 키가 10미터를 훌쩍 넘는다. 엄나무 역시 치통과 관계가 있는데 동의보감을 비롯한 여러 한의서에 실린 것을 살펴보면 다음과 같이 나와 있다. 일반적으로 해동피海桐皮는 엄나무 껍질을 말한다. 그림 96

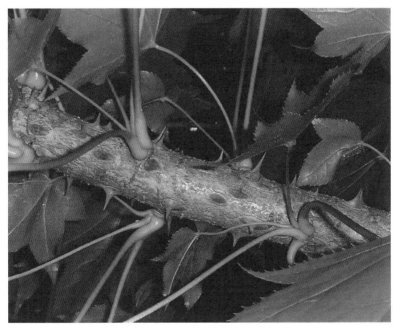

96. 엄나무. 표준어로는 음나무라고 부른다. 서양의 치통나무를 보면 줄기의 가시는 두릅나무보다 엄나무와 유사하다.

해동피는[31] 성질이 평순하고, 맛은 쓰며, 독이 없다. 허리와 다리를 쓰지 못하여 마비되고 욱신거리고 아픈 것, 적설사와 백설사, 이질을 다스리고, 중악과 곽란을 치료한다. 또한 감닉창,[32] 옴과 버짐, 치통 및 눈이 붉어진 것을 치료하고, 풍 기운을 없앤다.

· 도깨비 방망이로 불린 엄나무

엄나무는 우리나라에서 귀신나무로 불리기도 한다. 그래서 오래된 엄나무의 경우 옛날부터 마을 주민의 안녕과 부귀영화 및 무병장수를 기원하는 제사를 올렸다. 하지만 오래된 줄기에는 가시가 없는 것이 이 엄나무의 또 다른 특징으로 실제 엄나무는 넓은 잎에 먼저 시선이 가지만 대부분 음습한 반그늘에서 자라고 있어 귀신나무라는 별칭이 어울리는 나무라는 생각이 든다. 박영하가 쓴『우리나라 나무 이야기』에서는 엄나무를 "악귀를 쫓는 도깨비 방망이"라고 표현하고 있다.

· 귀신을 쫓는 나무

또 옛날에는 의학이 발달되지 못하여 마마(천연두)나 염병(장질부사) 같은 전염병(돌림병)이 발생하면 온 마을이 희생을 면치 못했다. 그러나 그들은 병의 원인을 몰랐으므로 괴질귀신의 저주를 받은 것이라 믿어 이 병귀를 집 안에 들여놓지 않는 지혜로써 엄나무(귀신이 무서워한다고 믿었다.)의 가시 돋친 가지를 대문 위나 방문 위 등 출입구에 꽂아 놓아 귀신의 범접을 막았던 민속이 오늘날에도 전해져 오고

---

31) 해동피는 엄나무 껍질을 말한다.

32) 치은염齒齦炎·치은 궤양潰瘍·치은 농양膿瘍 등 잇몸에 생긴 여러 가지 염증을 말한다.

있다. 일종의 부적符籍 구실을 한 것이다. 충청도에서는 대문 위에 엄나무를 매달면 도둑을 방지한다고 믿었다.33)

가시를 무서워하는 귀신

엄나무와 귀신Devil의 연관성 역시 사진에서 보는 바와 같이 가시에 있다고 여겨진다. 치통과의 연관성 역시 이 가시와 관계가 있을 것으로 여겨진다. 치통을 일으키는 원인은 악마이며 이 악마를 내쫓을 수 있는 것은 엄나무이고 엄나무에는 바로 이 가시가 있기 때문이다. 이러한 유사성이 동서양의 문화에서 치통을 매개로 하여 일치한다는 점이 매우 흥미롭다. 아무튼 사람이 무서워하는 것은 귀신이나 악마도 무서워한다는 인식이 결국은 귀신의 일면을 사람과 같이 다루고 있다는 고대인들의 의식구조를 엿볼 수 있다. 한편 후술하는 복숭아나무도 귀신을 내쫓는 것으로 알려진 나무인데 역시 치통 치료제로 사용된다는 점이 유사하다.

③ 두릅나무Aralia elata-devil's walking stick(악마의 걸어 다니는 몽둥이)

전술한 산초나무, 엄나무에 더불어 서양의 치통나무로 간주되는 우리나라 나무는 바로 두릅나무이다. 두릅나무는 산초나무, 엄나무와 같이 가시가 많이 돋아 있는 줄기를 가지는 것이 특징이다. 나무의 크기

---

33) 『한국민속식물』. 최영전. 아카데미서적. 1997. p.256.

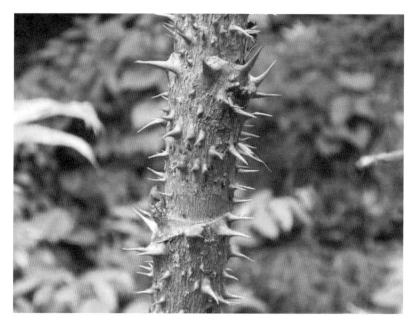

97. 두릅나무Aralia elata 줄기 끝부분. 옛사람들은 이 사나운 가시가 벽사辟邪 기능을 가지고 있는 것으로 인식하고 싶어 했다.

는 엄나무보다는 작은 관목에 속한다. 그림 97

・두릅나무의 치통 치료법

풍열로 인한 치통에는 독활獨活을 술에 넣고 달여 뜨거울 때 입을 헹군다. / 風熱牙痛, 獨活酒煮, 熱漱.34)

독활은 두릅나무의 뿌리를 말한다. 또 두릅나무는 영어로는 "악마의

---

34) 宜彙 卷之三의 牙齒편 風熱牙痛에 나온다.

걸어 다니는 지팡이devil' s walking stick"로 불리기도 하는데 바로 이 점이 치통을 제어할 수 있는 특징을 갖춘 것으로 여겨진다. 결국 치통나무가 이렇게 엄나무, 두릅나무, 산초나무와 혼동을 자아내는 것은 귀신이나 악마와 관계가 있다. 즉 이 나무들의 기능상 어느 것이든 귀신을 쫓아낼 수 있는 조건(촘촘한 가시)을 갖추고 있기 때문에 사람들에게는 모두 다 치통나무일 수 있는 것이다. 특히 산초나무의 경우 열매도 치통 치료제로 많이 사용되는데 열매는 독특한 냄새와 매운맛을 가지는 것이 특징이다. 이 강한 냄새, 강한 맛 역시 치통 치료제의 특징이다.

2) 고대 시대부터 동서양의 교류를 보여주는 사리풀

사리풀은 선천자天仙子 学名: Hyoscyamus niger L.로 불리기도 한다. 또 그 씨앗을 낭탕자莨菪子라고 부른다. 낭탕자莨菪子는 약리작용이 잘 규명된 치통 치료제이다.

많은 책이나 문서를 보면 "'낭탕자'는 미치광이풀이나 사리풀의 씨를 약재藥材로 이르는 말로 성질性質이 독하며, 치통齒痛 및 외과外科의 마취제麻醉劑로 쓰인다."고 설명이 되어 있다.35) 그림 98

---

35) 그러나 이는 잘못된 기술이다. 미치광이풀은 낭탕(天仙子 学名: Hyoscyamus niger L./사리풀)과 아무런 관계가 없다. 미치광이풀은 학명 Scopolia japonica로 낭탕과 흡사한 식물인데 일본에서 이를 낭탕莨菪이라 부른데서 오는 혼동인 듯하다. 둘 다 가짓과이다. 동의보감에도 두 종류를 서술하고 있는 듯하다. 하지만 여기서는 이름보다 사용에 초점을 맞추어 서술하는 것이 목적이기 때문에 기존의 설명들을 그대로 원용하기로 하겠다.

과다 복용 시 미쳐 날뛰는 치통 치료제

우선 동의보감을 보면 다음과 같이 기술되어 있다.

> 낭탕자는 성질이 차고, 맛은 쓰고 달며, 독이 많다. 치통을 멎게 하고, 벌레를 나오게 한다. 그러나 만일 사람이 많이 복용하면 미쳐서 뛰어다니게 되고, 헛것을 보게 된다. 한편 천선자天仙子는 현재도 중국에서 낭탕자莨菪子, 산인山烟, 아통자牙痛子, 훈아자熏牙子 등으로 불리기도 한다.[36]

시작은 바빌로니아에서

이 낭탕莨菪 또는 천선자天仙子, 즉 사리풀을 이용한 치통 치료는 그 기원이 바빌로니아인 것으로 생각된다. 우선 확실한 이름이 확립되지 않고 한국, 일본, 중국에서 혼동을 일으키기 쉬운 방법으로 기술되고 있는 점도 이를 방증한다. 낭탕자(히요스)는 고대 바빌로니아에서 사용된 기록이 가장 오래된 기록이다. 고대 바빌로니아에서는 치통을 치료할 때 기도와 함께 주문을 세 번 외우고 충치로 파인 구멍에는 낭탕자(히요스)의 씨앗 분말과 유향을 혼합한 것으로 충전했다. 낭탕자는 마취작용을 가진 것으로서 이것을 진정작용을 가진 유향과 섞으면 아마 진통 및 소염작용이 있었을 것으로 추측된다. 한편 바빌로니아인들은 치통의 진정제로서 잘 발효된 맥주나 기름을 사용하기도 했다.[37]

---

36) 莨菪子(『本经』), 莨蓎子(『本草经集注』), 牙痛子(『本草原始』), 小颠茄子(『岭南采药录』), 熏牙子(『陕西中药志』) 등으로 이명이 사용되고 있다.

37) 『치과의사학』. 이한수. 연세대학교출판부. p.44.

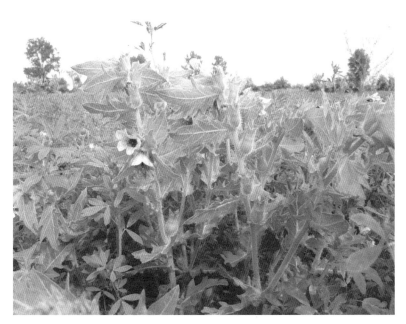

98. 사리풀 또는 천선자天仙子. Hyoscyamus niger L.는 한해살이 또는 지역에 따라 두해살이풀이
다. 사리풀은 향정신적인 물질을 포함하고 있어 의학적으로는 마취약으로 사용되기도
했다. 따라서 사리풀은 아폴론의 신탁을 얻는 의식에서 사용되기도 했다.

한편 이슬람의 의사 아비센나의 저서 『캐논』에도 역시 치통 또는
치충齒蟲의 치료 방법으로 히요스의 씨앗, 또는 양파나 후추 등을 태운
증기蒸氣를 들이마실 것을 권했다.38)

그러나 낭탕자는 치충을 쫓는 효과는 없고 대신 마취제로서의 기능

---

38) 『치과의사학』. 이한수. 연세대학교출판부. p.116.

을 가진다. 이 낭탕자가 마취제로서 사용되기 시작한 것은 중세 이후
인 것 같다. 차우리악Guy de Chauliac(1300?~1368)은 14세기의 외과의사로
로마 교황청의 고관을 지낸 인물인데 그의 저서Chirurgia magan에서 흡입마
취약으로는 아편, 히요스, 독인삼 등등 10여 종이 나온다.[39]

광대작약/미치광이풀

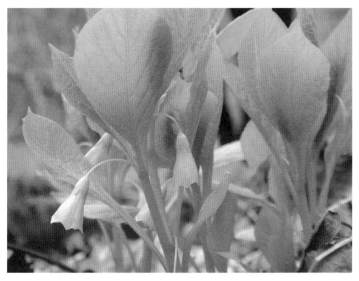

99. 미치광이풀Scopolia japonica MAX. 사리풀과 마찬가지로 가짓과 식물이다. 가짓과
식물의 특징 중의 하나는 꽃이 종모양이다. 위 사진에서는 노란색 꽃이지만
주로 가지꽃처럼 자주색 꽃이 많다. 국립생물자원관 제공.

이 사리풀 유사종으로 우리나라에서 자생하는 풀이 바로 광대작약,

---

39) 『치과의사학』. 이한수. 연세대학교출판부. p.119. 그는 흡입마취약으로 아편을 사용하는 것을 금했다.

또는 미치광이풀_{Scopolia japonica MAX.}이 있다. 이름에서도 알 수 있듯이 잘못 먹을 경우 중추신경을 흥분시키고 마비시키는 작용을 하여 정신착란을 일으킨다. '소가 먹으면 미친 듯이 날뛴다.' 해서 붙여진 이름이라고도 하지만 어떤 약초 연구가는 이 풀을 먹고 하루 종일 웃고 다닌 적이 있다고 한다. 다른 서적에는 '독이 있어 잘못 먹으면 미친 증상이 생기어 인사불성이 된다.'고 설명되어 있기도 한다. 그림 99

3) 만병통치약 담배를 이용한 치통 치료

가짓과 식물의 치통 치료

담배는 가짓과(—科, 표준어: 가짓과, 라틴어: Solanaceae)에 속하는 한해살이풀이다. 전술한 것처럼 특이하게도 가짓과에 속하는 식물들은 치통 치료에 많이 사용되는 특징이 있다. 앞에서 예를 든 '사리풀', 미치광이풀을 비롯하여 '고추', '담배' 등이 모두 가짓과이다. 가지 자체도 치통 치료제로 사용된다. 담배는 콜럼버스가 아메리카 대륙에 닿은 1492년 이후 급속하게 전 세계에 전파된 식물로 가장 널리 사용되는 식물이기도 하다.

담배는 초기에 의약품으로 사용

담배가 우리나라에 들어온 것은 1608~1616년경 일본에서부터 들어온 것으로 보인다. 당시 우리나라는 의약품이 발달하지 못한 때였으므로 담배를 의약품으로 많이 사용하였다. 예를 들어 기생충 때문에 복통이 심할 때 담배를 피워 진통시켰고, 치통이 있을 때는 담배 연기를 입안에 품어 진통시켰으며, 곤충에 물렸을 때는 그 부위에 담배를 피운 후의 침을 바르고, 상처의 지혈 또는 화농방지제 등으로 이용하였다.[40]

만병통치약으로 담배

특히 문헌에 의하면 담痰을 치료하는 데 효과가 크다고 한다. 한국에 전래된 담배 피우는 풍습은 이렇다 할 기호품이 없었던 당시에 상하 계급을 막론하고 급속히 퍼져 나갔다.[41] 조선 후기 학자 성호 이익(1681~1763)의 「성호사설」을 보면 당시 담배가 만병통치약으로 인식돼 필수품으로 대접받았다는 걸 알 수 있고 이수광의 「지봉유설」에는 "병든 사람이 그 연기를 마시면 능히 가래를 제거한다."고 쓰여 있다.[42]

---

40) 『몸의 과학』. 최승일. 양문. 2007. p.174.
41) 문화콘텐츠닷컴(문화원형백과 조선후기 시장), 2003, 한국콘텐츠진흥원. 표제어 '담배'에서 인용.
42) 『한국 근대사 산책』. 강준만. 인물과사상사. 2007. p.22.

담배의 다양한 이름

담배는 그 이름만 보아도 의약품에 가까운 식물이었음을 알 수 있다. 예를 들어 정신을 혼취케 하는 것이 술과 같다 하여 연주煙酒라는 별명도 있었고 피로를 씻어주어 차와 같다 하여 연다煙茶라는 별명도 있었다 하며 한번 맛들이면 잊을 수 없다 하여 상사초相思草라는 애칭이 있었는가 하면 남쪽 나라에서 온 풀이라 하여 남초南草니, 남령초南靈草 (남쪽에서 온 신령스러운 풀이라는 의미)니, 때로는 요술을 부리는 풀이라 해서 요초妖草라고도 했다.[43]

최초의 기록은 「지봉유설」에

우리나라 문헌 중에 담배에 대한 최초의 기술은 「지봉유설」에 보인다.

> 담배는 잎을 따 말려서 불을 붙여 피운다. 병든 사람은 대통을 가지고 그 연기를 마신다. 한번 빨면 그 연기가 콧구멍으로부터 나온다. 능히 다모가 하습을 제거하며 또한 능히 술을 깨게 한다. 지금 많은 사람들이 이를 심어 그 방법을 씀으로써 매우 효과가 있다. 그러나 독이 있으므로 경솔하게 사용해서는 안 된다.

라고 기록하고 있는 것으로 보아 담배를 약초로 보고 있다.

---

43) 『한국민속식물』. 최영전. 아카데미서적. 1997. p.81.

서양에서도 근래까지 담배는 의약품으로

담배에 대한 서양의 인식도 이와 같았다. 오스트리아의 Johann Stephan Strobe1berger(17세기 전반)는 1630년에 치아와 통풍痛風의 관계를 쓴 책을 냈다는데, 이것은 원저로서의 가치보다는 당시까지의 치통의 지식들을 모두 수록한 내용이라는 점에서 유명하다. 그의 저서에

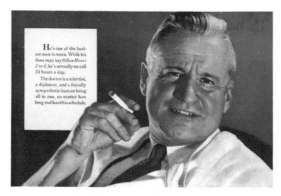

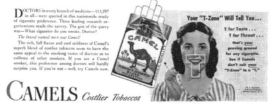

100. 최근의 조사에 의하면 "많은 의사들이 다른 담배보다 카멜 담배를 피운다."는 담배 광고. 1940년대 광고이다. 즉 담배가 건강에 좋다는 의미를 가지는 광고이다.

따르면 치통 치료에는 유산, 초 등이 응용되었다. 연초煙草 역시 응용되었다. 연초는 타액과 비강점막으로부터 분비물 분비를 촉진시키므로 치통을 야기시킨 병적 체액이 제거되어 결과적으로 진통작용이 있는 것이라고 했다.44) 특히 담배가 서양에 들어온 지 얼마 되지 않았을 때 당대의 스페인 명의名醫 모나데즈는 1571년에 담배가 특효인 병 20가지(치통에서 암까지) 리스트를 발표하는 바람에 담배의 인기는 하늘로 치솟았다.45) 프랑스에서도 마찬가지였다. 프랑스의 저명한 농학자 올리비에 드 세르Olivier de Serres(1539~1619)는 담배를 약초로 분류했다. 그는 입으로 들어간 연기가 화상이나 상처, 통증, 해묵은 기침, 치통을 치료한다고 설명했다.46) 그림 100

인디안 원주민들도 치통 치료제로 사용했던 담배

담배의 원산지인 남아메리카에서도 담배를 통한 치통 치료 방법이 있었다. 약재서에 나오는 처방들은 마술적 치료와 합리적 치료가 뒤섞여 있다. '바디아누스 문서'에 치통의 치료법이 수록되었다.

상한 치아를 시신의 치아로 두드려 본다. 갉은 다년생 뿌리를 수사슴의 뿔과 함께 태운다. 산호와 같은 보석을 밀가루와 소금에 섞어 가열한다. 이것을 수건에 싸서 아프거나 벌레 먹은 치아에 대고 누른다. 끝으로 고약을 숯불에 태우며 연기에 두꺼운 솜조각을 그을려 뺨에 대고 단단히 묶는다.

---

44) 『서역치과의약 전래사』. 이한수. 연세대학교출판부. 1993. p.123.
45) 『3.3인치의 유혹 담배』. 코너 굿맨 저. 김현후 역. 나무와숲. 2003. p.72.
46) 『식물의 역사와 신화』. 자크 브로스 저. 양영란 역. 갈라파고스. 2005.

그 밖에도 벌레로 인한 치아우식에 대해서는 뱀 껍질 가루, 소금, 약
초를 와동에 넣고, 치통을 줄이기 위해 담배를 씹는다든가 하는 치료
법이 있었다.[47] ^{그림} 101

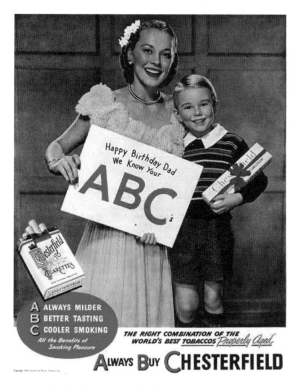

101. 어린이와 함께 하는 담배 광고.

---

47) 『턱얼굴외과 역사이야기』. Walter Hoffmann-Axthelm 저. 최진영 역. 군자출판사. 2004. <2-5-1. 아
즈텍(Aztec)>에서 참조.

가짓과 식물로서 담배

담배에 의한 치통의 치료는 분명 전무하지는 않을 것이다. 그러나 그것은 일시적이고 일종의 신경 안정 효과 정도인 듯하다. 앞의 사리풀과 미치광이풀은 모두 가짓과이다. 치통에 쓰이는 담배, 고추도 모두 가짓과 식물이다. 가짓과는 앞에서 소개했듯이 독특한 성분을 많이 갖는다. 가지를 날것으로 먹어보면 아릿한 맛이 나고 혀가 이상한 경우가 있는데 당연히 가지 역시 치통과 관련이 있다. 우리나라 민간용법 중에도 가지의 꼭지를 진하게 달여서 입에 한참 머금었다가 양치질을 하면 고통이 차츰 사라진다거나 가지 줄기를 검게 태운 것은 치통이나 복통에 듣는다.[48] 그림 102

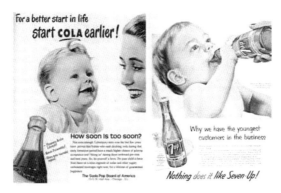

102. "How soon is too soon?/빠를수록 좋다"는 코카콜라 광고. 약품과 식품에 대한 인식은 그 유해성이 증명되기 전까지는 오랜 시간이 필요하다. 담배나 코카콜라 광고는 새로운 식품이나 약품이 식품과 약품으로서 자리매김되기에는 과학적인 지식뿐만 아니라 문화적인 효과도 간과할 수 없음을 알 수 있는 광고들이다.

---

48) 『한국민속식물』. 최영전. 아카데미서적. 1997. p.21.

4) 버드나무를 이용한 치통 치료

오랜 기원을 갖는 버드나무를 이용한 치료

조팝나무_spiraea_와 버드나무에서 추출한 살리신산은 두통과 통증, 그리고 해열제로 효과가 널리 알려져 있다. 서양에서 버드나무가 진통작용을 가지고 있다는 것을 알게 된 것은 그리스 시대까지 거슬러 올라간다. 기록에 따르면 히포크라테스_Hippocrates_(BC 460~377)는 버드나무 껍질은 진통제와 해열제로, 버드나무 잎은 분만 시 진통을 줄이기 위한 진통제로 사용했다고 한다.[49]

버드나무의 현대 의학적 이용

근대에 들어 버드나무 껍질에서 살리실산_酸_을 추출한 사람은 옥스퍼드 대학의 에드워드 스톤_Edward Stone of Wadham College_(Oxford University)으로 알려져 있다.[50] 이는 1763년의 일이다. 그 뒤 아스피린(아세틸살리실산)이 나오기 전까지는 이 살리실산이 해열진통제로서 사용되다가 1899년 살리실산의 위장장애를 보완한 아스피린(아세틸살리실산)을 합성하였다.

---

49) Rainsford, K. D., ed (2004). Aspirin and Related Drugs. London: CRC Press. p. 1. ISBN 0-7484-0885-1.과 Paula Y. Bruice, 『ブルース有機化学』下 大船泰史˙ 香月勗˙ 西郷和彦˙ 富岡清 (監訳)˙ 化学同人˙ 2009年˙ 第5版˙ 822頁˚ 위키피디아 일본어판에서 재인용.

50) Stone E. (1763). "An Account of the Success of the Bark of the Willow in the Cure of Agues. In a Letter to the Right Honourable George Earl of Macclesfield, President of R. S. from the Rev. Mr. Edmund Stone, of Chipping-Norton in Oxfordshire." Philosophical Transactions (1683-1775) 53: 195-200. 위키피디아 영문판에서 재인용.

버드나무의 한의학적 사용

한편 버드나무의 한의학적 사용은 다음과 같다. 한의학에서는 잎, 줄기, 가지 등 버드나무의 구성 성분에 따른 효용을 설명하고 있는 것이 특징이다.

① 유엽柳葉(버들잎, 버드나무 잎)

달여 고약을 만들어서 붙이면 힘줄과 뼈를 이어지게 하고, 새살을 나오게 하며, 치통을 멎게 한다.[본초]

② 유지柳枝(버드나무 가지)

버드나무 가지는 치아가 풍과 열로 붓고 가려우면서 아픈 것을 다스린다. 달여서 목욕하거나 고약을 만들어 붙인다. 치아에 생기는 병에 아주 중요한 약이다.[본초]

이 외에도 동의보감에 나오는 버드나무 효용은 버드나무 꽃(유화/柳花, 柳絮, 마른버드나무 꽃, 버들솜)이 황달과 옴, 악창惡瘡에 유용하다고 적고 있다. 그림 103

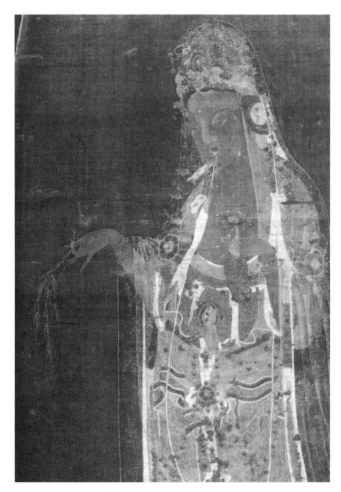

103. 혜허 스님의 수월관음도의 일부분. 버드나무 가지를 오른손으로 뽑아
든 자세를 취하고 있다. 수월관음도라고 부르지만 양류관음도柳楊觀音圖
(오른손에 버드나무 가지를 든 관음이라는 의미)가 정상적인 이름이
다. 양류관음은 불교에서 병고病苦를 덜어주는 관음으로, 자비심이 많
고 중생의 소원을 들어줌이 마치 버드나무가 바람에 나부낌과 같다
하여 붙여진 이름이라 해석하지만 병의 치유/치료의 의미로서 버드나
무 가지를 들고 있다는 해석을 하고 싶다.

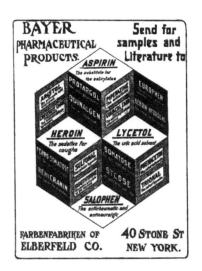

104. 바이엘사의 광고(1904년). 아스피
린과 함께 헤로인도 같이 광고하고
있다.Advertisement for Aspirin,
Heroin, Lycetol, and Salophen.
일본어판 위키피디아 인용.

5) 근대의 소다(중조重曹)와 최초로 등장한 아스피린 그림 104

근대 신문 기사 속의 치통

앞에서도 잠깐 언급한 내용이지만 1927년 11월 10일 자『동아일보』
기사에 "못 견딜 것은 치통이 생길 때"라는 제하에 다음과 같은 기사
가 실렸다. 그림 105

치통의 종류. 모든 아픈 병 중에 제일 사람을 괴롭히는 것은 아마 치통일 것입니다. 즉 제일 격렬하게 아픈 병이 치통입니다. 그런데도 치통에는 종류가 있으니, 제 일은 치수, 즉 이의 신경이 아픈 것이요. 제 이는 치근막이 아픈 것이요. 제 삼은 치조골, 즉 이가 박혀 있는 뼈가 아픈 것이요. 제 사는 잇몸(치은)이 아픈 것입니다. 이것들 중 어느 것이든지 보통 치통이라고 합니다. 그러면 어떤 원인으로 이 같은 치통이 발생하느냐 하면 그 원인을 두 가지로 대별할 수가 있으니 첫째는 어떤 전신질환이 있어서……

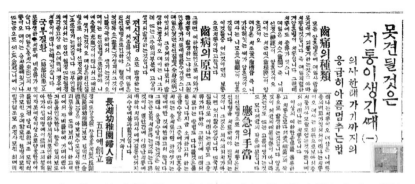

105. 1927년 11월 10일 자『동아일보』기사에 "못 견딜 것은 치통이 생길 때"라는 제목으로 치통의 원인과 대처 방법에 대해서 설명하고 있다.

내용을 보면 이미 치통의 종류를 상세하게 구분하였음을 알 수 있다. 이어지는 11월 11일 기사는 치통 다스리는 법을 비교적 자세히 설명하고 있는데 그 내용은 다음과 같다. 단어 등은 당시의 표기법에 따라 그대로 적시하였다.

못 견딜 것은 치통이 생겼을 때, 의사한테 가기 전에 응급치료 방법.

세상 사람들은 치통을 경시하는 경향이 있습니다. 물론 다른 중병에 비하면 생명을 위협하는 일은 적지만 고통에 있어서는 다른 질병의 몇 배가 되는 경우가 많으며 불행한 경우에는 이 병으로 목숨까지 앓게 되는 경우도 있습니다. 더구나 신체발육이 왕성한 어린아이에게 있어서는 그 위험 정도가 더 많으니 어린이의 어머니 되는 사람들은 특히 주의해야 합니다. 응급처치로 말하면 원래 치과에서 사용되는 기구가 많고 사용되는 약품도 위험한 것이 많습니다. 그러므로 여기서 하는 설명은 기계를 사용할 수도 없으며 약을 사용할 수 없는 관계로 위험하지 않은 방법만을 소개합니다.

제 1은 치통이 일어났을 때는 어디가 아픈지를 알아야할 필요가 있습니다. 아픈 쪽 치아를 전부 두드려보면 특별히 아픈 치아가 있습니다. 그 다음으로는 그 치아에 벌레 먹은 구녁[51]이 있는지 없는지를 조사합니다. 구녁이 있으면 그 안에 음식물이 썩은 것이 있는지 없는지를 조사하여 성냥개비 같은 것으로 조심스럽게 끄집어 낸 후 식염食鹽, 또는 중조重曹[52] 를 좀 맛이 있을 만한 정도로 물에 녹여서 입을 헹굽니다.

제 2는 어린아이에게 가장 좋은 방법은 깨끗하게 후벼낸 구녁에 중조가루를 가득 넣은 후 주둥아리가 가느다란 물플프[53](치과기계를 파는 곳에 가면 '미니무시린치'[54]라는 것을 팝니다.)로 씻어내는 것입니다.

제 3은 이와 같이 하면 보통은 치통이 좀 진정됩니다. 그래도 치통이 나아지지 않으면 구녁을 탈지면으로 닦은 후, 구녁에 들어갈만 하게 면구綿球를 만들어서 옥도정기沃度丁幾[55]에 한 번 적신 후 그 안에 넣고 그 위에 탈지면을 놓은 후, 가볍게 물고 있으면 진정이 됩니다.

---

51) 구멍의 이전의 표기.

52) 탄산수소나트륨으로 일반적으로는 '소다'라고 부른다.

53) 물 펌프를 말하는 듯하다.

54) 무엇인지는 확실하게 알 수 없으나 작은 도구로 공기 등을 압축하여 물을 내뿜는 도구를 말하는 것 같다. 아마 '작은 시린지'를 뜻하는 '미니 시린지'를 말하는 것 같다.

55) 요오드팅크를 말한다. '아까징끼'라고 부르기도 했다.

제 4는 만약 위에서 말한 내용으로도 통증이 낫지 않으면 위스키를 머금고 있어도 됩니다. 그러나 주의할 점은 구녁 속에 있는 부패한 물질을 깨끗하게 끄집어 내야 합니다.

제 5 만약 치아가 다 없어지고 뿌리만 남아 있는 경우 옥시풀[56]을 소금에 묻혀서 여러 번 씻어내고 옥도정기를 발라주면 좋습니다.

제 6은 구녁이 너무 작아서 보이지 않거나 위와 같이 할 수 없는 경우 그 %의[57] 붕산수로 습포를 만들어서 거기에 대고 문지릅니다. 또 공기는 것 같으면[58] 회로懷爐[59]를 수건으로 싸서 대면 덜 아픕니다.

제 7은 어른이면 아스피린 0.5[60]를 먹으면 덜 아프게 됩니다. 이와 같이 하면 아픈 것이 일시적으로 낫습니다만 그대로 방치해두면 안 됩니다. 바로 치과에 가서 정식으로 치료를 받아야 합니다. 그리고 마지막으로 주의해야 할 점은 병은 속히 치료를 하면 속히 낫게 되므로 치통이 생기면 바로 치과의사에게 가보는 습관을 길러야 합니다.

---

56) 과산화수소수를 말한다. 아스피린처럼 일종의 상품명이다.

57) 정확하게 몇 %의 붕산수인지 알 수 없다. '그%'라는 말은 아마 오탈자인 듯하다.

58) '공기다'는 경상도 사투리로서 '곪다'로 염증이 생기는 것을 의미하는 것으로 보인다.

59) 회로懷爐는 주머니 난로를 말한다.

60) 1930년을 전후한 다른 기사들을 참고해 보면 '0.五'는 아스피린 반 알을 의미하는 것 같다. 또는 500밀리그램일 수도 있다.

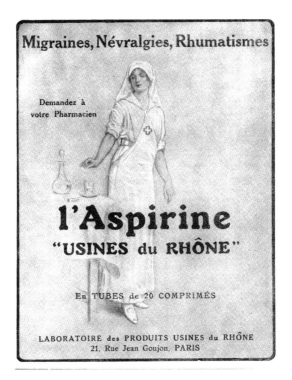

106. 1923년의 아스피린 광고. 「English: Aspirine Usines du Rhône: advertisement of 1923」.

위의 신문에서 거론한 아스피린이 판매되기 시작한 것은 1899년이다. 아스피린, 즉 아세틸살리실산은 최초의 합성 의약품이라고 할 수 있는데 1899년 독일의 바이엘사는 이 아세틸살리실산을 '아스피린'이라는 상표로 등록했다. 처음에는 분말형으로 판매되었으나 1915년에는 분말형이 아닌 정제형이 시판되었다. 그림 106, 107

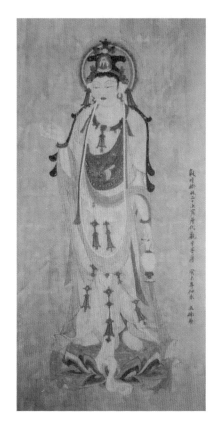

107. 앞의 1923년 아스피린 광고 「English:
Aspirine Usines du Rhône: adver
tisement of 1923」와 묘한 일치점이 엿
보이는 양류관음도楊柳觀音圖. 버드나무 가
지를 손에 든 치유의 관음과 오른손 끝
에 아스피린을 든 나이팅게일을 연상하
는 아스피린 광고의 모습. 양류관음은
불교에서 병고病苦를 덜어주는 관음으로
버드나무와 병과 아스피린의 한 교합점
에서 우연히 만난 것이 눈길을 끈다.

2. 배설물을 이용한 치통 치료

1) 어린아이의 대변

대변과 치통 치료: 인류는 대변도 긴요한 약물로 사용

불과 칠팔십 년 전만 하더라도 인류는 의학에 있어서는 칠팔백 년 전과 별반 다를 게 없는 지역이 많았다. 다음 기록을 보자.

> 내가 어려서 학질을 앓고 있을 때 어머님이 아침 일찍 나를 데리고 뒷동산 무덤에 올라 천지신명께 기원하며 데굴데굴 뒹굴게 하던 기억도 난다. 배가 아프면 명치 끝 둘레 배를 정성 지극한 어머님의 손길로 쓰다듬기도 했으며 소다나 식초를 먹이기도 했다. 급체에는 손끝을 바늘로 따 주었고 간혹 무지몽매한 사람들은 구충제 대신 휘발유를 한 모금 마시게도 했다. 치통을 치료하기 위해 갓난아기 변을 헝겊에 싸서 펄펄 끓는 기름에 튀겨 아픈 이를 다스렸다.[61]

위 기록은 불과 칠팔십 년 전의 일이다. 위 기록에는 치통에 갓난아기 변을 튀겨서 사용했다는 기록만 나올 뿐 어떻게 사용했는지에 대한 기술은 없다. 일반적으로는 복용한다.

대변을 사용한 파관탕破棺湯

한의학에서는 사람의 대변을 약으로 사용하는 경우가 많다. 똥을 말리어 태워서 물에 오랫동안 담갔다가 그 웃물을 뜬 것을 파관탕破棺湯[62]

---

61) 『연변 조선족 그리고 대한민국』. 이상규. 토담미디어. 2008. p.135.

이라고 하는데 이 약은 인사불성 및 정신 이상 증상에 쓴다. 이 파관탕에 푸른 껍질을 벗긴 대나무 통을 담가 두고 똥물이 충분하게 배면 그때 대나무 통을 꺼내 삶아서 그 물을 먹기도 했으며, 어떤 때는 대나무 통에 감초를 넣고 약 한 달 동안 똥물에 담갔다가 감초만 꺼내어 말려서 애용하기도 했다. 열병 앓는 사람, 얻어맞아서 어혈 든 사람, 팔다리의 뼈마디가 쑤시는 사람, 목이 터져 피를 쏟는 사람, 그리고 죽겠노라고 독물을 마시고 미수에 그친 사람들을 감쪽같이 회생시키는 명약으로 널리 쓰였던 게 바로 이러한 사람 똥이다.[63]

서양에서의 대변의 약물적 사용

똥을 약으로 쓴 것은 동양만이 아니다. 영국에서는 오래전부터 내려오는 민간요법으로 쇠똥을 사용했다. 김이 모락모락 나는 쇠똥은 치통 치료에 효험이 있다고 한다. 프랑스에서는 말똥을 약으로 썼는데 루이 13세 때 재상인 리슐리외Cardinal Richelieu(1585~1642)는 죽기 전에 말똥 술을 마셨던 것으로 알려졌다. 말똥과 미지근한 맥주를 섞어서 만든 말똥 술은 늙어서 기운이 없는 사람에게 기운을 돋우는 데 으뜸이라고 한다. 고열로 고생하는 사람은 고양이 똥을 백포도주에 절여서 먹은 것도 프랑스이다.[64]

---

62) 한문 그대로 파관破棺은 관을 깨고 살아난다는 의미를 가진다.
63) 『똥으로 해결한 과학』. 김형자. 갤리온. 2007. p.113.
64) 『똥으로 해결한 과학』. 김형자. 갤리온. 2007. p.113.

대변의 세분화

이 책의 내용이 주로 치통과 관계되는 내용을 다루는 것이 목적이지만 대변의 약물적 사용은 자못 흥미로운 부분이므로 몇 가지 사례를 알아보기로 하자. 먼저 동의보감에서 보이는 사람의 대변을 약으로 쓰는 경우는 다음과 같다.

> 탕액편 권II-4 인부-20. 인시(人屎, 野人乾, 마른똥/사람의 마른 똥)

> · 인시(인분을 말한다.)는 성질이 차다. 유행성 열병으로 심한 열이 나서 미쳐 날뛰는 것을 다스린다. 또한 모든 독을 풀어준다.
> · 잘 마른 것을 채취하여 갈아서 끓는 물에 거품이 나도록 달여서 복용하거나, 또한 마른 것을 약성이 남게 태워 물에 적셔 즙을 마신다. 이를 파관탕이라 한다. 상한으로 인한 심한 열을 다스린다.
> · 요즘 사람들은 마른 것을 채취하여, 물에 담갔다가 즙을 취하여 마신다. 야인건이라 하기도 하며, 남자 똥이 더 상품이다.

또 치통과는 관계가 없지만 동물의 배설물을 약으로 사용한 경우가 많아 여기서 이를 잠깐 소개하기로 한다.

2) 동물의 배설물

동물의 배설물이 약으로 사용된 것은 동양보다 서양이 더 오래전일 수 있다. 플리니우스$_{Plinius}$(24년경~79년)[65]는 똥의 다양한 용도를 『박물지』에 기록하였는데 고양이 똥은 학질 예방제로 팔에 붙이고, 양의 똥은 수종水腫에, 수퇘지 똥은 봄에 모아서 경련·쥐·신경피로에 쓴다는 등의 내용이 실려 있다.66) 말똥은 주로 동양에서 사용되었다.

말똥의 효용

말똥은 마시馬屎나 마통馬通으로 불린다.67)

・마시는 성질이 약간 따뜻하다. 붕루와 피를 토하고 하혈하는 것, 코피, 쇠붙이에 상한 상처의 출혈을 멎게 하고, 음양역을 다스린다. 일명 마통이라 하기도 한다.
・말똥과 오줌(59)은 백마(44)의 것(상품)이 효과가 좋다.
・달여서 복용하면 여름병을 치료하는 데는 가장 효과가 좋다.

또 급유방及幼方68)에는 다음과 같은 기록이 나온다.

・섣달에 마른 말똥을 구하여 물에 달여 복용한다.「화제국방」의 마통차馬通茶. 마통馬通(말똥)에 향유와 호초를 넣고 진하게 달여 복용하면 서증을 예방한다.

---

65) 가이우스 플리니우스 세쿤두스(대플리니우스, 24년경~79년): 고대 로마의 인물로『박물지』의 저자.
66)『똥』. 캐롤라인 홈스 저. 박웅희 역. 황금나침반. 2007. p.233.
67) 동의보감 탕액편 권Ⅰ.
68) 급유방及幼方: 조정준趙廷俊이 저술한 우리나라 최초의 소아과小兒科 전문의서.

서증은 더위로 인한 병을 말한다.

본초강목에는 다음과 같은 내용이 나온다.69)

- 쇠똥 흰 말똥 나귀 똥 모두 여러 가지 창에 풍이나 수가 들어가 상하여 붓고 아프며 죽으려 하는 것을 치료한다. 어느 것 한 가지 만 태운 연기를 물이 다 빠져나올 때까지 쏘이면 낫는다.
- 말똥 양 똥 양 오줌은 상한에 손발이 욱신거리고 떨어져 나가려 할 때 쓰는데, 아울러 씻어준다.

개똥 역시 사용70)

- 누런 개를 여러 날 굶겼다가 백미 여러 되를 먹인 뒤 똥 누기를 기다린다. 겉의 더러운 부분을 살짝 씻어내고 불에 쬐어서 말려서 필요할 때 쓴다. 식체가 오래되어 소화되지 않는 것을 치료하고 비위脾胃를 보양한다.

호랑이 똥 역시 약으로 사용

- 호시虎屎(호랑이 똥)는 귀기와 악창을 다스린다.[본초]

---

69) 本草綱目 卷三 上 > 百病主治藥上 > 傷寒熱病 > 和解 > 獸部.
70) 광제비급에 실려 있다. 광제비급은 1790년 조선에서 간행된 의서이다.

귀기鬼氣란 일종의 정신병을 일컬으며 악창惡瘡은 글자 그대로 잘 낫지 않는 종기를 총칭한다.

치통 치료제로서의 똥

하지만 치통과 동물의 배설물 관계는 사례가 적긴 하지만 전혀 없었던 것은 아니 것 같다. 일례를 보면 다음과 같은 내용이 눈에 뜨인다.

> 존 갯디스던Gaddesden은 14세기 초기에 의학에 관한 책을 쓴 최초의 영국 의사들 가운데 한 사람이었다. 그 대부분의 내용은 프리니와 아라비아 저자들에게서 얻은 것이었으며 그는 어느 편이냐 하면 치과 질환의 치료에 새로운 것이라곤 거의 공헌한 것이 없었고 그가 제시한 치통 치료법 중에 어떤 것은 전혀 어이없는 것이었다. 치아를 탈락脫落시키기 위해 갯디스던은 건조한 암소 똥을 가루로 만들어 바르게 하든가 청개구리의 기름으로 치료하도록 권했다. 후자의 방법은 매우 효과적이어서 즉석에서 치아가 빠진다. 또 산토끼의 뇌로 잇몸을 문지르면 이미 이가 빠진 자리에서 다시 올라오며, 더구나 자고鷓鴣(조류로 꿩과의 새-인용자 주)의 뇌를 바르면 우식 치아의 붕괴를 일으킨다.[71]

3) 참새 수컷의 똥

참새의 배설물을 한의학에서는 웅작시(雄雀屎, 또는 雄雀矢)로 부른다. 우리나라 전통의 한의학서인 『향약구급방 방중향약목초부』에서는

---

71) 『치과의학사』. 모리스 스미드 저. 최진환 역. 대한치과의사학회. 1966에서 참조.

단순히 새똥이라고 부르기도 한다. 효능은 다음과 같다. 한편 웅작雄雀이라고 하면 '참새 중에 수컷/수참새'인데 왜 그런지는 그리고 어떻게 수참새를 구분하여 똥을 채취할 수 있었는지에 대해서는 알 수 없다.

- 쌓인 것을 없애주고 창脹을 없애며 눈을 맑게 해주는 효능이 있는 약재이다.

본초강목에 나오는 내용은 다음과 같다.

- 눈에 군살이 생긴 것, 붉은 혈맥이 눈동자를 관통하는 것, 부예, 적백막에 주로 쓴다. 웅작시를 첫 남자아이를 낳은 어미의 젖과 섞어서 눈에 넣어 주면 곧 사라지는데, 신효神效하다.
- 치아에 벌레가 먹는 데 주로 쓴다. 웅작시를 솜에 싸서 벌레가 파먹은 구멍에 막되 하루 한 번씩 바꾸어 막는다.

식물본초食物本草를 보면 다음과 같은 기록이 있다.[72]

웅작시雄雀屎는 일명 '백정향'이라고도 하는데, 양쪽 끝이 뾰족한 것이 수컷 참새의 똥이다. 5월에 걷은 것이 좋다. 분처럼 곱게 가루 내고, 감초탕을 달여서, 하룻밤을 재웠다가 말려서 사용한다. 눈이 충혈되고 아픈 것, 눈에 군살이 돋는 것, 붉거나 흰 예막, 핏줄이 눈동자를 관통하는 질환을 치료한다. 첫아이로 아들을 낳은 여자의 젖으로 연한 진흙처럼 개어서 점안하면 즉시 사라지니, 신기한 효험이 있다. 종기나 뾰루지를 터트리니,

---

72) 식물본초: 조선 시대에 간행한 의서醫書. 음식물로 병을 예방하는 내용을 담았다. 중종 21년(1526)에 간행되었다.

바르면 바로 곪아 터진다. 여자의 적대하증과 소변이 잘 나오지 않을 때는 꿀과 함께 환약을 지이 복용한다. 급성 황달로 목숨이 위태로운 경우에 두 톨을 물에 개어서 따뜻하게 복용하면 낫는다. 충치로 벌레가 있고 아플 때는 면으로 웅작시를 싸서 구멍 안을 메우는데, 하루에 1~2회 갈아준다. 후비로 입이 열리지 않을 때는 갈아서 따뜻한 물에 타서 0.5돈을 흘려 넣어 준다. 또한 산가_{疝瘕}를 없애고, 현벽_{痃癖}·각종 괴증_塊·복량_{伏梁}을 삭인다.[73]

새똥은 동양에서만 사용하던 치통 약은 아니다

로저[74]가 사용했던 치통에 대한 훈증법, 방혈, 소작용 철제를 사용한 처치, 최후의 방법으로서의 발치가 기술되었고, 그 밖에 향을 씹거나 개망초_{fleabane}, 펠리토륨_{pellitory} 등을 함유한 린네르 주머니를 대거나 속이 빈 치아에 갈가마귀 똥을 넣는 등의 고대부터 잘 알려진 민간요법이 소개되었다.[75]

4) 소변_{小便}

서양에서 소변을 이용한 치료

소변으로 치통을 치료하는 방법은 현대 치의학의 아버지라고 불리는 포사르_{Pierre Fauchard}가 저술한 『치과의사_{The Surgeon Dentist}』에서도 소개되고 있

---

73) 한국한의학연구원 고전한의학 데이터베이스 食物本草卷下 > 禽類 > 雀肉 > 雄雀屎에서 인용.
74) 로저가 누구인지는 상세하지 않다.
75) 『턱얼굴외과 역사이야기』. Walter Hoffmann-Axthelm 저. 최진영 역. 군자출판사. 2004에서 참조.

다.76) 그러나 이 주장은 포사르에게서 시작된 것은 아니다. 스위스 바젤의 쾨니히Emmanuel Ko"nig는 '동물의 왕국The Animal Kingdom'이라는 책에 오줌을 마시면 열증, 우울증, 치통, 통풍, 가슴앓이 등을 낫게 한다고 적었다.77) 오줌의 효능은 서양만의 전유물은 아니다. 그림 108

동양에서의 소변의 효용

1천7백 년 전에 중국에서 저술된『상한론傷寒論』에는 오줌이 약이 된다는 것을 기록하고 있다. 하지만, 그보다 훨씬 이전인 한나라 시대에도 오줌이 토혈, 내출혈에 잘 들으며, 폐를 튼튼히 하고, 염을 없애 주고, 목의 아픔을 덜어 주며, 강장 효과가 있다는 것을 알고 있었다.78) 포사르의 주장도 아마 그들로부터 영향을 받은 것 같다.79)

사람의 오줌으로 병을 치료하는 내용은 동의보감에도 아주 상세하게 실려 있다. 탕액편 인뇨人尿(사람의 오줌)-오줌에는 다음과 같이 서술되어 있다.

　·사람의 오줌은 성질이 차고, 맛은 짜며, 독이 없다(性寒(一云凉)·味鹹·無毒). 피로와 갈증, 기침을 멎게 하고, 심과 폐를 윤택하게 하며, 혈민

---

76) 좀 더 정확하게는 하루에 두 번씩 각자 자신의 오줌으로 입을 헹구는 것을 권했다.
77)『재미있는 약 이야기』. 강건일. 학민사. 1994.
78)『질병으로부터의 자유』. 건강신문사 편집부. 건강신문사. 2005. p.148.
79) 대체의학 중에는 '오줌요법'이라는 특이한 용법이 있다. 많은 저명인들이 오줌요법의 주창자로 오르내리는데 "1세기 사마귀가 없어진다고 주장했으며 그는 또한 매일 아침 오줌으로 눈을 씻으면 시력이 향상된다고 주장했다." 이상은『재미있는 약 이야기』. 강건일. 학민사. 1994.에서 정리 인용.

과 열광, 타박으로 생긴 어혈로 어지러운 것을 치료한다. 또한 눈을 밝아지게 하고, 목소리를 좋아지게 하며, 살과 피부를 윤택하게 하고, 폐위로 기침하는 것을 다스린다.
· 뇨(尿)는 소변이다. 화를 내리게 하는 작용이 매우 빠르다.

그리고 오줌의 질에 대해서는

· 사람의 오줌은 마땅히 동남童男의 것이 효과가 좋다(人尿, 須者爲良).[본초]80)
· 동뇨童尿(어린아이의 오줌)는 노채를81) 다스리는 데 마시는 것이 가장 효과가 좋다. 옛사람이 "차가운 약을 먹으면 백 명 중 한 명도 살지 못하는데, 오줌을 마시면 만 명 중 한 명도 죽지 않는다."고 하였다. 오직 비위가 허한 자와 기혈이 약한 자는 반드시 보하는 약 중에 강화시키는 약을 적당량을 넣고 화를 내리는 약을 대신한다. 복용할 때는 생강즙, 감초가루 약간을 넣어서 먹는다.82)

라고 말하고 있으며 또 다음과 같은 사례를 제시하고 있다.

· 일찍이 어떤 늙은 부인을 만났는데 80살이 넘었으나 얼굴 모양은 40살과 같았다. 그래서 그 까닭을 물어보니, 대답하기를 "원래 나는 나쁜 병이 있었는데 어떤 사람이 사람의 오줌을 먹는 것을 알려주어, 40여 년간을 복용하였더니, 늙어서도 건강하고 다른 병도 없다."고 하였다.

그러나 한의학에서는 치통에 관해서 사람의 오줌에 대한 언급은 없

---

80) 동남이란 결혼하지 않은 사내아이를 말한다. 또는 아직 성경험이 없는 어린 사내아이를 말한다.
81) 결핵균이 폐肺에 침입하여 생긴 전염성을 띤 만성 소모성 질병으로 여겨진다.
82) 別抄單方 > 單方 > 諸蟲單方 凡四十一種에서 인용.

다. 다만 당나귀의 오줌이 치통에 효과가 있다는 기술이 다른 곳에서
보인다.

5) 당나귀 오줌

여뇨驢尿(당나귀 오줌)는 성질이 평순하고, 맛은 짜며, 독이 조금 있다. 위
가 뒤집혀 계속 토하는 것을 다스린다. 또한 치통도 치료한다.[본초]

당나귀 오줌과 사람 오줌의 한의학적 성질 차이는 성질이 차고 온
순함, 독의 여부 정도이다.

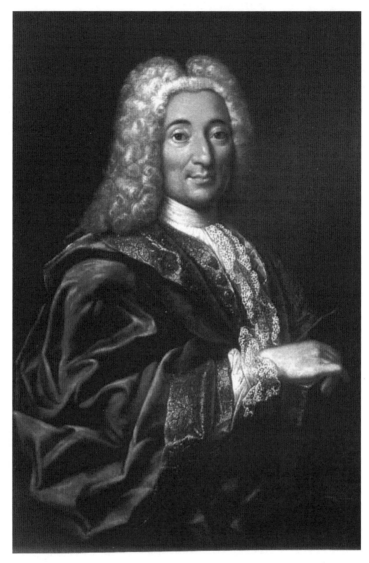

108. Portrait of the father of modern dentistry Pierre Fauchard(1678~1761).
Engraving made by J. Le. Bel.

6) 거북이 오줌

한편 오줌 중에서도 거북이 오줌은 매우 특이하다. '거북이 오줌이라니! 과연 그것을 어떻게 채취할 수 있었을까?' 하는 생각이 먼저 든다. 과연 채취가 가장 문제였던 것 같다. 거북이의 오줌은 치통 치료와는 관계가 없지만 여기 잠깐 그 내용에 대해 소개하기로 한다.

귀뇨龜尿(남생이 오줌)

남생이의 오줌은 구하기가 매우 어렵다.

귀가 먹은 것을 다스린다. 귀뇨를 귀 안에 넣으면 곧 낫게 된다.

남생이를 잡아 그릇에 담아 놓고 거울을 비춰 주면, 거북이가 제 그림자를 보고 성욕이 생겨서 오줌을 누게 된다. 또한 종이심지에 불을 붙여 꽁무니에 쪼여도 역시 오줌을 누게 된다.[본초]

남생이를 연잎 위에 놓고, 돼지 갈기털로 콧속을 찌르면 오줌을 누게 된다.[유취]

남생이 몸뚱이를 뜨겁게 해주면서, 위와 아래로 들고 흔들어도 오줌을 누게 된다.[속방]

남생이를 연잎 위에 놓고 거울을 비춰 주면 오줌을 누게 된다. 다른 방법들은 이 방법보다 못하다.[강목]

거북이를 쟁반에 놓고 거울로 비추면 오줌을 눈다. 또 돼지 정수리의 갈기털로 거북이 코를 찌르면 오줌을 눈다. 머리 염색하는 약에 넣기도 하고 귀가 먹은 병에 쓰기도 한다.[광제비급]

거북이 오줌은 다양한 용도로 사용되었지만 예전에 외용약으로서 명성을 떨치던 고약의 재료로도 사용된 듯하다. 중국 의학은 문화적인 이유로 해부와 생리학적 지식이 제한되어 있었다. 그러나 의사들은 경험을 통해 좋은 약재와 무기물을 활용하는 방법을 터득하여 성공적인 치료 결과를 보이기도 하였다. 약재는 여러 가지를 섞어서 쓰는데, 때로는 매미 껍질, 거북 오줌, 곱게 빻은 뿔 등으로 만든 소위 고약膏藥과 혼합하여 사용하였다.[83]

고양이의 오줌을 사용[84]

생강을 불에 구워서 고양이 코에 바르면 오줌을 누는데 이것을 거두어다가 쓴다. 귀가 먹은 것과 쥐에게 물려 헌 것을 치료한다.

고양이가 쥐의 천적이기 때문에 쥐에게 물린 것을 치료하는 데는 고양이 오줌만 한 것은 없다는 사고에서 나온 것으로 보인다.

배설물을 약으로 사용한 이유

이러한 배설물이 약으로 사용된 것은 여러 가지 이유가 있겠지만 다음과 같은 이유도 한 몫 했을 것이다. 질병은 이물異物이 인체 속으로 들어오기 때문에 생기는 것이므로 이것을 어떤 방법을 사용해서든 이 이물질을 제거하면 질병이 낫게 될 것이라는 생각에서 출발한다. 따라

---

83) 『치의학 역사 산책』. 이병태. 도서출판 정상. 2001. 중국 구강의학 사략史略 참조.

84) 광제비급(廣濟秘笈) 卷之一 釋音義에서 인용.

서 이물질을 제거하는 방법으로 방혈放血, 흡각吸角(체외로 고름, 세균細菌, 독소毒素 등等을 빨아내는 데 쓰이는 기구器具로 부항도 일종의 동종용법이다.-인용자 주), 하제下劑 등이 있는데 이것을 구토제嘔吐劑, 발한제發汗劑, 이뇨제利尿劑를 첨가하여 사용함으로써 병을 일으킨 변질체액을 체외로 빼내려는 생각이었다. 비누 거품이나 약용 액체로 관장하는 것 역시 좋아하는 치료법이었다. 그다음으로는 여러 가지 동물과 사람의 배설물을 섞은, 구역질이 나고 고약한 냄새 나는 '쓰레기 약물garbage pharmacy'이라는 것이 성행되었다.[85] 또는 통증의 원인인 귀신(악령/악마)에게 그것들이 싫어하거나 혐오하는 것들을 제시함으로써 그것들이 떠나가게 하려는 의도에서 기인하였음도 배제할 수 없다.

3. 곤충 등을 이용한 치통 치료

1) 북한의 개미와 영국의 무당벌레

인류가 치통 치료제로 사용한 것은 식물이나 광물만이 아니라 곤충류도 있다. 아래는 치통에 효과 있는 홍의紅蟻(불개미)에 대한 북한에서 실험한 내용이다.

> 치수염齒髓炎과 치근막염齒根膜炎으로 치아齒牙가 쑤실 때 홍의紅蟻(붉은 개미)를 가루 내어 녹두알이나 팥알만 하게 빚은 것을 충치蟲齒 구멍에 넣든

---

85) 『醫學史 序說』. 페릭스 마아티-이바네즈 저. 최진환 역. 의약계사. 1967.

가 아픈 치아齒牙에 대고 5～10분간 가만있게 한다. 그러면 통증이 곧 멎는다. 우리가 30여 명에게 써 본 경험에 의하면, 치료한 환자의 84%가 10분 이내에 통증이 멎었고 나머지(대개 치근막염齒根膜炎)는 통증이 경해졌거나 멎지 않았다. 아이들인 경우에는 치아齒牙가 쑤신다 하더라도 침을 놓기가 힘든데 이 약을 쓰니 치료하기 편리하였다.

(백암군 천수구진료소 오윤문, 『동의학』, 1987 – 4)[86]

붉은 개미가 치통에 효과를 보이는 것은 아마 개미산[87] 때문인 것으로 추측된다. 이는 아래에서 논하는 노린재 역시 동일한 효과를 얻는 약제로 사용되고 있는 것을 보면 설득력이 더해진다.

영국에서는 무당벌레를 사용

남미에서는 구향충九香蟲이라 불리는 노린재는 약으로 사용된다. 멕시코에서는 일종의 노린재가 신장, 간장, 위장의 만성질환에 효험이 있다고 믿고 있다. 그 외 류머티즘, 치통에도 효과가 있는 것으로 알려지고 있다. 노린재의 추출물 중에는 스테아르산, 팔미틴산 등의 포화지방산과 주로 오렌지산으로 이루어진 불포화지방산이 포함되어 있으며 이들 지방산은 일부 유리 상태로 존재한다.[88] 또 영국에서는 무당벌레가 복통이나 어린아이들의 홍진에 유효하다고 알려져 있다. 또한 무당벌레를 갈아서 충치의 구멍에 넣으면 치통이 멎는 것으로도

---

86) 『동의치료경험집성』. 동의치료경험집성 편찬위원회. 여강출판사. 2001. 구강과 질병(口腔科疾病) 항목 중 치통(齒痛; dentalgia) 항에서.
87) 개미산은 포름산formic acid이라고도 한다. 자극적인 냄새가 있는 무색의 액체로 물, 알코올 등에 녹는다. 고농도인 것은 피부에 닿으면 통증을 일으키고 수포가 생긴다.
88) 『자원곤충학』. 박규택. 아카데미서적. p.206.

알려졌다.[89]

위를 방증하는 내용으로 영국에서 발행되는 브리태니커 백과사전 Encyclopaedia Britannica의 무당벌레ladybird beetle 항목을 보면 서양의 민간요법에서 무당벌레는 산통·홍역·치통 등의 치료제로 쓰이기도 한다고 나와 있다.

2) 아스피린 출시 후에도 치통 치료제로 소개된 지렁이

1935년 7월 31일 동아일보에 다음과 같은 기사가 있다. 기사는 현대인의 관점에서 보면 너무 터무니없는 내용으로 이해하기 어려운 부분이 많다.

> 산지렁이를 잡아다가 아래위로 조금씩 잘라 창자를 끄집어낸다. 준비해 둔 흑사탕을 같은 분량으로 섞어 기름 종위 위에 얹어 뺨에 대고 있으면 치통이 낫는다. 이 방법으로 치통이 사라지는 것은 열을 제하기 때문이다.[90] 그림 109

---

89) 『자원곤충학』. 박규택. 아카데미서적. p.200.

90) 『동아일보』 1935년 7월 31일 자에 실린 내용이다.

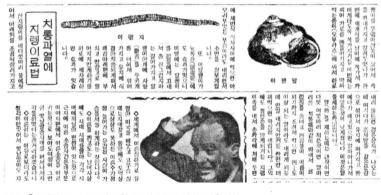

109. 『동아일보』 1935년 7월 31일 자에 실린 내용이다.

한편 고래古來로부터 지렁이와 치아의 관계가 전혀 없는 것도 아니다. 세종 때 편찬된 『향약집성방』에는 치아와 관련된 여러 가지 처치법이 나오는데 그중에 지렁이를 이용한 치료법이 있다. 여기에는 충치로 생긴 구멍 안에 사용되는 충전물로서 황랍黃蠟(Bee waxs), 송지松脂(소나무 진을 말한다), 무이인蕪荑仁(느릅나무 씨), 마야안馬野眼(말의 무릎에서 얻어지는 연골), 건지룡乾地龍(지렁이 말린 것), 사향麝香, 여로藜蘆(박씨), 낭탕자莨菪子(미치광이풀 씨),91) 살구씨杏仁(씨가 하나인 것, 正仁이 아닌 것) 등이 소개되고 있다.92)

그러나 건지룡(지렁이를 말린 것)은 와동을 충전하는 재료로서 사용되었을 뿐, 고약과 같이 붙이는 약이 아닌 점도 다르다. 게다가 지렁이 창자라니 도대체 이를 어떻게 채취하는지조차 짐작이 가지 않는 약제

---

91) 이한수의 『치과의사학』에는 미치광이풀의 씨라고 되어 있으나 낭탕자는 사리풀의 씨이다. 사리풀과 미치광이풀은 같은 가짓과에 속하는 식물이지만 다른 종류이다.

92) 『치과의사학』. 이한수. p.232.

법이다.

위 기사는 앞서 소개한 1927년의 기사보다 8년 후인 1935년의 신문 기사로 치통의 치료법이 좀 더 과학적으로 발전을 이룬 것이 아니라 오히려 후퇴한 내용이다.

4. 동물을 이용한 치통 치료

1) 호랑이 수염

동남아에서 판매된 호랑이연고

한때 호랑이연고虎膏라는 상품이 동남아를 여행하고 돌아오는 여행객의 필수 구매품인 적이 있었다. 상품 설명으로는 호랑이 뼈를 주성분으로 한다고 했으나 그 많은 호랑이의 뼈는 어디서 나온 것일까를 생각하면 그다지 신빙성이 없는 상품인데 불티나게 팔려 나갔다고 한다. 사실 호랑이는 동남아시아에서가 아니라 중국과 한국에서 만병통치약으로 쓰이던 한약재였다. 치통에도 호랑이는 뛰어난 한약재로 알려져 있다.

호랑이는 만병통치약

호랑이는 실생활에서 다양하게 이용되기도 하였다. 『본초강목本草綱目』에 의하면 호랑이의 각 부위가 약재로 이용되고 있다. 즉, 뼈는 사악한 기운과 병독의 발작 등을 멈추게 하여 풍병의 치료제로 쓰이고, 눈은 마음이 산란한 환자에게 쓰였다. 칠흑 같은 어둠 속에서 인광을 발하는 호랑이의 눈에는 사귀邪鬼도 놀라 달아나게 되어 마음을 진정시키게 된다고 믿었기 때문이다. 그 밖에도 호랑이의 코는 미친병의 치료와 어린이 경풍에, 이빨은 매독이나 종기의 부스럼에, 발톱은 어린이의 팔뚝에 붙은 병도깨비를 물리치는 데, 털가죽은 사악한 귀신을 놀라게 하여 학질을 떼는 데, 수염은 치통에, 오줌은 쇠붙이를 삼켰을 때 사용되었다.93)

『동의보감』에도 "호랑이 수염은 치아가 아픈 것을 치료한다. 불에 따뜻하게 하여 충치로 썩은 구멍 속에 꽂아 넣는다(療齒痛, 火上溫, 挿孔中).[본초]"라고 하여 치료 방법까지 예시하고 있다.

호랑이는 일종의 만병통치약으로서 인간이 가진 질병이나 사고事故의 원인을 의인화하거나 활물活物화하여 위협하는 방식을 취하는 것이 특징으로 보인다.

호랑이 수염은 치통 치료제로

호랑이 수염이 치통 치유제로 쓰였다는 내용은 여러 곳에서 찾아볼 수 있다.

---

93) 한국민족문화대백과, 한국학중앙연구원. 표제어 '호랑이'에서.

· 호랑이 수염은 치통齒痛을 고친다. 늙은 가지를 먹으면 장위(腸胃)가 두꺼워지고 기氣가 동하면서 병을 발생시킨다. 그 뿌리는 귀촉龜瘃(손과 발의 동상)을 치료할 수 있다.[94]

이 이야기는 유양잡조酉陽雜俎[95]에 나오는 내용으로 천정관전서[96]에서 재인용한 것으로 보인다. 유양잡조에는 "옛날 신선이었던 정사원鄭思遠[97]이 항상 호랑이를 타고 다녔는데, 수염 몇 개를 뽑아서 친구인 허은許隱에게 주어 치통齒痛을 치료하였다 한다."는 내용이 나온다. 여기에는 "코끼리 앞가슴에 가로질린 작은 뼈를 재로 만들어서 술과 함께 복용하면 사람이 물에 떠서 마음대로 출몰出沒할 수 있다."는 내용도 나온다.

종종 질병의 원인을 의인화하여 그 원인을 위협하고 때로는 신의 힘에 의탁을 하거나 저주를 내림으로써 병인을 제거하려는 경향이 호랑이의 수염과 치통의 치료제 관계에서도 잘 드러난다. 호랑이 발톱역시 이런 유의 치료제이다. 한의학에서는 "호랑이 발톱은 헛것이 들리는 것을 막아준다. 소아의 팔 위에 매주면 악귀를 막아주게 된다.[본초]"라고 나와 있다.

그러면 호랑이 이빨도 중요한 한약재로 쓰일 것임에 틀림없다. 과연

---

94) 천정관전서: 조선 후기 실학자 이덕무의 저술 전집.

95) 당唐나라 단성식段成式이 엮은 이야기책.

96) 제10권 아정유고 2(雅亭遺稿二)에서.

97) 서진의 정사원鄭思遠(264~322)이 저술한 연단서인 『진원묘도요약眞元妙道要略』에는 복화초석법伏火硝石法이 소개돼 있다. 정사원은 화약火藥을 발견한 인물로 널리 알려져 있다.

어디에 쓰일까? 『동의보감』에는 다음과 같이 나와 있다.

호랑이 이빨은 남자의 음경 끝이 허는 것과 옹저, 누창을 다스린다.[본초]

이를 보더라도 호랑이는 역시 특이한 영물로 취급되어 왔음을 알
수 있다.

2) 딱따구리啄木鳥

딱따구리를 치통 치료제로 사용하는 예는 많은 문화권에서 보인다.
레비스트로스Claude Levi Strauss의 『야생의 사고』98)에도 딱따구리와 치아에
대한 내용이 있는데 다음과 같다.

야쿠트족은 치통이 있을 때 딱따구리 주둥이와 접촉하고, 부리야트족은
기침에 비둘기 고기 국물을 들이마신다.99)

한편 『지봉유설芝峯類說』100)에는 "딱따구리는 좀을 만나면 부리로 글
자를 그려서 부적을 만드는데 그러면 나무 안에 있는 벌레가 스스로
나온다."는 인용 기록이 있다. 여기서는 딱따구리가 벌레를 잡기 위해

---

98) 『야생의 사고』는 레비스트로스가 1962년에 발표한 저작의 제목이기도 하다. 『야생의 사고』는 서
   양사회에서 전개된 과학적인 사고법에 대비하여 미개사회에서 잘 나타나는 사고양식을 특징짓기
   위해 사용된 개념이다. 신화적 사고라고도 한다. 『야생의 사고』의 특징은 감성적 표현으로 세계를
   조직화하는 '구체성의 과학'이며, 따라서 직접적인 경험이 토대가 된다.

99) 『야생의 사고』. 클로드 레비스트로스 저. 안정남 역. 한길사. 1996. pp.60~61.

100) 1614년(광해군 6) 이수광李睟光.(1563~1628)이 편찬한 일종의 백과사전이다.

부리로 나무를 쪼아 형성된 모양을 부적符籍으로 생각하고 있다. 그리고 이 부적으로 말미암아 나무 안에 있는 벌레가 스스로 기어 나온다는 해석이다.

동의보감 속의 딱따구리

동의보감에 실린 딱따구리에 관한 치통 치료 내용은 다음과 같다. 그림 110

탁목조는 성질이 평순하고, 독이 없다. 치루와 치아의 감닉(잇몸에 생기는 일종의 종창), 충치를 다스린다.[본초]

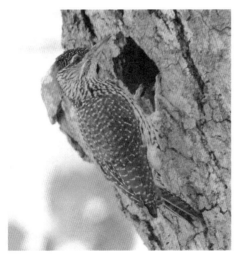

110. 딱따구리啄木鳥는 머리 부분에 대개 빨간 깃털을 가진다.

이 새는 갈색 탁목조와 얼룩무늬 탁목조가 있다. 갈색인 것은 암컷이고 얼룩무늬가 있는 것은 수컷이다. 나무를 쪼아서 벌레를 잡아먹는데 회남자가 말하기를 "나무를 쪼는 것이 충치를 다스린다."고 한 것이 이것을 두고 한 말이다.[본초]

한편 동의보감이 아닌 다른 한의서에서 보이는 딱따구리와 치통에 관한 기록은 다음과 같다.

딱따구리가 쫀 나뭇조각은 벌레가 먹은 치아를 낫게 한다.[회남]

치아에 벌레가 먹어 구멍이 뚫리고 아픈 데는 딱따구리의 혀끝을 잘라서 쓰는데 솜에 싸서 아픈 곳에 대고 물고 있으면 곧 낫는다.[본초]

치아 감닉창「齒𧏾䘌瘡」에는 딱따구리를 태워 가루를 내서 쓰는데 벌레 먹은 구멍에 넣으면 세 번 넘지 않아 낫는다.[본초]

광제비급廣濟秘笈에도 다음과 같은 내용이 나온다.

여러 가지 치통에는 유향·몰약 각 1돈, 세신은 그 양의 절반을 가루 내어 조금씩 콧속에 불어 넣는데, 왼쪽이 아프면 오른쪽, 오른쪽이 아프면 왼쪽에 불어 넣는다. 또, 딱따구리 혀로 아픈 이를 찌른다. 호랑이 수염도 같은 효과가 있다.[101]

---

101) 廣濟秘笈 卷之一 > 七竅病耳目口鼻 > 齒痛, 被打欲落 항목.

5. 기타 약물

1) 치통 치료제로 사용된 마약 성분의 약품들

1927년 11월 10일 자『동아일보』기사에 "못 견딜 것은 치통이 생길 때"[102]라는 제하에 다음과 같은 기사가 실렸다.

치통의 종류

모든 아픈 병 중에 제일 사람을 괴롭히는 것은 아마 치통일 것입니다. 즉 제일 격렬하게 아픈 병이 치통입니다. 그런데도 치통에는 종류가 있으니 제 일은 치수, 즉 이의 신경이 아픈 것이요.
제 이는 치근막이 아픈 것이요.
제 삼은 치조골, 즉 이가 박혀 있는 뼈가 아픈 것이요.
제 사는 잇몸(치은)이 아픈 것입니다.

다음 11월 11일 기사는 비교적 상세하게 치통을 다스리는 법을 설명하고 있다. 재미있는 것은 아래쪽의 광고에 다음과 같은 선전이 실려 있다.

모루히네! (헤로인) 해독약의 세계적 발견!

안치모힌
아편, 모르핀의 만성중독에 대하여 경한 것은 4, 5회 중한 것이라도...
등등

---

102) 이 기사는 연재기사로 <의사한테 가기까지 응급히 아픔을 멈추는 법>이라는 소제목이 붙어 있다.

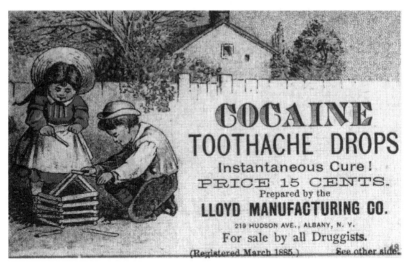

111. 치통을 다스리기 위해서 합법적으로 사용되었던 코카인을 광고하는 전단지(1885년). 코카인 광고에 어린이가 등장하는 것도 눈길을 끈다. 위키피디아 인용.

치통을 다스리기 위해서 합법적으로 사용되었던 코카인을 광고하는 전단지(1885년). 코카인 광고에 어린이가 등장하는 것도 눈길을 끈다. "단번에 치통을 치료하는 '코카인 치통 약!'/instantaneous cure for toothache with "Cocaine toothache drops""'이라는 문구가 보인다. 코카인은 국소마취제 시대 초기를 장식한 약물이었다. 그러나 중독성과 많은 부작용 등으로 인하여 현대 의학의 발달과 함께 사라졌다. 동종의 마약류가 치통을 경감시키는 약제로 쓰인 것은 서양에서도 마찬가지였다. 위 사진은 코카인이 치통 완화를 위한 약으로 쓰였을 뿐만 아니라 널리 사용되었음을 방증하고 있다. 1885년의 일이다. 그림 111

치통에 대한 약물 치료는 우리나라에서만 혼동을 일으키고 있는 문제는 아니었다. 1914년까지만 해도 미국에서 코카인은 치통 치료제로 아무런 문제없이 팔리던 약이었다.

아편과 알코올을 치통 약으로

그 이전 빅토리아 시대에는 어린아이 진정제에도 아편과 알코올 성분을 혼합한 어린아이를 위한 진정제도 판매되었다. 이런 진정제 성분은 개구리 정액이라고 일컫는 성분부터 풍년화[103])에 이르는 성분에 다시 알코올과 아편을 섞은 "진정제 시럽"이 치통에서 신경쇠약까지 온갖 통증에 처방되었다.[104])

당시 광고를 보면 현대인들과 다른 사고방식을 가지고 있음을 알 수 있다. 예컨대 1905년 코카콜라 광고는 "일과 공부로 피로한 육체를 달랠 뿐만 아니라 건강한 체력을 위지하기 위하여"라는 광고문구가 일반적이었다.

코카인의 의학적 사용

코카인이 의학적으로 사용되기 시작한 것은 1800년대 후반에 들어서이다. 괴팅겐의 젊은 화학자 알버트 니만Albert Niemann은 1860년 남미의 코카나무의 잎에서 알칼로이드를 분리하는 데 성공했다. 니만은 이것

---

103) 일본 원산으로 낙엽 떨기나무인 풍년화豊年花를 말하는 것 같으나 확실하지는 않다.
104) 『통증연대기』. 멜러니 선스트럼 저. 노승영 역. 에이도스 출판사. 2011. p.126.

에 "코카인"이란 이름을 붙였는데 1868년 페루의 일반외과의사 모레노 마이츠Moréno Maiz는 이 약이 마치 효과를 가진다는 사실을 발견했다. 그러나 비엔나의 안과의사 칼 콜러Carl Koller가 여러 가지 실험을 거쳐 임상적으로 활용할 수 있도록 한 것은 1884년에 이르러서였다.[105] 그리고 이미 1890년대에 들어서 치아 치료나 발치, 턱 부위의 수술을 하는 경우 코카인이 널리 사용되었다. 하지만 코카인중독 등의 부작용으로 보다 안전한 클로로포름이나 에테르 마취를 권했다.

우리나라에서도 합법적으로 판매했던 모르핀

우리나라에서도 미국에서 코카인이 그랬던 것처럼 헤로인을 합법적으로 팔던 시절이 있었다. 아래는 1930년 동아일보 기사이다. 기사의 타이틀은 "전매국專賣局[106]에서 '모루히네'[107] 판매개시"라고 붙어 있는 것을 보아서 이전에 판매하던 것을 전매국에서 통합하여 판매를 시작했다는 의미인 것 같다. 내용은 4월 1일부터 '모루히네'와 '헤로인'[108] 정가를 공시公示하고 그 내용을 알리고 있다. 판매 방법은 병瓶에 넣어서 판매한다는 기사이다. 동종의 마약류가 치통을 경감시키는 약제로 쓰인 것은 서양에서도 마찬가지였다. 그림 112~115

---

105) 『턱얼굴외과 역사이야기』. Walter Hoffmann-Axthelm 저. 최진영 역. 군자출판사. 2004.
106) 전매국專賣局은 국가가 판매권을 가진 상품을 취급하는 것으로 담배나 인삼 등과 같은 경우이다.
107) 모르핀(아편에 포함된 알칼로이드)의 일본식 표기.
108) 헤로인heroin은 모르핀으로 만든 의존성이 강한 마약이다.

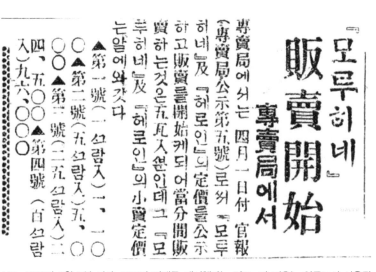

112. 1930년 4월 5일 기사. 모르핀 판매를 개시했다는 광고. 이 경우는 약물로서 사용된 경우인 듯하다. 예를 들어 1934년 9월 18일과 12월 5일 『동아일보』 기사에는 충농증 등에 코카인 액을 사용하는 기사 등이 실려 있는 것을 보면 이를 알 수 있다.

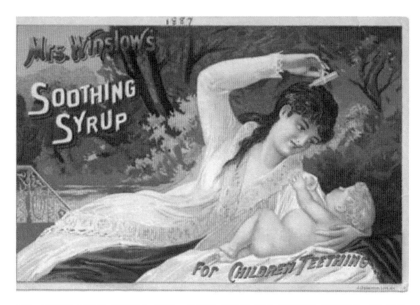

113. 1887년 모르핀 광고이다. 보채는 아기를 달래기 위해 모르핀을 사용하라는 광고이다.
Mrs. Winslow's Soothing Syrup. 1온스에 약 65mg의 모르핀이 함유되어 있다. 모르
핀morphine(일본명 모루히네)은 아편의 주요 성분인 알칼로이드로 진통제로도 사용된다. 모
르핀이라는 이름은 그리스 신화의 꿈의 신인 모르페우스Morpheus에서 유래morphium되었다.
1804년 독일의 약제사 프리드리히 제르튀르너Friedrich Sertürner가 처음으로 분리에 성공했
다. 1817년에 처음 같은 물질을 양산하기 시작하였다.

114. Bayer Heroin. 아스피린으로 유명한 독일의 바이엘사의 아스피린과
헤로인 광고. 헤로인은 대략 1898년부터 1910년 사이에 판매되었다.
특히 헤로인은 기침약으로 널리 판매되었다.

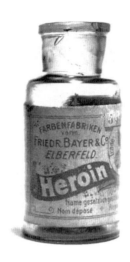

115. 헤로인은 1874년 모르핀에서 추출되었다. 헤로인이 사용되기 전까지는 모르핀이 가장 널리 사용된 마약성 진통제였다. 위 사진은 독일 바이엘사의 헤로인. 바이엘의 헤로인은 1898년부터 1910년까지 기침약으로 판매되었다. 위 사진의 실제 상품으로 판매되던 모델이다.

현대에 의약품으로 사용되는 모르핀은 암성동통癌性疼痛을 비롯한 강한 통증을 완화할 목적으로 사용된다. 그림 116, 117

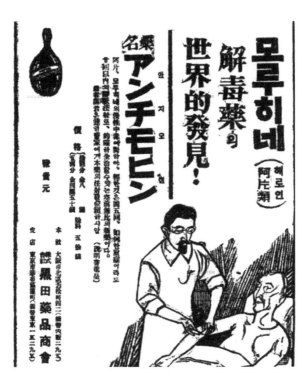

116. 이미 약물 중독의 부작용으로 해독약에 대한 광고가 실린 것
은 1927년의 일이다.
아편, 모르핀의 만성 중독에 대하여 경한 것은 4, 5회 중한
것이라도 등등. 1927년 11월 11일 신문의 광고기사이다. 현
대에 의약품으로 사용되는 모르핀은 암성동통癌性疼痛을 비롯한
강한 통증을 완화할 목적으로 사용된다.

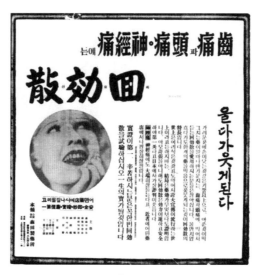

117. 1935년 9월 30일 『동아일보』 광고. 울다가 웃게
    된다는 치통 약 광고. 광고의 내용으로 보아 현재
    는 금지된 약물을 사용하고 있을 가능성이 있다.
    광고로는 1930년에 처음 나오기 시작하여 1940년
    에는 사라졌다.

2) 근세에 들어 개발되어
100년 넘게 판매되고 있는 치통 치료제

지금까지 치통 치료를 위한 방법으로서 약물에 의한 치료를 여러
가지 열거해 보았다. 대개 약물 치료는 초기에는 그 효과가 미미했던
것으로 보인다. 그 결과 사람들은 20세기 초에 들어서 보다 강력하고
효과적인 진통 효과를 얻기 위해서 코카인이나 모르핀 같은 약물을 진

통제로 사용하기에 이르렀다. 하지만 이런 약물은 치통의 진통 효과보다는 사회나 한 개인에게 미치는 영향이 오히려 얻고자 하는 진통 효과보다 큰 부작용을 초래하는 약물들로 지정되어 일반적으로는 금기시되는 약물들이 되었다. 특히 가짓과의 식물이나 양귀비, 헤로인, 코카인 등을 이용한 치통 치료는 치통 자체의 치료 효과보다 흥분 효과로서 통증을 치료하려는 개념인 것이 특징이다.

1898년부터 판매를 시작하여
오늘날에도 판매되고 있는 치통 약

한편 1898년부터 판매되기 시작한 치통 약으로 현재까지 판매되는 약이 있다. 사진에서 보듯 우리나라『조선일보』에 1920년대에도 실려 있는 금치수今治水라는 치통 약이다. 이 약은 2021년 현재도 일본에서 팔리고 있다. 또 이 약은 일반적으로 아스피린을 비롯한 진통제는 치통뿐만 아니라 신체의 여러 부위의 통증에 작용하여 진통작용을 하는 것이 일반적이지만 금치수는 치아에 한정하여 진통작용을 하는 것이 그 특징이기도 하다. 현재 일본의 한 치과대학에서 실험한 결과에 따르면 충치에 도포한 경우 90%를 넘는 환자에게서 2분 안에 진통작용을 일으키는 것으로 알려졌다. 사용 방법은 면봉에 찍어서 치통을 야기하는 치아에 바르는 것이 전부이다. 주의사항으로는 약물이 잇몸에 닿지 않게 하는 것인데 잇몸에 화학적 화상을 일으킬 염려가 있기 때문이라고 한다.

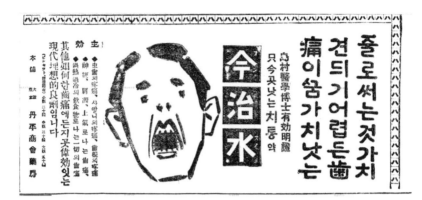

118. 1922년 10월 8일 한국의 한 일간지 광고에 실린 금치수金治水라는 치통 약 광고(위는 1928년 광고이다.)로 광고문은 '금치수金治水'라는 치통 약을 선전하고 있는 것으로 "줄 (쇠를 날카롭게 가는 공구를 말한다.-인용자 주)로 써는 것같이 견디기 어려운 치통이 꿈같이 낫는다"라는 문구가 들어 있다. 일본에서는 1898년부터 판매가 시작된 상품이다. 금치수를 축자적으로 해석하면 "바로 낫는 물약" 정도로 해석할 수 있다.

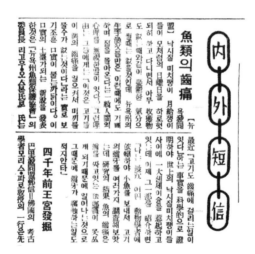

119. 『동아일보』 1936년 6월 11일의 물고기의 치통에 관한 기사.

우리나라 신문에도 실렸던 금치수 광고

금치수 광고는 우리나라에서도 상당히 오랫동안 계속되었다. 예를 들어 1936년 6월 11일, 『동아일보』에도 금치수 광고가 실려 있는데 동시에 그날 치아에 관한 "내외단신란"이라는 기사 중에는 「어류의 치통」이라는 타이틀 아래, "물고기의 치아는 법랑질이 없어서 치통을 겪기 쉽다"라는 내용의 기사가 있다. 오늘날 관점에서 보면 이 기사 내용의 진위 여부는 그다지 중요하지 않다. 진위 여부를 논한다는 것은 이날 「오늘의 날씨 난」의 기사를 보면 더 쉽게 이해를 할 수 있을 것이다. 오늘의 날씨 난에는 오늘의 날씨를 다음과 같이 알리고 있다. 그림 118, 119

흐렸다 개였다 합니다.

이게 전부다. 당시 조선 전 국토에 대한 일기예보다. 어느 지역이라는 게 없다. 그러니 사실 면에서 보면 오늘날보다 정확하다. 왜냐면 날씨란 원래 흐리기도 하고 개기도 하니까. 그러니 확률적으로 말하면 오늘날보다 더 정확하게 맞을 것 같다.

아무튼 우리는 앞의 짧은 기사에서 많은 정보들을 얻을 수 있다. 예컨대 "물고기 치아"라고 표현한 것으로 보아 예전에는 물고기의 이빨도 치아라고 부르기도 했다는 사실을 유추하기도 하며, '법랑질'이라는 단어를 아무렇지도 않게 사용하고 있는 점으로 보아 독자들의 치아에 관한 지식의 일단을 엿볼 수 있기도 하다. 참고로 같은 날 국제란

120. 2021년 4월 현재도 일본에서 판매되고 있는 '신금치수.' 예전의 '금치수' 대신 신新이
    라는 문자를 덧붙였다. 용법과 효과는 1920년과 같다. 제2류의약품第2類醫藥品은 일반
    판매약이다. 위 상품의 현재 2021년 5월 판매가는 720엔이다.

에「미국의 태평양에서의 목적은 일본세력 견제」라는 타이틀의 기사
가 눈에 띈다. 이를 보면 세계정세는 오늘날과 다르지 않게 그렇고 그
렇다는 것을 알 수 있다. 또 같은 날 다른 면에 모르핀 중독자에게 필
요한 해독제 광고가 눈에 띈다. 역시 치통에 관한 광고가 있는데 "치
통이다. 그거라면 금치수今治水"라는 문구만 실린 광고이다. 이런 것으
로 보면 당시 '금치수'는 한국에서도 상당히 알려진 제품인 것 같다.

   참고로 현재 일본에서 판매되고 있는 이 약의 성분은 대략 다음과
같다.

   100g 중에 정향유 0.3g, 페놀 5.0g, dl-캄파 10g, 계피유 2.5g, 산시시징크
   10.5g 등이다. 그리고 혼합물로서 에탄올이다.

필자가 조사해 본 바로는 '산시시징크'가 무엇인지는 알 수 없었다. 아마 자신들만의 비전(?)인 듯하지만 확실하지는 않다. 그림 120

3장 기타 침이나 뜸을 이용한 치통의 해소

1. 침술에 의한 치통 치료

다음은 정조의 치통에 대해서 침 치료를 기록한 『일성록日省錄』109) 중의 한 부분이다. 내용을 보면 충치로 인한 치통은 아니지만 치통과 침 치료의 좋은 예이다.110) 그림 121

정조즉위년 병신(1776, 건륭 41) 7월 1일(경오)

약방藥房의 입진入診을 여차廬次에서 행하였다. 도제조 정존겸鄭存謙, 제조 서명선徐命善, 부제조 홍국영洪國榮이 나왔다.
입진을 청한 것이다.
내가 말하기를,
"왼쪽 가의 치근齒根이 마치 앵두 모양으로 부르터서 금방 열이 나다가 금방 아프다가 하는데, 어떻게 해야 하겠는가?"111)

---

109) 1752년(영조 28)부터 1910년까지 주로 국왕의 동정과 국정을 기록한 일기. 글자 그대로 '하루의 반성문'을 의미하는 <일성록>은 조선왕조(1392~1910)의 22대 왕 정조正祖(재위 1776~1800)가 왕위에 오르기 전부터 자신의 일상생활과 학문의 진전에 관해 성찰하며 쓴 일기에서 유래하였다. 정조는 왕위에 오르자 왕립 도서관인 규장각 신하들로 하여금 일지를 쓰게 하고 내용에 대해 자신의 승인을 받게 함으로써, <일성록>은 왕 개인의 일기에서 국사에 관한 공식 기록으로 바뀌었다. 유네스코 세계기록유산, 유네스코한국위원회(번역 감수) 참조 인용.

110) 국역일성록. 한국고전번역원. 홍승균 (역). 정조즉위년 병신(1776, 건륭 41). 7월 1일(경오). 1999에서 참조 인용.

하니, 정존겸이 아뢰기를,

"이는 필시 위胃의 열 때문일 것이니, 잠시 침을 맞으시는 것이 무방할 듯합니다."

하므로, 내가 의관醫官 백문창白文昌에게 명하여 세 차례 침을 놓도록 하였다.

끝나자 홍국영이 아뢰기를,

"의관에게 들은 바에 의하면 침향沈香(침향나무의 목재에 함유된 수지樹脂-인용자 주)은 자못 열이 있다고 하니, 주사朱砂(주사는 진홍색의 천연 황화수은(HgS-인용자 주))를 조복調服하시는 것이 좋을 듯합니다."

하므로, 내가 그렇게 하라고 하였다.

그리고 이 치료의 결과에 대해서도 다음 날 다음과 같이 기록하고 있다.

정조즉위년 병신(1776, 건륭 41) 7월 2일(신미)

약방藥房의 입진入診을 여차廬次에서 행하였다. 제조 서명선徐命善과 부제조 홍국영洪國榮이 나왔다.

서명선이 아뢰기를,

"치근齒根에 침을 맞은 곳이 오늘은 좀 어떻습니까?"

하므로, 내가 말하기를,

"지금은 쾌차快差하였다."

하였다.

---

111) 앵두 모양이라는 설명으로 보아 염증임은 분명하다. 하지만 정확하게는 치수염에 의한 치근단염증의 누공이 있는 염증인지, 치은염인지 치은염이 진행된 치주염인지 등은 불명확하다.

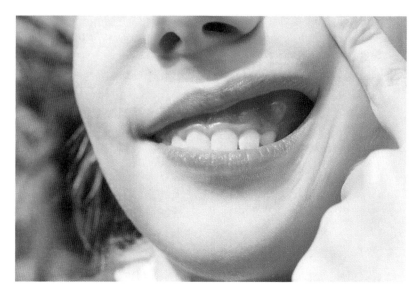

121. 정조가 언급한 앵두 같은 모양의 잇몸염증. 위 사진에서는 염증 주위 잇몸상태로 보아 치은염이나 치주염은 아닌 것 같다. 한편 '부르텄다'고 말하는 점에서 더 진행된 상태로 치수염에 의한 피스출라_{fistula}가 발현된 상태인지도 알 수 없다.

이 일성록의 기록인 것으로 보아 정조의 치통을 치료한 기록은 상당히 자세하다. 그런데 내용 중에 침향_{沈香}(침향나무 진)과 주사_{朱砂, 丹砂, 辰砂, 光明砂}에 대한 언급이 있어 침술로 치통이 나은 것인지 아니면 약재로 나은 것인지 판단이 불분명하다.

한편 침향과 주사의 한의학적 효능은 다음과 같다.

· 침향_{沈香}(침향나무 진)은 성질이 열하고, 맛은 매우며, 독이 없다. 풍,

수, 독으로 부은 것을 다스리고, 나쁜 기운을 없애며, 가슴앓이와 배가 아픈 것을 멎게 한다. 또한 정을 도와 양을 성하게 하고, 냉과 풍으로 마비된 것과 곽란으로 토하고 설사하거나 쥐가 나는 것을 치료한다.

• 주사朱砂, 丹砂, 辰砂, 光明砂는 성질이 약간 차고, 맛은 달며, 독이 없다. 모든 병을 다스리고, 정과 신을 길러주며, 혼과 백을 안정시키고, 눈을 밝아지게 한다. 또한 얼굴에 윤기를 돌게 하고, 혈맥을 통하게 하며, 마음을 진정시키고, 정신을 안정시킨다. 또한 헛것이 들린 것과 나쁜 사기, 악귀, 중악, 가슴앓이와 배가 아픈 것을 다스리고, 옴과 누창, 여러 가지 헌데를 치료하며, 군살을 없애고, 심과 폐를 눅여준다. 또한 오래 복용하면 신명이 통하게 되고, 늙지 않게 되며, 몸이 가벼워져서 신선처럼 된다.

위의 내용을 보면 침향과 주사 모두 염증 치료제로서의 기능이 있는 것으로 보인다. 그러나 침을 사용한 치통 치료가 과연 무엇을 의미하는지는 자세히 알 수 없다. 이에 대한 북한의 보고서를 보면 다음과 같다. 그림 122

증례6[112]

'치통혈齒痛穴'에 침을 놓아 치통을 치료한 사례로 치통 환자들에게 흔히 아스피린이나 진통제를 주곤 하였는데 최근에 와서는 '치통혈齒痛穴'에 침을 놓아 치통을 효과 있게 치료하고 있다. 치료 방법은 치통혈을 먼저 찾

---

112) 증례6을 실은 이유는 치통혈齒痛穴 때문이다. 다른 부위에 침을 놓은 다수의 증례들은 뒤 부록에 실었으니 참고하기 바란다.

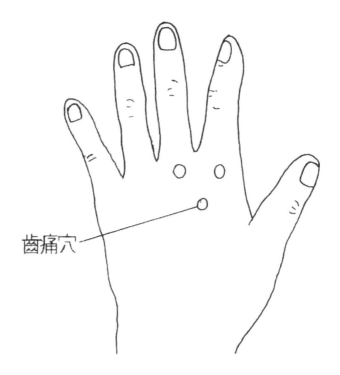

122. 치통혈齒痛穴의 위치.

는다. 치통혈齒痛穴의 위치는 주먹을 쥐고 손등에서 둘째 및 셋째 손허리
손가락관절의 맨 도드라진 정점을 연결하고 그것을 밑변으로 하여 손목
쪽으로 정삼각형을 이루는 다른 한 점을 침혈鍼穴로 한다.

침자법鍼刺法: 쑤시는 치아의 반대쪽 손등에서 혈穴을 잡아 침을 놓는다. 침
끝이 손목 쪽으로 향하게 45도 각으로 침을 기울여 깊이 2~3㎝ 정도 찌
르고 1분에 한 번씩 강強한 자극을 준다. 이때 위팔로 퍼지는 듯한 침감鍼
感이 있어야 침을 정확히 놓은 것이다. 한 번의 치료에 낫지 않으면 한두

번 더 놓는다. 치료 결과는 '치통혈齒痛穴'에 침을 놓으면 보통 2~3분 지나
서 통증이 멎는다. 우리가 30예의 치통 환자를 이 방법으로 치료한 결과를
보면 24예가 완전히 멎었고 3예는 통증이 경감된 정도였으며(완전히 멎지
않음) 3예는 일시 멎었다가 통증이 다시 재발하였다. 짧은 시간 내에 통증
이 멎으며 유효율이 비교적 높은 것이 이 치료 방법의 장점이다.

(송원군인민병원 맹복순: 동의학, 1992－3)[113]

2. 뜸으로 치료하는 치통

뜸을 뜨는 것도 치통 치료를 위한 방법 가운데 하나였다. 그러나 그
효과는 침술보다 낫지는 않았던 것 같다. 조선 후기의 문신 남옥南玉(1722
~1770)은 1763년에 계미 통신사의 서기書記 자격으로 일본에 다녀오게
되는데, 이때『일관시초日觀詩草』,『일관창수日觀唱酬』,『일관기日觀記』등의 많
은 저술을 남겼다.『일관기』중에는 치통을 치료하기 위하여 뜸을 뜬 기
록이 나온다.

저녁에 가랑비가 내렸다. 우군右軍(원래는 마차에서 마부의 오른쪽에 타는
무사를 가리키는 말이나 여기서는 오른쪽 잇몸과 어금니를 말하는 듯하
다.-인용자 주)의 통증이 오래되었는데 크게 도졌으니 그 아픔을 견딜 수
없었다. 성호成灝에게 부탁해 아관牙關(입속 구석의 윗잇몸과 아랫잇몸이
맞닿는 부분-인용자 주)[114]에 칠장七壯(일곱 번 뜸질하는 것)을 뜸을 떴으
나 효험이 없었다.[115]

---

113) 동의치료경험집성 편찬위원회 저, 여강출판사. 구강과질병(口腔科疾病) 치통 항목.
114) 아관에 대한 번역자의 설명은 역자의 오해인 듯하다. 아관이란 턱관절 부분을 말하며 입 밖으로
    귀 밑쪽이다.

다음 날에도 역시 뜸을 뜬 기록이 나온다.

> 저녁에 가랑비가 내렸다. 어금니 통증이 더욱 고통스러워져서 다시 칠장
> 七壯에 뜸을 떴다.[116]

그림을 그려 놓고 그림 위에서 뜸을 뜨다

더 나아가서는 사람의 몸에 뜸을 뜨는 것이 아니라 그림을 그려 놓
고 그림에다 뜸을 뜨는 방법도 있다. 허임침구경험방許任鍼灸經驗方[117]에는
치통을 낫게 하는 방법으로 다음과 같은 방법을 소개하고 있다.

> 기와 조각에 사람의 입 모양을 그린다. 그리고 치통환자의 상하치아의 수
> 를 잘 헤아려 그려 놓은 입속에 치아를 그려 넣는다. 이후 어떤 치아가 아
> 픈가를 살펴서 그려 놓은 치아 중에 해당되는 치아를 찾아 그 위에 구삼
> 칠장(21장)[118]을 하면 수일 안으로 통증이 멎는데 신효하다고 하였다.[119]

이것은 일본의 관동지방에 속하는 이바라키茨城현에서 보이는 치통

---

115) 『붓끝으로 부사산 바람을 가르다』. 남옥 저. 김보경 역. 소명출판. 2006. p.288.

116) 『붓끝으로 부사산 바람을 가르다』. 남옥 저. 김보경 역. 소명출판. 2006. p.290.

117) 1644년(인조 22) 허임許任이 찬술한 침구에 관한 의서醫書. 위턱의 치통 ― 족삼리위경(7장), 아래
턱의 치통 ― 합곡대장경(7장), 위아래 턱의 치통 ― 손목 바깥쪽 뾰족한 뼈 끝에 뜸(3장, 아픈
반대편에).

118) 장壯이란 뜸의 횟수를 세는 단위이다. 일반적으로 뜸은 3, 7, 9 식으로 홀수로 뜬다. 즉 구삼칠장
은 족삼리위경이나 합곡대장경에는 일곱 번의 뜸을 뜨고, 손목 바깥쪽 뾰족한 뼈 끝에는 세 번
뜸을 뜬다는 말이다.

119) 이는 허임의 주장은 아니고 인용으로 보인다. 또 천금千金에 나오는 내용을 인용하여 "치아에 병
이 생기는 것은 월식하는 밤에 음식을 먹은 때문이라고 하였다."고 말하고 있다. 천금千金은 당나
라의 손사막이 지은 『비급천금요방備急千金要方(약칭 천금요방)』, 또는 그 속편 격인 『천금의방千金翼
方』을 말하는 것 같다.

치료법과 유사한데 그들은 치통齒痛이 있으면 치아를 그려 놓고 주문을 외우면서 아픈 쪽에 뜸을 뜨는 방식으로 치통을 치료하는 방법이 있었다.[120]

한편 북한의 『동의치료경험집성』에 보이는 뜸에 의한 치통 치료에 대한 증례는 다음과 같다.

증례1

뜸을 놓는 곳은 치통이 있는 반대쪽에 위치한 견우혈肩髃穴이다. 견우혈은 팔을 수평으로 들 때 어깨 앞쪽의 오목한 곳으로, 여기에 직경 1㎝, 높이 5㎜ 정도 되게 소금을 놓고 그 위에 팥알 크기의 뜸을 한 번에 5장 뜬다. 이런 방법으로 치아가 아픈 환자 66명을 대상으로 하였는데 89%에 해당한 59명을 완치시키고 3명은 좋아졌다. 변화 없는 것은 4명이었다.

(강원도 철원군인민병원 이연기: 동의학, 1981 - 2)

증례2

치통齒痛 환자 35명을 치료하였다. 그 가운데 남자가 6명, 여자가 29명이며 30~50세가 34명, 11세 어린이가 1명이었다. 대상 환자의 앓은 기간을 보면 1~3년 심지어 그 이상 된 환자도 있었다.

치료 방법으로 뜸뜨는 자리는 수양명대장경手陽明大腸經의 견우혈肩髃穴이다 (팔을 들면 어깨 끝 두 뼈 사이에 오목한 곳). 견우혈肩髃穴 부위에 보드라운 소금을 깔고 콩알만 한 크기의 뜸을 오른쪽과 왼쪽에 각각 3장씩 뜬다. 낫지 않으면 다음 날 또 뜸을 뜨는데 하루에 6장(한 번에) 뜨는 것을

---

120) 문화콘텐츠닷컴 (문화원형백과 전통부적문화). 2003. 한국콘텐츠진흥원.

원칙으로 하였다.

치료 결과는 대상 환자는 모두 나았다. 치통이 멎은 시간별로 보면 1시간에 멎은 것 6명, 6시간에 멎은 것 11명, 2일 만에 멎은 것 8명, 1~2주에 멎은 것 10명이었다. 대부분의 환자에 대하여 3년 동안 관찰을 하였는데 재발한 사람은 없었다.

뜸 치료 외에 다른 치료는 하지 않았다.

(용원광산병원 안이태: 동의학, 1986 − 4)

증례3

대저혈大杼穴에 뜸을 떠서 치통을 치료한 사례로 동의학東醫學에서 치아는 골骨의 한 부분이라고 본다. 따라서 골회骨會인 대저혈大杼穴에 뜸을 뜨는 것으로 여러 가지 원인(蟲齒, 齒髓炎, 齒根膜炎, 齒槽膿漏症)으로 치아가 쑤시는 환자 36명에게 써보았는데 효과가 좋았다. 치료 방법은 통증이 있는 쪽 대저혈大杼穴(첫째 등뼈의 가시돌기에서 양옆으로 각각 2치 나간 곳)에 팥알만 한 뜸을 한 번에 5~7장씩 뜸을 뜬다.

치료 결과는 36명 가운데서 한 번 떠서 치통이 완전히 멎은 것이 23명, 2번 떠서 멎은 것이 2명이었다. 나머지 11명은 3번까지 떴는데 그 가운데서 8명은 통증이 훨씬 경해졌을 뿐 완전히 멎지 않았고 3명은 효과가 없었다. 치통이 멎은 가운데서 50% 정도는 뜸을 뜨자 곧 멎었고 나머지는 일정한 시간이 지나서야 멎었다. 대저혈大杼穴에 뜸을 뜨면 치통이 멎을 뿐만 아니라 치근막염 증상, 치조농루증상, 찬물을 입에 물면 치아가 시큰거리거나 아픈 증상, 치아를 닦을 때 자주 피가 나오던 증상症狀 등이 없어지거나 좋아지는 것도 볼 수 있었다. 또한 치료를 했던 치아가 쑤시던 것도 멎었다.

(원장연: 동의학, 1987 − 3)

오랜 역사를 갖는 침술 치료

뜸과 침은, 즉 침구鍼灸 치료는 인류가 긴 세월 동안 살아오면서 체득한 경험적 산물로 유구한 역사를 가진 치료 체계이다. 이 말에는 침구鍼灸 치료의 장단점이 내재되어 있다. 장점은 역사성이고 단점은 옛것이라는 의미이다. 예를 들어 침구 치료를 설명하는 책자를 보면 오랜 역사를 앞세우는 경향이 강한데 여기에는 함정이 있다. '오래된 것이 항상 좋다는 법이 있는가?'이다.

약을 붙여서 치료하는 방법

예를 들어 생부자구生附子灸(한약재의 일종인 부자를 갈아 붙이는 방식)를 설명하는 경우 진晉나라의 갈홍葛洪(283~343)[121]은 『주후비급방肘後備急方』에서 "각종 한열 증상을 치료할 때는 큰 부자附子를 찧어서 체로 친 다음 식초를 섞어서 대추혈大椎穴에 바른다."고 하였다. 임상에서는 "적당량의 생부자를 곱게 갈아서 물에 반죽하여 풀처럼 되면 혈에 붙이고 반창고로 고정시킨다. 용천혈에 붙이면 치통을 치료한다."[122]라고 말한다.

통증 치료 후가 더 중요

그러나 이렇게 치료를 하는 사람도 거의 없을 것이고 사실 치통을 치료하는데 그렇게 해서 낫는다 하더라도 일이 해결된 것은 아니다.

---

121) 중국 진晉 시대의 신선을 추구하던 도교 수행자 및 사상가. 포박자抱朴子의 저자이기도 하다.
122) 『쑥뜸요법』. 이웅정. 성보사. 2004. p.97.

앞의 침과 치통 치료에서 언급했듯이 현대에는 치통의 통증 치료보다는 치아의 보존과 수복이 중요하다. 침과 뜸 치료는 인간의 오묘한 몸에 대해서 신비감을 불러오는 것은 사실이기도 하며, 현대와 같은 치과 상식이 없었을 때 유용했을 것이다.

침술과 뜸의 치료 메커니즘

그러나 현대적 시점에서 치성치통에 국한된 치료에 뜸과 침 치료는 무의미한 것으로 여겨진다. 물론 이러한 치료 방법이 백해무익하다고는 생각하지 않는다. 그러나 좀 더 과학적이고 객관적이기 위해서는 침과 뜸의 기본적인 원리에 대해서는 더 많은 연구가 필요하다. 그런데 그런 치료 방식을 고집하는 사람들이 종종 있다. 하지만 우리가 여기서 수용하고 발전시켜야 할 것은 '그렇게 하니 낫고, 그래서 치료를 한다.'라는 것이 아니라 치료의 원리와 메커니즘을 알아야 하고 이를 연구해야 한다는 점이 아닐까 한다.

4부

치통과 인간

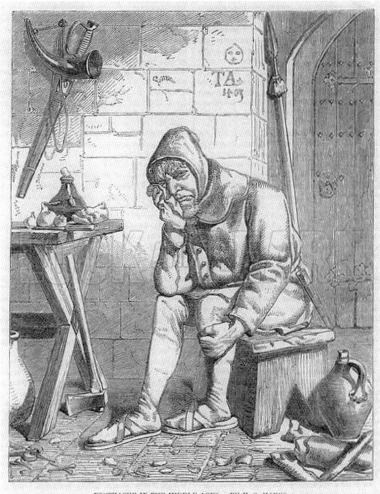

TOOTHACHE IN THE MIDDLE AGES. BY H. S. MARKS.
[Exhibited at the Royal Academy, 1856.']

123. 치통을 앓고 있는 중세의 기사. 그림에서 보듯 어지럽게 늘어진 바닥으로 보아 기사는 치통을 극복하기 위해 무엇인가 행동을 했던 것으로 보인다. 치통은 기사의 면목과 체면을 무참하게 구겨 놓았다. Toothache in the Middle Ages by H. S. Marks(1829 ~1898. 영국 화가).

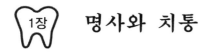

1장 명사와 치통

이상주의자로 잘 알려진 버나드 쇼George Bernard Shaw(1856~1950)는 과연 치통에 대해서도 이상적이었을까? 1925년 스웨덴 한림원이 그에게 노벨 문학상을 수여할 때 '시적 아름다움에 숨어 있는 풍자로 이상주의와 인도주의 사이에 선 작가'라는 평을 받았던 버나드 쇼 역시 치통에 대한 풍자를 잃지 않았다. 그림 124

> 치통을 앓고 있는 사람은 건강한 치아를 가지고 있는 사람이면 행복하다고 생각한다. 가난한 사람도 역시 같은 생각을 한다. 부자들은 모두 행복하다고./The man with a toothache thinks everyone happy whose teeth are sound. The poverty-stricken man makes the same mistake about the rich man.
>
> - George Bernard Shaw[1]

---

1) 버나드 쇼는 그의 묘비명으로도 유명하다. 그는 죽기 전에 유언으로 자신의 묘비명을 이렇게 적어줄 것을 부탁했다고 한다. 우리에게 잘 알려진 대로는 <우물쭈물하다가 내 이렇게 될 줄 알았다.>이다. 영어 원문은 <I knew if I stayed around long enough, something like this would happen.>으로 직역하면 <(나는 살아 있을 적에) 오래 살다 보면 이러한 일이 일어나리란 걸 알았지.> 정도라고나 할까. 아무튼 이 묘비명을 두고 오역이니 어쩌느니 하지만 오역이라면 그게 더 나은 느낌이다. 많은 사람들의 입에 회자되는 이 묘비명은 현재를 어떻게 살아야 할지를 충고해 준다. 묘비명 중에 인상적인 묘비명이 하나 더 있다. <괜히 왔다 간다.> 확인까지는 못해 보았지만 중광 스님의 묘비명이라고 한다.

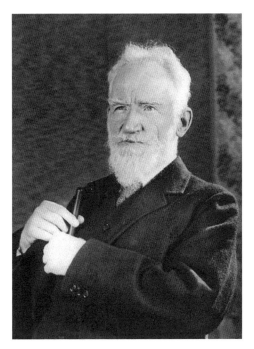

124. George Bernard Shaw
(26 July 1856~2 November 1950).

역시 이상주의적이다.

　명사들은 치통에 대해 많은 말을 남겼다. 치통에 대해서 한마디씩
남긴 것은 아마 그들도 치통을 앓아보았기 때문이리라. 그런데 정작 버
나드 쇼는 치통을 앓기나 했을까? 그리고 왜 사람들은 치통과 행복을
곧잘 열거하면서 이야기하는 것을 좋아할까? 또 한 사람은 버나드 쇼
와 반대된 입장에서 치통을 이야기한다. 그는 말한다. "치통이 있으면

이미 그것으로 행복하지 않다."라고. 그렇게 말한 것은 독일의 소설가 테오도르 폰타네Theodor Fontane(1819~1898)이다. 그는 이렇게 말했다.

1. 독일인의 치통

> 행복이란 무엇인가. 거친 빵 한 조각과 내 몸을 눕힐 잠자리, 좋은 친구, 그리고 치통이 없으면 된다. 이것만으로도 이미 충분하다.

이 말 속에는 치통이 있으면 이미 행복하지 않다는 말이다. 분명 버나드 쇼는 치통에 시달려 보지 않았을 이상주의자이고 폰타네는 치통으로 혹독한 시달림을 받았을 것이다. 폰타네는 그의 선배 하인리히 하이네Heinrich Heine(1797~1856)에게 영향을 받았을까? 독일의 낭만주의 시인 하이네 역시 그와 비슷한 말로서 버나드 쇼와 반대 입장에서 치통을 정의했다.

> 정신적 고통은 육체적 통증보다 견디기 쉽다. 악한 양심과 치통 중에서 하나만 고르라고 한다면 나는 전자를 택하겠다. 세상에 치통보다 더 끔찍한 것이 어디 있으랴![2]

우연이겠지만 독일의 작가들은 대개 치통을 시련으로 생각하는 듯하다. 『마의 산Der Zauberberg』의 토마스 만Thomas Mann(1875~1955)은 그의

---

2) 『통증연대기』. 멜러니 선스트럼 저. 노승영 역. 에이도스 출판사. 2011. pp.109~110.

첫 성공작이라 할 수 있는 『부덴브로크가의 사람들Die Buddenbrook』에서 주인공을 혹독한 치통에 시달리는 인물로 등장시켜 치통으로 고통받는 장면을 생생하게 묘사하고 있다. 이뿐만 아니라 『마의 산』과 『베네치아에서의 죽음Der Tod in Venedig』에서도 등장인물 역시 치통으로 고생하는 인물들을 설정하고 있다.

철학적인 사람 중에는 자신의 치통에서 유머를 발견할 수 있는 사람은 있지만, 이 세상에 아무리 철학적인 사람이라고 해도 자신의 유머에서 치통을 찾아낼 수 있는 사람은 없다.

이 말은 치통에는 유머가 있을 수 있지만 유머 안에서 치통과 같은 혹독한 것을 찾아내는 사람은 이 세상을 살아갈 수 없다는 말이다.[3]

2. 미국인의 치통

"두 가지 재앙 사이에 끼게 될 때, 나는 주로 예전에 경험해 보지 못한 쪽을 택한다."는 말로 유명한 할리우드의 여배우 매 웨스트Mae West(1893~1980) 역시 치통에 대해서 한마디 말을 남겼다.

사랑은 모든 것을 다 극복할 수 있다. 단 두 가지 빈곤과 치통은 제외

---

3) There are men so philosophical that they can see humor in their own toothaches. But there has never lived a man so philosophical that he could see the toothache in his own humor./헨리 루이스 멩켄H. L. Mencken(1880~1956), American, Writer. 그가 남긴 말 중에는 다음과 같은 말도 있다. "민주주의는 개인의 무지로부터 출발한 집단의 지혜에 대한 슬픈 믿음이다."

하고.[4]

독설가이고 위트 넘치는 작가로 유명한 마크 트웨인 역시 치통에 대해서 유명한 말을 남겼다.

I always take Scotch whiskey at night as a preventive of toothache. I have never had the toothache; and what is more, I never intend to have it.

직역하면 다음과 같다.

나는 밤이 되면 항상 치통을 예방하기 위해 위스키를 마셨다. 나는 지금까지 한 번도 치통을 앓아본 적이 없었고, 더욱이 난 결코 치통을 앓아보려고 하지 않았다.

치통 대신 그녀를 대입해 보면 마크 트웨인이 말하려 하는 의도를 알 수 있을 것 같다.

나는 밤이 되면 항상 그녀를 그리워하지 않으려고 위스키를 마셨다. 나는 지금까지 한 번도 그녀를 그리워해 본 적이 없었고 더욱이 난 결코 그녀를 그리워해 보려고 하지도 않았다.

이 정도라면 얼마나 그녀를 그리워하는 것일까?
이렇게 많은 사람들은 치통은 끔찍한 것이긴 하지만 자신에게 치통

---

4) Love conquers all things except poverty and a toothache.

이 찾아온다면 기도나 주문을 하든, 아니면 약물을 찾아 치통으로부터 일시적인 도피를 하려 하든, 아니면 아예 치아를 뽑아 없애버려서 아픔으로부터 영원히 해방되기를 시도하기도 한다. 그래도 고통이 사라지는 순간까지는, 아니 그 이후에 마음속에 남겨진 상처만으로도 여전히 아픔은 사라지지 않고 남기도 한다. 그래서 때로 학자나 위인들은 치통을 오히려 야유나 관조의 시선을 보내기도 하고 때로는 창조적인 작업에 몰두하는 계기로 삼기도 한다. 또 시인들은 그 아픔을 통해서 삶의 고단함을 노래하기도 한다.

3. 한국인의 치통

통증에 영향을 미치는 요소는 다양하다. 많은 요소 가운데 문화도 그중의 하나이다. 통증의 문화적 요인의 일례는 통증의 정도는 문화적 영향을 받는다. 아래 한 편의 한시를 보자.

새 월력 뒤에다 쓰다/書新曆後[5]

-상촌 신흠-[6]

치아가 다 빠지고 머리털도 벗어지고 / 齒牙零落鬢毛踈
세상 나와 어느새 오십이 넘었네그려 / 生世居然五十餘
모를 것은 내년 일 년 삼백육십 일 동안에 / 不識明年三百日
이 몸이 좋을까 나쁠까 어찌 될까 하는 것이지 / 此身休咎又何如

---

5) 한국고전번역원. 양홍렬 (역). 1994, 상촌선생집 제20권 / 시詩○칠언절구七言絶句 166수 중에서.
6) 신흠申欽. 호는 상촌象村이다. 조선 중기 문인이자 서예가이다.

오십이 넘었으니 이제 살 만큼 살아 내년이 있을지 없을지 노래하는 시인. 엉뚱하지만 이 시에서 옛사람들이 20이 넘기 전에 이미 집안의 가장이 되어 일가의 생계를 책임지고 이끌었던 이야기들이 떠오른다. 동시에 이 시를 보면 짧은 삶이 오히려 자신에게 책임감을 가지고 살아갈 수 있는 또 다른 역할을 하는 느낌이 들기도 한다. 아니면 현대인들의 입장에서는 여분의 삶을 살아가고 있기 때문에 수많은 시행착오를 하는 동안 타인에게 아픔을 주고 때로는 의도하지 않은 상처를 받기도 하며 힘든 삶을 살아가고 있는지도 모른다. 삶이란 길이나 굵기가 중요한 것이 아니라 중요한 것은 정작 다른 곳에 있을 수도 있다.

한편 승정원일기에[7] 다음과 같은 내용이 있다.

인조 13년 을해(1635, 숭정 8) / 9월 2일(기유) 맑음[8]

승평부원군昇平府院君 김류金瑬가 상소하기를,
"삼가 아룁니다. 신이 명을 게을리한 죄는 만 번 죽어도 오히려 마땅한데, 성상의 넓은 도량으로 포용하고 불쌍히 여겨 처벌을 가하지 않으셨을 뿐만 아니라 거둥을 물려서 정하라는 명까지 특별히 내리셨고, 또 의원을 보내어 하문하고 약물藥物로 구제해 주기까지 하셨으니, 죽은 사람을 살려 주고 뼈에 살을 붙여 주신 은혜는 하늘과 땅처럼 끝이 없습니다. 신하로서한 가닥 숨이라도 아직 남아 있다면 질병을 애써 참아가며 달려가서 여러 신하들의 뒤에서 일을 살폈어야 하는데, 불행히도 오랫동안 앓아 오던 설

---

7) 조선 시대에 왕명王命의 출납出納을 관장하던 승정원에서 매일매일 취급한 문서文書와 사건을 기록한 일기.
8) 신병이 있으므로 독권관의 직임을 시임 대신에게 거행하게 할 것을 청하는 승평부원군 김류의 상소문의 일부이다. 이상 한국고전번역원. 이봉순 (역). 2006에서 인용.

사의 증세가 여전히 차도가 없습니다. 게다가 치통까지 매우 위중하여 망치로 부수고 도끼로 찍는 것과 같아 미친 듯이 고함치고 펄쩍펄쩍 뛰면서 몸을 자리에 가만히 붙이지 못한 채 한술의 밥도 입에 넘기지 못한 지 지금 이미 나흘이나 되었습니다. 기력이 쇠약하여 사지도 제대로 가누지 못한 채 거동이 이미 임박한 상황에서 신의 질병이 이런 지경에 이르렀으니, 신은 진실로 근심스럽고 두려워서 몸 둘 바를 모르겠습니다."

치통으로 인한 고통을 적나라하게 기록한 옛 조상의 글로 지금이라도 그 치통의 고통이 전해져 올 듯 생생하게 기록되어 있다. 그뿐만 아니라 선조들은 치통의 고통을 아예 시로 남겨 놓기도 했다. 이색(호는 목은/牧隱)은 고려 말 문신으로 포은圃隱 정몽주鄭夢周, 야은冶隱 길재吉再와 함께 삼은三隱의 한 사람이다. 이색은 아래 치통과 치아에 관한 많은 편의 시를 남겼는데 그의 시를 보면 치통으로 고생이 심한 듯하다.

치통/齒痛[9]

-목은 이색-

치통으로 내가 너무 쇠해졌는데 / 齒痛吾衰甚
연래에는 치아가 많이 빠졌으니 / 年來脫去多
통째로 삼킬 만한 건 그렇다 쳐도 / 全吞聊爾耳
꼭 씹어야 할 건 어찌한단 말인가. / 大嚼欲如何
양념 넣은 국엔 면발이 보드랍고 / 麵滑羹初絮
출렁이는 술은 잔에 가득하여라 / 杯深酒似波
단단한 것 씹을 희망 없어졌으니 / 攻堅已無望
늙어갈수록 묵은 병만 지니겠구나. / 老將抱沈痾

---

9) 한국고전번역원. 임정기 (역). 2003, 고전번역서 > 목은집牧隱集 > 목은시고 제14권 > 시詩에서 인용.

또 다른 날 스스로 읊기를

스스로 읊다/自詠10)

근심 고통 밀려든 속에 세월은 흘러가서 / 憂病侵尋歲月闌
광대한 동녘 바람이 봄추위를 겁박하니 / 東風浩蕩㤼春寒
문밖의 이끼 낀 길에 눈은 다 녹았고 / 雪消門外莓苔路
와상 머리 목숙 쟁반에 태양이 비치누나 / 日照床頭苜蓿盤
두통도 안 그쳤는데 치통까지 잇따라라 / 頭痛不禁仍齒痛
몸 편키는 기필 못 하나 마음은 편안하네 / 身安未必便心安
백출을 태워서 향기를 벽에 흠뻑 쏘이고 / 燒來白朮香熏壁
앉아서 당년의 행로난을 손꼽아 세노라 / 坐數當年行路難

또 병든 치아를 읊기를

병든 치아를 읊다/吟病齒11)

남은 생애에 괴로움도 많아라 / 餘生多苦澁
병든 치아가 몹시도 고통스럽네 / 病齒劇殘傷
편패는12) 비록 부러움 직하지만 / 編貝雖堪羨
비사를13) 스스로 잘 막아야 하리 / 飛梭要自防
침을 삼키기는 뇌법이 가장 좋고14) / 嚥津雷法好

---

10) 한국고전번역원. 임정기 (역). 2001, 고전번역서 > 목은집牧隱集 > 목은시고 제14권 > 시詩에서 인용

11) 한국고전번역원. 임정기(역). 2001, 고전번역서 > 목은집牧隱集 > 목은시고 제7권 > 시詩에서 인용. 한편 이하 시에 대한 주석註釋은 원주原註이다.

12) 편패編貝: 조개껍질을 죽 엮어 놓은 것처럼 똑 고르고 고운 치아를 이른 말이다.

13) 비사飛梭: 북을 날린다는 뜻으로, 진晉나라 때 사곤謝鯤은 본디 성품이 호탕하기로 유명했는데, 그 이웃집 고씨高氏의 딸이 미색美色이 있었으므로 사곤이 일찍이 그 여인을 건드리다가, 그 여인이 던진 북에 맞아 치아 두 개가 부러졌던 고사에서 온 말이다. 『晉書 卷49 謝鯤列傳』.

돌로 양치질하니 들 정취 진진하네[15] / 漱石野情長
우소를[16] 누가 능히 배우리요마는 / 齲笑誰能學
단단한 것 씹는 건 스스로 아껴야지 / 攻堅我自藏
통째로 삼키는 꾀가 가장 절묘하고 / 全呑謀最妙
잘게 씹는 계책은 좋은 게 아니로다 / 細嚼策非良
음식물을 출납하는 목구멍이 / 出納咽喉地
공을 논하자면 가장 으뜸이로세 / 論功却擅場

목은은 아마 평생 동안 치통으로 고생을 한 것 같아 이 밖에도 치통에 대한 수많은 시를 남겼다.

또 목은과 같은 시대를 살았던 안축安軸(287~1348)[17]은 다음과 같은 시를 남겼다.

치통/齒痛[18]

젊었을 땐 기운이 아주 왕성하더니 / 壯歲氣益增
나이 들자 병이 번갈아 찾아오네 / 晩年病交會

---

14) 침을 …… 좋고: 침을 삼키는 것은 도가道家의 수양법修養法의 한 가지이고, 뇌법雷法은 옛날 도가의 뇌공雷公의 법칙을 이르는데, 뇌공의 법칙대로 하면 뇌우雷雨를 부를 수 있고 질고疾苦를 제거할 수도 있다고 한다.

15) 돌로 …… 진진하네: 진晉나라 손초孫楚가 소싯적에 은거하려 하면서, "흐르는 물로 양치질하고 흐르는 돌을 베개로 삼는다漱流枕石."고 해야 할 것을, 잘못해서 왕제王濟에게, "돌로 양치질하고 흐르는 물을 베개로 삼는다漱石枕流."라고 했던 데서 온 말이다. 『晉書 卷56 孫楚列傳』.

16) 우소齲笑: 마치 치통齒痛로 인해서 어색하게 웃는 얼굴처럼, 여자가 고의로 어색하게 웃는 모양을 가리킨다.

17) 안축의 호는 근재謹齋. 젊어서 원나라의 제과制科에 급제하고 충렬, 충선, 충숙 세 왕의 실록 편찬에 참여하였다. 작품에 경기체가인 「관동별곡」과 「죽계별곡」, 저서에 문집 『근재집』이 있다.

18) 한국고전번역원. 서정화, 안득용, 안세현 (공역). 2013. 고전번역서 > 근재집 > 근재집 제1권 중에서 인용.

혈맥은 몸속에서 쇠약해지고 / 血脈衰於中
치아와 머리칼은 밖에서 늙어가네 / 齒髮老于外
모발은 통증을 모르기에 / 毛髮不覺痛
희더라도 해로움이 없지만 / 雖白尙無害
어금니는 쑤시고 흔들리니 / 牙齒熱以搖
칼로 도려내는 듯 쓰라리구나 / 酸痛極刀劊
밥이 거칠어 죽을 마시고 / 飯麤啜糜粥
고기가 질겨 생선회를 씹네 / 肉硬啗魚膾
점차 빠져서 다 없어지면 / 漸見脫以虛
입술로도 가릴 수 없겠지 / 脣亦不能蓋
젊어지는 약을 만들지 못하였으니 / 還童藥未成
탄식한들 어찌할 수가 없구나 / 嘆息無可奈
젊은이들에게 말하노라 / 謂言少年子
튼튼한 이를 자신하지 말라[19] / 莫恃如編貝

그는 시로서 젊은이들을 부러워하면서 동시에 자신하지 말라는 충고를 보낸다. 세월 앞에 언젠가 모두 늙어 치아는 빠지고 늙어가는 것이 피할 수 없음을 노래하고 있다. 그것만이 아니다. 조선 중기 유학자 성현成俔(1439~1504)[20]은 오히려 치아가 없으니 말을 많이 하지 않게 됨을 위안으로 여긴다. 그는 이렇게 읊는다.

---

19) 튼튼한 이: 원문의 편패編貝는 조개껍질을 가지런하게 엮은 것을 말하는데, 주로 깨끗하고 가지런한 치아를 비유할 때 사용한다. 원주原註이다.

20) 조선 성종 때의 문신으로 학자. 자는 경숙磬叔. 호는 부휴자浮休子, 용재慵齋, 허백당虛白堂, 국오菊塢. 대제학大提學 등을 지냈고, 『악학궤범』을 편찬하여 음악을 집대성하였다. 저서에 『용재총화』, 『허백당집』 등이 있다.

치통/齒痛[21]

연래로 노쇠하여 흰머리가 무성한 몸 / 潦倒年來鶴髮鬖

치통으로 괴롭기가 재갈을 문 듯하네 / 輔車沈痛若遭箝

죽 먹자니 배부르게 먹고픈 맘 간절한데 / 吸呑軟粥惟思飽

배를 씹어 보려 해도 그마저 여의찮네 / 細嚼酸梨竟未堪

한자처럼 괴롭게도 하나 둘씩 빠지건만 / 次第漸頹韓子苦[22]

유여처럼 어리석게 휘파람을 부는구나 / 嘯歌不廢幼輿憨[23]

세간의 온갖 일들 기교가 넘치는데 / 世間萬事多機巧

입 다물고 말 않는 건 달가운 일이로세 / 合噤無言是所甘

아무튼 위대한 철학자들은 치통으로 말미암아 창작활동에 몰두하기도 했으며 때로는 파스칼처럼 성과물을 내놓기도 했다. 그러나 위인들에게 반드시 치통이 은총인 것만은 아니다. 그러나 치통은 세상사를 달관한 노학자老學者에게는 인생의 의미를 알려주는 동반자이기도 하다. 셰익스피어나 파스칼, 선비士의 전형을 보이고 평생을 올곧게 살아갔던 이색이나 그들이 받은 치통의 강도는 범인들과 다름없었을 것이다. 그러나 다른 것은 그들이 어떻게 치통을 극복하고 그것을 창작이나 학문적 성과물로 내놓은 것은 분명 범인과는 다르다.

---

21) 한국고전번역원. 조순희 (역). 2011, 고전번역서 > 근재집 > 근재집 제1권 중에서 인용.

22) 한자韓子처럼 …… 빠지건만: 한자는 당나라 한유韓愈이다. 한유의 「제십이랑문祭十二郎文」에 "나는 나이 사십도 되지 않았지만 눈앞은 흐릿하고 머리털은 희끗희끗하고 치아는 흔들거린다."라고 한 말을 인용한 것이다. 원주原註이다.

23) 유여幼輿처럼 …… 부는구나: 유여는 진晉나라 사곤謝鯤의 자이다. 사곤이 이웃집에 사는 예쁜 처녀에게 희롱을 걸었다가 처녀가 던진 북에 맞아 치아 두 개가 부러졌는데, 사람들이 이를 보고 놀려도 길게 휘파람을 불면서 "그렇더라도 나는 휘파람 불며 노래하기를 그만두지 않을 것이다."라고 하였던 고사가 있다. 『晉書 卷49 謝鯤列傳』. 치아가 빠진 것을 개의치 않고 시를 읊으며 지낸다는 뜻으로 말한 것이다. 원주原註이다.

그리고 그런 치통을 극복한 선인들의 모습을 보고, 그들이 남긴 창작물을 발견(?)할 때 느껴지는 환희는 또한 작은 것은 아니다.

기창덕奇昌德(1924~2000)[24]과 이규보李奎報(1168~1241)

이규보(1168~1241)는 '다시 이가 아파서'란 시에서 치통을 이렇게 노래한다.

다시 이가 아파서/又齒痛

사람이란 먹어야 살고, / 人以食而生
먹자면 반드시 이가 필요한 법. / 食必以其齒
이제 이가 아파 먹지를 못하니 / 齒痛莫加飱
하늘이 내게 죽어라 하시는구나. / 天殆使我死
강하면 꺾이는 것이 또한 이치라 하지만 / 剛折亦云經
늙고 이 빠지니 더더욱 창피하네. / 老齡更堪恥
몇 개 남아 있기는 하지만 / 餘有幾箇存
들뜨고 흔들려 이 뿌리가 붙을 곳이 없는데 / 浮動根無寄
이제는 아프기까지 하고 / 今者又復痛
이어 머리까지 쑤신다네. / 延及頭亦爾
찬물은 마실 수 없고 / 水寒不可飲
뜨거운 물은 가까이도 못 하며 / 湯亦不可試
죽을 쑤어도 뜨거움이 가시기를 기다려 / 糜粥候冷熱
그제야 겨우 핥아서 먹는다. / 然後僅能舐
이런 판에 고기를 씹을 수 있으랴? / 矧可齕肉爲
고기가 있다 한들 도마 위에 있을 뿐. / 有肉空在杣

---

24) 기창덕: 한국 의치학 사료 연구가이자 치과의사. 한국 최초로 장애인전문치과를 설립. 연구와 봉사
    활동에 기여한 공로로 '엘마 베스트상', '국민훈장 모란장' 등을 수상. 저서로 『의학 치과의학의 선
    구자들』, 『한국근대의학교육사』, 『한국개화기 의문화연표』, 『한국치과의학사』 등이 있다.

이 모두가 늙어서 그런 것이니, / 是實老所然
내 몸이 없어져야 비로소 끝이 나겠지. / 無身始洒已

위 시는 사연이 깊은 시이다. 기창덕 박사가 이 글을 발견하고 며칠 동안을 밤잠을 이루지 못했다고 한다. 이 기쁨을 아는 사람이 얼마나 될는지? 그는 생전에 고려 말의 문인 이규보李奎報가 남긴 '치통의 노래'를 발견해 소개하면서 이를 아주 기뻐했다.[25]

1995년 12월 12일 한겨레신문과 인터뷰에서 그는 이렇게 인터뷰를 마무리했다.

> "하늘이 언제 내 생명을 거두어 갈지 모르지만 내가 평생 모은 자료, 머릿속의 지식들을 기록으로 남기는 데 필요한 1년 반 정도의 시간을 주었으면 하는 것이 저의 마지막 바람입니다."

『한국치과의학사』는 그의 14년의 노력 끝에 결실을 맺은 책이다. 그 노학자의 집념의 결실인 이 책은 그를 연사로 초청한 2,000여 명이 모인 학회에서 단 3권이 팔렸다는 쓸쓸한 진기록까지 남겼다.

마지막으로 정약용의 시를 싣는다.

노인이어서 즐거운 일 하나/老人一快事[26]

---

25) 『인물 과학사 1』. 박성래. 책과함께. 2011. p.261.
26) 한국고전번역원. 임정기(역). 1994. 다산시문집 > 다산시문집 제6권 중에서 인용.

늙은이의 한 가지 유쾌한 일은 / 老人一快事
치아 없는 게 또한 그다음이라 / 齒豁抑其次
절반만 빠지면 참으로 고통스럽고 / 半落誠可苦
완전히 없어야 마음이 편안하네 / 全空乃得意
한창 움직여 흔들릴 적에는 / 方其動搖時
가시로 찌른 듯 매우 시고 아파서 / 酸痛劇芒刺
침놓고 뜸질해도 끝내 효험은 없고 / 鍼灸意無靈
쑤시다가는 때로 눈물이 났었는데 / 鑽鑿時出淚
이제는 걱정거리 전혀 없어 / 如今百不憂
밤새도록 잠을 편안히 잔다네 / 穩帖終宵睡
다만 가시와 뼈만 제거하면은 / 但去鯁與骨
어육도 꺼릴 것 없이 잘 먹는데 / 魚肉無攸忌
잘게 썬 것만 삼킬 뿐 아니라 / 不唯吞細聶
큰 고깃점도 능란히 삼키거니와 / 兼能吸大臠
위아래 잇몸 이미 굳은 지 오래라 / 兩齶久已堅
제법 고기를 부드럽게 끊을 수 있으니 / 頗能截柔膩
그리하여 치아가 없는 것 때문에 / 不以無齒故
쓸쓸히 먹고픈 걸 끊지 않는다오 / 悄然絕所嗜
다만 턱이 위아래로 크게 움직여 / 山雷乃兩動
씹는 모양이 약간 부끄러울 뿐일세 / 嗑嗑差可愧
이제부터는 사람의 질병 이름이 / 自今人病名
사백네 가지가 다 안 되리니 / 不滿四百四
유쾌하도다 의서 가운데에서 / 快哉醫書中
치통이란 글자는 빼 버려야겠네 / 句去齒痛字

치통을 극복하려는 인간의 의지는 위에서 다룬 창조적인 방향으로만 고정되지 않는다. 오히려 가장 일반적인 방법으로는 치료나 치아를 뽑는 행동, 즉 발치를 통해서 이 아픔을 극복하려 하기도 한다. 그러나 위인들은 언제나 그들만의 자취를 남긴다.

4. 중국인의 치통

한국에 이색이 있다면 중국에는 육유陸游(1125~1210)가 있다. 그는 중국 시인 가운데 가장 많은 시를 남긴 시인으로도 유명한데 그가 남긴 시는 10,000편이 넘는다고 한다. 특히 치아에 관한 시를 많이 남겨 이백이 술로 시를 썼다면 육유는 치통으로 시를 섰다고 할 정도이다. 그래서 그런지 후대에 들어 많은 사람들은 치아를 이야기하고, 치아에 대한 옛사람들의 문화와 정서를 이야기할 때 종종 육유의 시를 보기로 든다.

이병태 선생의 『치의학 역사 산책』27)에도 다음과 같은 내용이 나온다.

> 의치에 관한 문헌은 현재까지는 조사에 따르면 송대의 것이 최초의 것이다. 육유陸游(1125~1210)가 쓴 「세만유흥歲晚幽興」이라는 시 중에 나와 있다. '묘지를 점치고 관을 짜고 운반하는 데에는 내가 가장 능하나, 수염을 염색하고 이를 심는 것을 사람들은 비웃는다.' 그리고 '요즈음 빠진 이를 해 넣는 의사가 있다는 소리를 들었다.'는 구절이 있다.

「세만유흥」이라는 시에서 위와 같은 기록을 남긴 육유는 치통유감幽痛有感이라는 시에서 치아가 하나하나 빠져 가면서 인간에 대해 더 많은 것을 알게 되었다고 말한다.

---

27) 『치의학 역사 산책』, 이병태. 도서출판 정상. 2001.

齒痛有感

宋・陆游
眼暗頭童負聖時, 齒牙欲脫更堪悲.
暮年漸解人間事, 蒸食哀梨亦自奇.

눈은 어두워지고 머리카락은 성기어져 가는데
치아마저 빠지려 하니 슬프기 그지없네.
나이가 들면서 인간사를 조금씩 알아가
맛있기로 이름난 배를 삶아 먹는 것도 다 이유가 있다네.

치아가 없으니 배조차 삶아 먹어야 하는 이유. 이것이 인간사라고
육유는 읊는다.

그리고 가을의 사색(추사秋思)에서는 다음과 같이 노래했다.

秋思
　陆游

牙齒漂浮欲半空, 此生已付有無中.
一杯藜粥楓林下, 時與鄰翁說歲豐.

치아는 흔들거려 곧 빠질 듯한데
이생에 연연할 것일랑 아무것도 없다오.
기장 죽 한 그릇 단풍나무 아래서 먹으며
때때로 이웃집 늙은이랑 풍년이야길 한다오.

다음은 왕안석王安石(1021~1086)[28]의 시 중의 하나이다.

송오현도오수/送吳顯道五首[29]

　王安石

忽憶舊鄕頭已白, 牙齒欲落眞可惜. 臨江把臂難再得, 江水江花豈終極.

문득 고향을 생각하니 어느덧 머리는 백발이 되었고
치아는 곧 빠질 듯 흔들거리니 참으로 애석하구나.
강가에서 팔을 붙잡으며 헤어졌지만 이제 다시 만날 수 없으니
강물 흘러 물결 출렁임에는 어찌 끝이 있으랴.

위 시는 두보杜甫(712~770)의 여러 시 가운데서 "牙齒欲落眞可惜·臨江把臂難再得, 江水江花豈終極"을 각각 인용한 매우 독특한 시이다.

먼저 牙齒欲落眞可惜은 막상의행莫相疑行에서 인용했다. 시는 이렇게 시작한다. "男兒生無所成頭皓白, 牙齒欲落眞可惜/남아가 태어나 이룬 바도 없는데, 머리는 희어지고 이는 빠지려 하니 정말 어찌 애석하지 않으리"라고 한탄했다. 臨江把臂難再得은 두보의 시 고전행苦戰行에서 인용한 시구이다. 원래의 의미는 전쟁으로 목숨을 잃은 장군들을 기리며 다시는 그들을 볼 수 없는 안타까움을 읊었으나 여기서는 치아를 의미하는 방법으로 인용했다. 또 江水江花豈終極은 杜甫의 시 애강두哀江頭[30]에서 나오는 문구이다. 두보는 애강두에서 "人生有情淚沾臆, 江水江花岂终极"

---

28) 중국 북송北宋 때의 문필가이자 정치인. '당송팔대가唐宋八大家' 가운데 한 사람이다.

29) 吳顯道오현도라는 사람에게 보내는 시 중의 한 수이다.

30) 애강두哀江頭(강가에 서서 슬퍼함)는 두보의 시 가운데서도 백미 중의 백미로 불린다. 특히 明眸皓齒今何在(명모호치금재하; 그 맑은 눈동자 하얀 이의 그녀는 지금 어디에 있는가?)는 그 대상이 양귀비로 백거이白居易의 장한가長恨歌와 함께 양귀비를 노래한 대표적인 작품이다. 명모호치明眸皓齒는 이 시로 말미암아 '맑은 눈동자 하얀 이'로 미인을 형용하는 말로 성어가 되었다.

라고 읊었다. "사람 살아가니 정에 못 겨워 인생 눈물은 가슴을 적시는데 강물이 흘러가고 물결은 출렁임에는 어찌 끝이 있으랴."

시성 두보를 괴롭힌 치통

이런 두보이니 중국인의 치통을 이야기하는데 그의 시를 빼놓을 수 없다. 두보는 병약해서 30세 중반부터 병마에 시달렸다. 36살에는 폐병으로 고생했으며 40대에는 악성학질로, 50에 들어서는 치통, 두통, 전신마비 증상으로 시달리다가 중반에는 이미 치아가 한 개도 남지 않았다.

復陰복음
　杜甫

方冬合沓玄陰塞, 昨日晚晴今日黑. 萬里飛蓬映天過, 孤城樹羽揚風直.
江濤簸岸黃沙走, 雲雪埋山蒼兒吼. 君不見夔子之國杜陵翁, 牙齒半落左耳聾

겨울이 찾아오니 온 세상이 음산한 기운으로 가득 차, 어제는 저녁에 개더니 오늘은 검은 구름 생기네. 만 리를 떠도는 그림자 하늘을 지나고, 외로운 성엔 나무가 바람을 맞는다. 물결은 강기슭 모래 위로 달리고, 구름과 눈에 덮인 산엔 짐승 소리 들리는데, 그대는 기나라의 이 늙은이를 보지 못했는가? 치아는 다 빠지고 한 귀 먼 이 늙은이를!

2장 용의 눈물

1. 조선왕조실록에서 살펴본 왕들의 치통에 관한 기록

예전부터 동양 사람들은 용을 신성한 동물로 여겼다. 그래서 그 용의 이미지를 가져와 임금을 용으로 표현하곤 했다. 임금의 얼굴을 용안, 임금이 앉는 자리를 용상, 임금이 타는 수레를 용가라고 표현했다. 그러면 임금의 치아는 용치? 아니다. 임금의 이미지는 용을 빌려 표현했지만 임금의 몸은 주로 옥을 빌려 표현했다. 즉 임금의 몸은 옥체이다. 임금의 손은 옥수, 임금의 치아는 옥치이다. 또 용루를 옥루라고도 한다. 용체를 옥체라고도 한다.

하지만 옥치라고 해서 일반인의 치아와 다를까. 옥치 역시 충치나 풍치로 인해 고통을 받았다. 조선왕조실록 등의 기록을 보면 특히 광해군의 옥치는 그에게 인내하기 어려운 고통을 주었다. 허준은 이 광해군 때의 어의로 치통으로 고생하던 광해군에게 침으로 치통을 치료하려 했다. 그러나 허준의 침으로도 광해군의 치통은 수그러들지 않았다. 당시의 기록을 보면 다음과 같은 기록이 나온다.

"무릇 위(胃)에서 생겨난 병은 침으로 쉽사리 효험을 볼 수 있는 것이 아닙니다. 반드시 마음을 맑게 하고 생각을 줄여서 일을 처리함에 있어 잘 조절하여야 상하가 서로 통해 열이 흩어질 것입니다."

애매하다. 맞는 말인 것 같으면서 맞지 않는 말 같기도 하다. 하지만 치통의 원인이 은근히 광해군 자신에게 있다고 말하는 허준의 용기에 범인의 그릇을 넘어섬을 알 수 있다. 반면, 옥치玉齒로 인해 수많은 옥루를 흘려야만 했던 왕들의 모습에서 치통으로 고생하던 옛사람들의 일면을 보는 것 같다.

치통으로 본 성종成宗이 성종成宗인 까닭

조선왕조실록31)을 보면 왕들이 치통으로 고생한 기록들이 자주 등장한다.

조선왕조실록은 의학사적으로도 수많은 정보를 가지고 있다. 예를 들어 우리나라에서도 샴쌍둥이가 태어났던 기록이 조선왕조실록에 나온다.

-영조 13년 정사(1737, 건륭 2) 3월 3일 (신묘): 경상도 경산의 한 여인이 기형아를 낳다.-

---

31) 이 책에서 『조선왕조실록』 부분의 인용은 한국고전번역원의 번역문을 인용하였음.

경상도 경산慶山에 사는 어떤 여인이 하나의 죽은 사내아이를 낳았는데, 두 개의 머리에 각기 눈, 코, 귀, 목과 네 개의 팔을 갖추었으나, 가슴 이하는 하나로 합쳐져 있었다. 두 입의 윗잇몸에는 각기 두 개의 이가 나 있었는데, 모양은 말의 어금니와 같았다.

백성들 가운데 일도 이렇게 낱낱이 기록하다 보니 왕의 건강 문제에 대해서는 더 말할 필요도 없을 것이다. 당연히 왕들의 건강과 병, 그리고 나라의 전염병에 대한 기록 역시 살펴볼 수 있다.

성종 11년 경자(1480, 성화 16) 7월 8일 (병술)날의 실록에는 치통과 식상증에 관한 약을 중국 사신에게 물어 구하도록 승정원에 전교하는 재미있는 내용이 실려 있다.

승정원承政院에 전교하기를,
"내가 치통齒痛을 앓은 지 해가 넘었는데, 널리 의약醫藥을 시험하였으나 효력이 없다. 또 대왕대비께서 일찍이 식상증食傷證이 있었는데 지금 또 가슴앓이를 얻었으니, 관반館伴으로 하여금 사신에게 물으면 저들이 반드시 마음을 다하여 약을 구할 것이다. 경들은 어떻게 생각하는가?"
하였다. 도승지都承旨 김계창金季昌이 말하기를,
"전하의 치통은 다른 나라 사람으로 하여금 알게 할 수 없습니다."
하니, 전교하기를,
"옛적에 진후晉侯가 병이 있어 진秦나라에 의원을 구하였으니, 적국敵國도 오히려 그러한데, 더구나 중국中國이겠는가? 관반으로 하여금 한가하게 이야기하는 사이에 조용히 물어보게 하라." 하였다.

위 실록에는 짧지만 많은 정보들이 숨어 있다. 주된 내용은 마침 조선을 방문한 사신에게 치통 약을 구해 보라는 어명을 내리는 내용이다. 우선 성종의 인물됨에 대해서 알 수 있는데 성종이라는 왕호에서 알 수 있듯이 조선의 통치기반을 확립한 왕이다. 그런 왕답게 대화하는 방법과 식견이 뛰어나고 대화하는 방법이 여간이 아니다.

성종의 치통

조선의 제9대 국왕인 성종成宗(1457~1494, 재위 1469~1494)은 12살이라는 어린 나이에 왕이 되었으니 성종 11년은 그의 나이 23살이 되는 것이다. 성종은 치통으로 고생한 지가 해를 넘겼다고 말하는 것으로 보아 22살에 치통은 치주질환이라기보다는 치아우식이나 사랑니로 인한 치통으로 보인다. 그런데 치통과는 별도로 여기서 재미있는 것은 성종의 식견과 대화를 이끌어 가는 뛰어난 방법이다. 성종은 12살이라는 어린 나이에 뜻하지 않게 왕위에 올랐고 성종成宗이라는 묘호廟號에서 알 수 있듯이 조선의 통치기반을 마련한 왕이다.

성종의 식견

그런데 23살이면 아직은 왕권을 확립하기 이전으로 그를 왕위에 올린 것은 위에서 말하는 대왕대비로 세조의 왕후이고 그는 수렴청정하에 있는 처지이다. 그런데 여기서 자신의 치통 약을 구할 때 자신의 치통 약만을 말하지 않고 대왕대비의 식상증을 거론하며 같이 약을 구하라는 말은 노신老臣들로 하여금 쉽게 거절할 수 없도록 만든다. 그러나 조선은 왕권과 신권의 팽팽한 견제와 조화 속에서 성립하고 통치되던 국가였다.

치통과 국가의 체면

도승지 김계창은 이미 50을 넘긴 노신의 '치통을 다른 나라에 알려서는 안 된다.'는 반론은 얼핏 보면 이해가 되지 않는 대목일 수 있지만 여기에는 숨은 의미가 있는데 일종의 한 나라의 '체면'인 것으로 보인다. 즉 "널리 의약醫藥을 시험하였으나 효력이 없다."면서 그것을 다른 나라에서 구하려 하니 노신의 입장으로서는 달갑지 않은 것이다. 그러나 치통은 앓아본 사람만이 그 고통을 아는 것. 게다가 성종의 당시 나이로 보아 사랑니로 인한 통증이거나, 충치로 인한 통증이니 그 아픔이 어지간할 리는 만무하다. 그러나 왕이 신하에게 명을 내리는 것이 우격다짐식의 명이 아니다. 성종은 예화를 들어 "옛적에 진후晉侯(晉나라의 귀족)가 병이 있어 진秦(앞에서 언급한 晉나라와는 적국관계)나라에 의원을 구하였으니, 적국敵國도 오히려 그러한데, 더구나 중국中國이겠는가?"라는 23살의 식견으로는 도저히 범접할 수 없는 명을 내린다.

그 후 성종의 치통은 어떻게 되었을까?

성종 11년 경자(1480, 성화 16) 7월 21일 (기해)
경복궁에 거둥하여 중국 사신을 경회루 아래에 청하여 잔치하다.
임금이 경복궁景福宮에 거둥하여 두 사신을 경회루慶會樓 아래에 청하여 잔

치하였다. 두 사신이 전하께 남면南面하기를 청하여 친히 어좌를 잡아서 남향하여 베풀고, 청하기를,

"자리에 오르소서. 우리들이 고두하여 행례하겠습니다."

하니, 임금이 부득이하여 따랐다. 도승지都承旨 김계창金季昌 등에게 명하여 선물을 주니, 두 사신이 절하고 사례하였다. 임금이 말하기를,

"듣건대 대인이 8월 초6일에 길을 떠난다 하니, 청컨대 떠나는 기일을 조금 늦추시오."

하니, 두 사신이 말하기를,

"우리들이 이미 4개월 동안 머물렀으니, 다시 머무를 수 없습니다."

하였다. 상사(명나라 사신 중의 한 명-인용자 주)가 먼저 술을 올리니, 임금이 말하기를,

"치통齒痛이 있어서 마시지 못하겠습니다."

하였다. 상사가 말하기를,

"치통에는 술을 마셔야 합니다."

하니, 임금이 말하기를,

"대인이 준 곡소산哭笑散을 먹고서 치통이 조금 덜한데, 술을 마시면 다시 아플까 두렵습니다."

하였다. 상사가 말하기를,

"제게 통증을 멈추는 약이 있으니, 청컨대 다 마시소서."

하니, 임금이 드디어 다 마시었다. 부사(사신 중의 한 명-인용자 주)가 잔을 올리자 임금이 잔을 드니, 부사가 물러나서 꿇어앉았다. 임금이 말하기를,

"전에는 이런 예가 없었는데, 지금 어째서 이렇게 합니까?"

하니, 상사가 말하기를,

"조정의 예에 황제께 잔을 올리려면 이렇게 합니다."

하였다. 임금이 말하기를,

"이 예를 어째서 내게 씁니까? 내가 감당하지 못하겠습니다."

하니, 두 사신이 고두叩頭하고 말하기를,

"본국의 소민小民으로서 마땅히 이 예를 행하여야 합니다."

하였다.

-후략-

성종에게 보인 황제의 예

이 기록을 보면 결국 도승지 김계창이 어명을 받들어 명나라 사신으로부터 약을 얻어서 치통이 어느 정도는 완화된 것으로 보인다. 치통에 대한 이야기와는 별도로 또 하나 여기서 읽을거리가 있는데 명나라 사신이 성종을 황제의 예우로서 대하고 있다는 점이다. 이에 대해 성종은 말한다. '예전에 없던 일이 아니냐고?' 그러자 사신들이 말한다. '본국의 소민小民으로서 마땅히 이 예를 행하여야 한다.'라고. 결국 이 말은 성종의 덕과 인품에 그들도 스스로 신하의 예를 취한 것이라고 생각할 수 있다. 한 나라의 통치자가 지니는 덕망과 인품과 그리고 식견은 그 나라의 위상을 만드는 것은 예나 지금이나 다름이 없는 것 같다.

왕들이 치통으로 고생한 이유

왕들의 치통에 대해서는 우리나라만이 아니다. 예컨대 오래된 기록으로는 고대 이집트의 파라오에 대한 기록으로 아멘호테프 3세는 식사할 때마다 치아에 심한 통증을 느꼈으며, 그런 치통은 죽을 때까지 그를 괴롭혔다는 기록에서부터[32] 프랑스 역사에 처음 기록된 치통환자들은 두말할 것도 없이 역대 왕들이었다고 할 정도이다.[33] 이렇게 왕들의 치통에 대해서 잘 알려진 것에는 두 가지 이유가 있을 것이다. 하나는 신분

---

32) 『나일강의 사람들』. 타임라이프북스 편집부 저. 김훈 역. 가람기획. 2010. p.123.

33) 『만물의 유래사』. 피에르 제르마 저. 김혜경 역. 하늘연못. 2004. p.345.

상의 이유이며 다른 하나는 그들의 신분상에서 오는 식생활에서 기인한다. 최소한 그들 사생활이 대부분 기록으로 남겨져야만 했으며, 그들은 식생활에서 치아에 유해한 음식들을 자주 접했기 때문이다.

실록에서 보이는 치통

필자가 조사한 바에 따르면 조선왕조실록을 보면 치통이라는 단어가 13번 나오는데 왕의 치통과 관계된 치통은 성종이 처음이다. 성종이 스스로 치통이라고 언급한 것은 두 번이다. 중종은 치통으로 가장 고생을 했던 왕으로 보이는데 스스로 자신의 치통 이야기를 한 것이 4번 기록이 되어 있다. 이후 광해군, 경종, 영조 때 치통으로 인한 기록이 보인다. 경종 때의 기록은 대비大妃의 치통에 관한 기록이고 영조 때의 기록은 사도 세자의 치통을 기록한 것이다.

치통 치료와 제주도

그런데 실록 내용 중에 눈에 띄는 부분이 하나 있는데 「치통과 제주도」에 대한 부분이다. 먼저 세조 때의 기록을 보면 제주에서 치통을 잘 다스리는 사람을 뽑아 올리라는 내용이 있다.

○ 세조 2년 병자(1456, 경태 7) 1월 24일(갑오)

제주 안무사濟州按撫使에게 유시하기를,
"본주本州 여의女醫 중에서 난산難産과 안질眼疾·치통齒痛을 치료할 수 있는 자 2, 3인을 가려서 올려 보내라."

이윽고 성종 때에 이르러 다음과 같은 상세한 기록이 나온다.

○ 성종 23년 임자(1492, 홍치 5) 6월 14일(계축)

우승지右承旨 권경희權景禧가 아뢰기를,
"제주濟州의 의녀醫女 장덕張德은 치충齒蟲을 제거시키고 코와 눈 등 모든
부스럼이 난 것도 제거시킬 수 있었는데, 죽을 무렵에 그 기술을 사비私婢
귀금貴今에게 전해 주었습니다. 나라에서는 면천免賤시켜 여의女醫를 삼아
그 기술을 널리 전하고자 하여 두 여의로 하여금 따라다니게 하였는데,
귀금이 숨기고 전하지 아니하였습니다. 요즈음 황을黃乙이라는 자가 고독
蠱毒[34]을 잘 다스리는데, 숨기고 있다가 세 차례나 형문刑問한 다음에야 말
하였습니다. 여의 분이粉伊는 그 기술을 배웠으나, 황을만은 못하니, 이는
그 기술을 다 전하지 아니한 것입니다. 청컨대 귀금을 고문하여 물어보게
하소서." 하니, 명하여 귀금을 불러서 묻기를,
"여의 두 사람으로 하여금 따라다니게 하였는데, 네가 숨기고 전해 주지
아니하니, 반드시 그 이익을 독차지하고자 함이 아니냐? 네가 만약 끝까
지 숨긴다면 마땅히 고문을 가하면서 국문鞫問하겠으니, 다 말하여라."
하자, 귀금이 말하기를,
"제가 일곱 살 때부터 이 기술을 배우기 시작하여 열여섯 살이 되어서야
완성하였는데, 지금 제가 마음을 다해 가르치지 않는 것이 아니고 그들이
익히지 못할 뿐입니다."
하였다.

제주도와 치통 치료는 무슨 관계인지 잘 알려진 것은 없다. 아마 제

---

34) 고독蠱毒: 뱀·지네·두꺼비 등의 독으로 만든 독약을 사람에게 몰래 먹여서 배앓이·가슴앓이·토
혈吐血·하혈下血·부종浮腫 등의 증세를 일으켜 점차 미치거나 실신하여 죽게 만드는 일.

주도는 외국으로부터 표류 등으로 외래의술이 전해진 것 때문인지도 모른다.

청파극담에 보이는 의녀 장덕張德

장덕이라는 의녀醫女의 기록은 청파극담靑坡劇談[35]에 더욱 자세하게 기록되어 있다. 여기서는 '치충齒虫(치아 벌레)'이라는 단어를 사용하여 설명하고 있다.

치아 벌레에 대한 기록

내가 젊었을 때 제주도에 사는 가씨加氏란 사람을 본 일이 있다. 사족士族의 집에 드나들면서 치충齒虫을 잡아내는 데 효험이 있었다. 그 후 같은 제주도의 계집종 장덕張德은 가씨한테서 술법을 배웠다. 치통이나 코와 눈병이 있으면 수없이 벌레를 잡아냈는데 병도 조금씩 나았다. 대낮에 침으로 핏줄을 찔러 벌레를 잡아냈는데 병도 조금씩 나았다. 대낮에 침으로 핏줄을 찔러 벌레를 잡아내면 벌레는 꿈틀거리면서 며칠이 가도 죽지 않았다. 사람들이 삥 둘러서서 보았으나 그 까닭을 알지 못하였다. 일찍이 대궐에 들어가 이를 치료하여 효험이 있었는데, 혜민서惠民署의 여의女醫로 삼고, 나이 어린 여의 몇 사람으로 하여금 그 기술을 배우게 하였으나 끝내 전한 사람이 없었다. 다만 사사종에 옥매玉梅라는 자가 있었는데, 그 집에서 심부름하곤 하더니, 장덕이 죽자 옥매가 그 기술을 모두 알아 또한 혜민서에 소속하게 되었다. 그 집이 우리 집과 이웃이어서 그의 하는 짓을 보건대 정말 신기한 기술이다. 내 일찍이 중국에 봉사하였다가 침針을 삼키고 콧구멍으로 나오게 하는 일이라든가, 크고 작은 어린아이가 꾸짖음에 따라 스스로 뛰게 하는 자도 있었고, 비둘기를 키워 불을 사르고 구

---

35) 1512년에 조선 전기 문신 이육이 역대 인물들의 일화를 중심으로 엮은 야담집.

멍으로 날아가게 하는 등 재주를 피우는 사람이 있어서 모두 눈과 귀를 놀라게 하였다. 아마 그 유類일 것이다.[36]

청파극담의 기록들로 보는 치과 치료 방법

이상의 기록들로 보아 현대 치의학적인 관점에서는 당시 치아에서 벌레를 끄집어내는 치료법은 치아에서 치수를 끄집어낸다고 보기 어렵다. 일단 치수를 끄집어낸다는 것은 살아 있는 치아가 아니면 안 된다. 즉 신경이 죽은 치아는 이미 신경이 괴사하여 치수를 하얀 벌레처럼 끄집어낼 수 있는 상태가 아니기 때문이다. 따라서 치아에서 치수를 발수하는 과정은 마취약을 사용하지 않는 상태에서는 엄청난 통증을 수반하기 때문에 위의 기록들과는 배치된다. 아마 이러한 치료법은 대부분 속임수로 생각된다.

광대들의 치과 치료

청파극담靑坡劇談에서 "침針을 삼키고 콧구멍으로 나오게 하는 일이라든가, 크고 작은 어린아이가 꾸짖음에 따라 스스로 뛰게 하는 자도 있었고, 비둘기를 키워 불을 사르고 구멍으로 날아가게 하는 등"의 내용은 바로 유럽 떠돌이 광대들이 행하던 마술이다. 아마 이들이 행하던 술식으로 마치 치아에서 벌레를 잡아낸 것처럼 속임수를 통하여 치통을 치료했을 것으로 여겨진다. 일본에도 이와 유사한 치료를 행한 적이 있다.

---

36) 『청파극담靑坡劇談』. 안병주 역. 한국고전번역원. 1971.

중세 일본의 치과 치료

일본에서 1600년대부터 1800년대 중반까지 치과 치료는 많은 변천을 겪었으며 여러 부류의 시술자들이 등장하였다. 치통 제거는 침, 뜸, 소작을 이용했다. 소작은 환부를 지지는 것으로 쇠를 가열해서 사용하였다. 이 외에도 주문呪文을 외우고 부적符籍도 이용하였으며 마술魔術 같은 방법도 이용하였다. 치과시술업자는 진료소를 차려 놓고 사람들에게 자기는 발치전문이라든가 보철전문이라면서 선전하였다. 일반 서민은 길가에 노점처럼 꾸려 놓는 돌팔이들에게 치료를 받았다.37) 그림 125

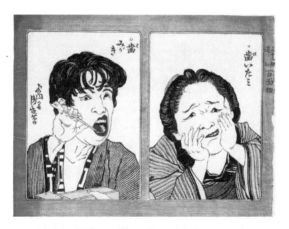

125. 양치와 치통을 묘사한 그림. 고바야시小林淸親 그림. 1883.
일본 가나가와현 치과박물관 소장.

---

37) 『치의학 역사 산책』. 이병태. 도서출판 정상. 2001에서 참조.

2. 엘리자베스 여왕의 치통과 워싱턴의 틀니

오늘날 치과의사들은 극심한 치통을 가라앉히기 위해 아픈 어금니에 미량의 소금과 후추를 올려놓는 처방을 권하지 않는다. 하지만 이것은 13세기에 연금술사이자 점성가이며 교황의 의사이기도 한 그 카탈로니아 사람이 극심한 치통을 앓고 있는 교황 클레멘스 5세에게 권한 약물 치료법이었다.[38]

치통으로 고생한 루이 14세

또 소위 태양왕으로 불리며 유럽에서 가장 크고 화려한 궁정에서 생활했던 루이 14세는 노년에 이르러 거의 30년 동안 윗니가 하나도 없는 채로 지내야 했다. 또한 온갖 종류의 의치를 끼우느라 끊임없이 고통을 겪기도 했다. 그리고 1685년, 위그노 교도들의 종교적 자유를 무참히 짓밟았을 때, 마침내 왕은 극심한 치통에 시달리며 턱뼈 부위의 살에 구멍을 뚫어야 할 지경에 이르렀다.[39]

여왕의 치통과 발치

하지만 치통에 대해서는 사용되는 약물만큼이나 많은 그 진위를 알 수 없는 풍문들도 넘쳐난다. 그중에서도 영국의 여왕 엘리자베스 1세(1533~1603)의 이야기는 유명하다.

---

38) 『향신료의 역사』. 장 마리 펠트 저. 김중현 역. 좋은책만들기. 2005. p.100.
39) 『포켓속의 세계』. 장지연. 미네르바. 2009. p.287.

여왕의 치아에 관한 기록으로 많은 사람에게 알려진 기록은 영국의 성직자로 역사학자이자 전기 작가인 존 스트라이프John Strype(1643〜1737)가 기록한 "Life and Acts of John Aylmer, Lord Bishop of London(1701)"에 남아 있는 기록이다. 어느 독일인의 방문자는, 여왕의 검은 치아를 보고, "설탕을 대량으로 사용하는 영국인에게 있기 쉬운 결점인 것 같다."라고 보고했다. 1578년 12월, 치통에 심하게 시달리는 여왕에게 의사들은 충치를 뽑으라고 권했지만 발치 시 통증을 두려워한 여왕은 이를 거절했다. 그러자 여왕에게 용기를 주기 위하여 런던의 주교 에이머Aylmer는 당시 떠돌이 발치의사에게 자신의 이를 뽑게 했다. 당시 에이머는 나이가 들어 성한 이가 별로 남지 않았으나 여왕에게 용기를 주기 위하여 온 발치사에게 자신의 이를 뽑게 했다는 내용이다.

워싱턴의 틀니와 치통

왕은 아니지만 대통령 중에서도 치아 때문에 고통스러워했던 통치자가 바로 미국 초대 대통령 조지 워싱턴이다. 22세 이후부터 충치 때문에 매년 평균 한 개씩의 이를 뽑아냈던 그는 미국의 대통령이 될 무렵에는 남아 있는 이가 없어 당시 미국에서 가장 이름 있는 치과의사가 만들어준 틀니를 끼고 살아야 했다. 당시 워싱턴의 틀니는 현대 기술로 보면 참으로 엉성한 것이어서 행여 틀니가 빠질까 봐 웃을 수도 없게 만들 정도였는데, 그가 착용했던 틀니를 살펴보면 큼지막한 하마의 앞니를 깎아 윗니를 만들었고 죽은 사람의 이를 뽑아 만든 아랫니를 순금나사로 고정시킨 것이었다.

틀니로 고생한 워싱턴

그리고 윗니와 아랫니는 용수철을 납땜하여 고정시킨 투박한 모양이었다. 문제는 이런 투박한 틀니를 끼고 음식을 씹다 보면 삐걱거리는 소리가 요란하게 나기도 하고, 입 밖으로 튕겨 나오는 일도 더러 있었고, 틀니를 끼고 있는 동안에는 입 주위가 늘 부어오른 것처럼 보여 사람들에게 험상궂은 인상을 주곤 하였다. 그러던 1789년 조지 워싱턴이 대통령으로 취임했을 당시다. 성한 이가 단 한 개뿐이었던 조지 워싱턴은 공식석상에 나서야 할 때는 입에 솜을 집어넣고 나왔고, 솜을 감추기 위해 한마디도 할 수 없이 입을 다물어야 했다. 심지어 재선이 된 후, 제2기 취임연설 때는 연설 자체가 아예 무산된 적도 있었는데, 당시 워싱턴의 이가 모두 빠져 연설을 포기할 수밖에 없었다고 한다.[40]

워싱턴이 사용한 치약

그렇다면 조지 워싱턴이 충치에 시달려야 했던 결정적인 이유는 무엇일까? 그가 평생토록 심한 충치에 시달린 것은 그의 치아관리가 소홀했기 때문이 아니었다. 그는 매일 가루치약으로 이를 닦고 목구멍까지 양치질을 했지만 그렇게 열심히 양치질을 한 것이 오히려 치아를

---

40) Bumgarner, John R. The Health of the Presidents: The 41 United States Presidents Through 1993 from a Physician's Point of View. 등에서 정리.

망가뜨렸던 것이다. 후대 사람들이 조사한 결과 당시 조지 워싱턴이 썼던 치약은 속돌, 붕사, 태운 빵가루와 담배 등을 섞어 만든 것으로 드러났는데 안타깝게도 당시 치약의 주원료가 되었던 것들은 대부분이 치아를 부식시키는 대표적인 성분이라는 것이다. 당시 이러한 성분을 짐작조차 할 수 없었던 워싱턴은 열심히 칫솔질을 했지만 오히려 끊임없는 고통에 시달리며 평생을 고통 속에 살다 갔다.

지금도 워싱턴 D.C.에 있는 자연사 박물관_{Museum of Natural History}에는 그가 끼던 목재 의치가 전시돼 있다. 또 그의 다른 의치는 볼티모어에 위치한 메릴랜드 대학 치의학 박물관_{University of Maryland Dental Museum in Baltimore}에도 보관되어 있다. 그림 126

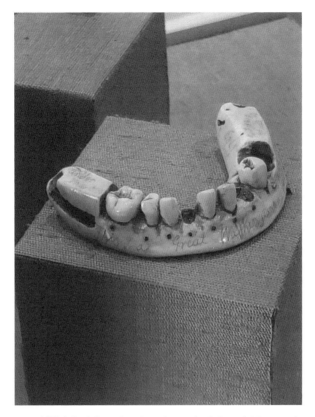

126. 워싱턴의 의치. University of Maryland Dental Museum in Baltimore. National Museum of Dentistry.

이렇듯 왕이라는 이름으로 살다 간 인물들에게 숨겨져 있던 질병인 치통! 초상화 속에서 바라보고 있는 왕들의 근엄한 자태에는 범인들보다 더한 지독한 고통을 경험했던 것에 대해서는 드러나지 않는다. 하지만 고통의 크기야 신분의 고하를 가리겠는가? 또 고통의 길이를 가리겠는가? 때로는 죽어야만 끝나는 고통.

고려 말의 시인 이규보李奎報(1168~1241)는 치통의 극심함을 시로써
이렇게 표현했다.

다시 이가 아파서/又齒痛[41]

사람은 먹어야 살 수 있으며 / 人以食而生
먹을 때에는 반드시 이로 씹는데 / 食必以其齒
이가 몹시 아파 먹지를 못하니 / 齒痛莫加飱
하늘이 나를 죽이려는가 보네 / 天殆使我死

-중략-

이 모두가 늙은 때문이니 / 是實老所然
죽어야 비로소 끝나리 / 無身始迺已

대시인이 이르기를 치통이란 죽어야만 끝난다고 할 정도이니 옛사
람들의 치통에 대한 인식의 일단을 엿볼 수 있다. 그림 127

---

41) 한국고전번역원. 동국이상국집(東國李相國文集) > 동국이상국후집 제1권 > 고율시(古律詩) >. 장기
근 역. 1979.

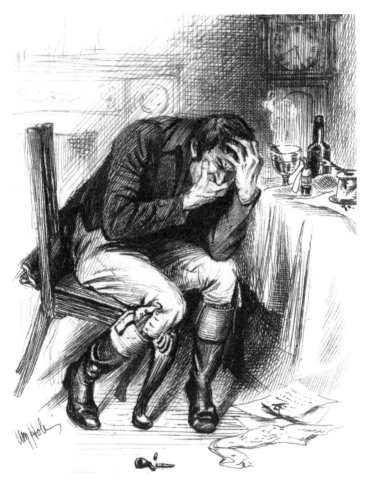

127. 예전부터 치통은 많은 예술가들의 창작의 소재가 되었다. 그러나 창작 소재가 아무리 필요하다 하더라도 치통을 즐기는 예술가들은 없었다. 그림은 스코틀랜드의 시인 로버트 번스(1759~1796, 올드 랭 사인Auld Lang Syne의 노랫말은 그의 시이다.)의 시「치통에게 부쳐Address to the Toothache」의 삽화로 윌리엄 호울즈William Hole's의 치통으로 고통받는 시인의 모습을 표현한 일러스트이다. 위키피디아 인용. 시 전문은 참고자료 참조.

◆ 부록 ◆

이슬람 치의학

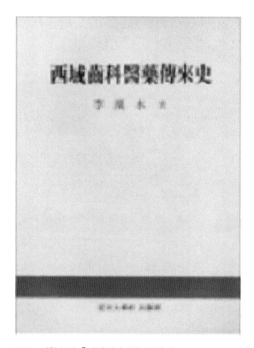

128. 이한수의 『서역치과의약 전래사』.

1. 고대부터 다양하게 전개되었던 의학 기술의 교류

중국 의학은 중국에서 태어난 의학이지만 거기에 머물지 않고, 한국, 일본, 베트남 등 이웃 나라와 민족에 전해져 그 나라의 풍토, 풍속, 체질 등 차이에 따라 독자적 발전을 이룩해 왔다. 중국 의학은 남아시아의 아유르 베다 의학, 이슬람 세계의 유나니 의학과 더불어 살아 있는 3대 전통 의학이라 불린다.[1]

사실 현대 의학의 뿌리가 어디에서 기원하느냐를 따지는 것은 의미 없는 일이다. 그러나 서양의학 일변도인 현대 의학 속에서 약물과 의학에 대한 관습과 문화는 대개 이슬람의 유나니 의학에 뿌리를 두고 있다. 이슬람 세계는 특히 수학, 화학, 의학 등에서 뛰어난 창조력을 발휘했다. 사실 근대 서양은 아랍의 수학과 화학 등에 적지 않은 도움을 받았기 때문에 훌륭한 과학적 성취를 자랑할 수 있었다. '아라비아 숫자'가 상징적으로 말해 주지만 아랍의 수학적 업적은 놀라운 것이었다.[2] 서양에서는 제버라는 이름으로 알려진 아랍의 연금술사 자비르 Abu Musa Jabir ibn Hayyan(721?~815?),[3] 대수와 알고리즘의 창안자 알 콰리즈미Al khwarezmi(780~850), 바그다드에 최초의 병원을 세운 페르시아의 의

---

1) 『한의학과 현대의학』. 김우겸. 서울대학교출판부. 2003. p.99.

2) 『이슬람의 탄생』. 진원숙. 살림. 2008. p.80.

3) 최초의 연금술사라고 일컬어지는 그는 의학을 공부한 후 궁정의가 되었다. 그는 2,000여 권이 넘는 책을 저술한 것으로 알려져 있다.

사 라제스(865~923) 등은 각각 후세에 화학, 수학, 의학 분야에서 지대한 영향을 끼친 인물들이다. 또 치의학 분야에서도 뒤에서 다룰 치통의 해소 방법으로서 약물 치료나 발치 치료 등은 라제스를 비롯한 이슬람 의학자들에게서 많은 영향을 받았기에 간단하게 이슬람 의학에 대해서 언급해 둘 필요가 있다.4) 예를 들어 후술하는 우리 조상들이 치통이나 충치 치료약으로 널리 사용했던 오배자五倍子(이를 검게 물들이는 데도 사용하며 충치 치료를 위해 빈번하게 사용했던 한약재)에 대한 사용법도 아라비아에서 기원한 것으로 보인다. 이한수의 『서역치과의약 전래사』를 보면 우리와 이슬람의 교류는 「元을 통한 西域의 本草 傳來」에서는 충렬왕 때 1회 그리고 공민왕 때 6회의 전래가 있었고 또 공양왕恭讓王 때에는 2회가 있었는데 이때 다양한 아리비아 의약품들과 의학지식이 들어왔다고 기술하고 있다.5) 그림 128

---

4) 이 분야에 대해서는 이한수, 『서역西域치과의약 전래사』가 있다. 이 책은 전무후무한 역작으로 서역西域의 치의학에 관한 내용뿐만 아니라 아라비아의 의학적, 치의학적 지식이 언제, 그리고 어떻게 우리나라에 전래되었는지를 상세하게 다루고 있다. 특히 이 저술은 저자의 각고의 노력이 한 단어 한 문장에서 엿보이는 역작이다.

5) 『서역치과의약 전래사』. 이한수. 연세대학교출판부. 1993. p.97.

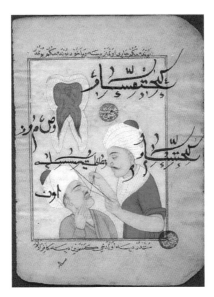

129. 이슬람 문화권에서 치과 치료를 하는 모
　　　습. 치아 모형과 그 안에 악마가 자리한
　　　모습에서 중세 유럽의 충치모형도를 연
　　　상시킨다. 일본 가나가와현神奈川県 치과박
　　　물관 제공.

　　위 그림은 중세 이슬람 문화권에서 치아를 치료하는 모습이다. 온전
히 현대 치의학 또는 의학이라는 서양문화의 세례를 받은 현대인은 이
슬람문화가 현대 치의학이나 현대 의학에 미친 영향이 많지 않다고 생
각하지만 그것은 착각이다. 일찍이 바빌로니아인들은 치통의 원인이
벌레라는 것을 알았다. 그들은 치통을 일으키는 벌레를 지구상에서 가
장 먼저 탄생한 벌레라고 생각했다. 그림 129

신이 벌레를 처음으로 만들었을 때 먹기 좋은 음식을 권했으나 벌레는 다 싫다며 이렇게 말했다.

"잘 익은 무화과나무 열매가 무슨 소용이랍니까? / 저를 입 속에 살게 하시어 / 잇몸에서 피를 빨아 먹게 하시고 / 이 사이에 끼인 음식 찌꺼기를 씹도록 하소서."[6]

2. 실제적인 치료

세계치과의학사적 중심에서 보면 아라비아는 중세치과의학의 중심이었다. 일찍이 중국에서는 아리비아를 대식大食이라고 하였는데 이는 'Tadjik'의 음역音譯이다. 아라비아의 공적은 당시까지의 이집트, 인도, 그리스, 로마의 치과의학을 연구하여 그것을 융화 및 동화시키고 동시에 더욱 발전시켜 후세에 전해 서양치과의학의 근간을 이루게 한 점이다. 아라비아에서는 일찍부터 치통 치료법으로 소작법燒灼法과 사혈법瀉血法(치료를 위하여 혈액을 인체 내에서 배출시키는-인용자 주), 또는 자락법刺絡法(한의학에서 시행하는 일종의 부항요법, 또는 침혈 또는 살갗에 침을 놓아 피를 뽑는 방법을 말하기도 한다.-인용자 주) 등 외과적

---

6) Before The Muses: An Anthology Of Akkadian Literature. Benjamin R. Foster./Univ Pr of Maryland. 2005. p.995.// 『통증연대기』. 멜러니 선스트럼 저. 노승영 역. 도서출판 에이도스. p.49에서 재인용. 충치와 벌레의 관계는 치아와 한의학 장에서도 다루었다. 중국에서 역시 충치가 벌레에 의한 것이라는 인식이 거의 이 무렵에 있었던 것으로 추정된다. 바빌로니아 문명은 기원전 26세기 무렵이라고는 하지만 충치와 벌레라는 인식의 시기는 은허의 유적을 이룬 상나라(BC 1600~BC 1046)와 가까운 것으로 생각된다.

수술을 많이 응용하였다. 그러나 가능하면 발치를 피하려고 했던 점은 그리스나 로마 시대와 같다.[7]

아라비아와 중국의 문화적 접촉은 이미 기원전인 수천 년 전부터였다. 그러나 문헌상으로는 8세기 초인 당唐 현종玄宗(712~756) 때부터이다. 교류가 보다 많아진 때는 11세기부터이며, 더욱 현저하게 된 때는 12세기 이후이다.[8] 이슬람 의학, 치의학이 현대 의학과 치의학에 어떤 영향을 남겼는지 아라비아 출신 의학자들을 통해 알아보기로 하자.

1) 호초와 커피를 약으로 사용하기 시작한 라제스

이슬람 의학을 이야기할 때 가장 먼저 등장하는 사람은 라제스 Rhazes(865~923, 또는 알 라지/Ar-Razi)이다. 라제스라는 이름은 라틴어화 한 이름인데 페르시아의 북서부에 있는 코라산의 라이Raj에서 태어났기 때문에 그의 이름에 붙여진 것이다. 그의 본명은 아부 바크르 무하마드 이븐 자카리야 알 라지Abu Bakr Muhammad ibn Zakariya Ar-Razi였다. 애초에 그의 관심은 의학이 아니라 철학 및 음악에 있었다. 그의 가장 친한 친구 중 한 명이 병원의 나이 많은 약제사였는데 그와 논의를 하면서 의학에 흥미를 갖게 되었다. 그가 의학을 공부하겠다고 나섰을 때는 젊은 나이는 아니었다.[9] 그럼에도 그는 10세기 무렵 모든 의학지식을

---

7) 『서역치과의약 전래사』. 이한수. 연세대학교출판부. 1993. p.81.

8) 『서역치과의약 전래사』. 이한수. 연세대학교출판부. 1993. p.106.

9) 『위대한 의사들』. 헨리 지거리스트 저. 김진언 역. 현인. p.82.

집대성한 20권의 『의학대전』을 남겼다. 『의학대전』은 그리스와 아랍의 의학은 물론 페르시아와 인도의 의학까지 종합한 의서였고 12세기에 라틴어로 번역된 이래 17세기까지 서구의 대학에서 의학교재로 사용되었다.[10]

'라제스/Rhazes, 865~923, 또는 알 라지/Ar-Razi'의 그림 설명. 의사들은 수백 년 전부터 유럽의 미술사에서 한 손에 유리병을 들고 빛에 비춰 보면서 유심히 관찰하는 모습으로 묘사되어 왔는데, 그 유리병에는 환자의 노란색 소변이 들어 있다. 또 그림에는 또 다른 인물이 바구니를 손에 들고 있는 모습도 자주 그려져 있다(『화장실의 역사』. 야콥 블루메 저. 박정미 역. 이룸. 2005. p.205). 그림 130

---

10) 『이슬람의 탄생』. 진원숙. 살림. 2008. p.83.

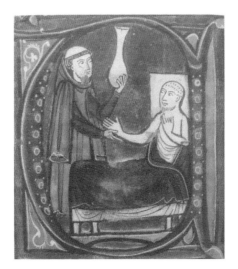

130. 라제스_{Rhazes}(865~923, 또는 알 라지
/Ar-Razi)/Muhammad ibn Zakariya
ar-Razi(Rhazes) isolated many chemical
substances, produced many medications,
and described many laboratory appara
tus. 그는 연금술사, 화학자, 철학자, 의사,
학자 등으로 알려져 있다. 한편 라제스의
손에 들린 것은 환자의 오줌으로 보인다.
또 이슬람 의학에서는 소변검사(uroscopy)
를 강조하여 소변의 색깔, 농도, 냄새, 맛,
침전물 등에 따라 환자의 질병에 대한 진
단과 예후를 기록하였다. 소변이 반쯤 담
겨 있는 플라스크 모양의 그릇을 의사의
상징으로   사용하였다.(Hoffman-Axthelm
W. History of Dentistry. Quintessence,
1981. 『턱얼굴외과 역사이야기』. 최진영
역. 군자출판사에서 참조). 위키피디아 인용.

의학에 있어서 라제스는 천연두와 홍역을 구분한 업적을 남겼다. 고대 세계에는 홍역이 분명히 존재했을 테지만 천연두나 수두, 풍진, 성홍열 그 밖에 발진을 일으키는 다른 질병들과 혼동되었던 관계로 정확한 기록을 찾기가 쉽지 않다. 고대 그리스와 로마, 이집트, 중국에서는 천연두와 홍역을 구분했다는 주장이 있기는 하지만 천연두와 홍역을 최초로 제대로 설명한 것은 10세기 페르시아의 알-라지/Ar-Razi, 즉 라제스/Rhazes이다.[11] 라제스는 또 치의학에서도 많은 업적을 남겼는데 그는 유향과 명반alum, 明礬을 혼합시킨 일종의 시멘트로 치아우식증을 충전하는 방법을 창안했으며, 치아 질환의 예방 목적으로 치마분 사용을 권장했다.[12] 그는 또 최초로 커피에 대한 기록을 남긴 의학자이기도 했다.[13]

2) 이븐 알아바스Ibn al-Abbas, 또는 이븐 시나Ibn Sina(아비센나)

아라비아의 대표적 명의 아비센나Avicenna(이븐 시나의 라틴어 이름, 980~1037)의 본명은 AbuAlial-Husainben Abda alah I bu Sing라는 긴 이름이다. 'Ibn Sina'라는 말은 중국의 아이라는 뜻이기도 하다. 곧 Ibn Sinna가 Avicenna라는 것이다. 그의 Canon medicinae醫學典範는 그

---

11) 『우리는 모두 짐승이다』. E. 풀러 토리 저. 박종윤 역. 이음. 2010. p.112.

12) 『서역치과의약 전래사』. 이한수. 연세대학교출판부. 1993. p.82.

13) 『커피의 과학과 기능』. 니시자와 치에코 귀엔 반 츄엔 저. 이정기, 이상규 외 1 명 역. 광문각. 2011.

리스와 로마의학의 집대성이다. 본서에는 총 750종이나 되는 약물이 기재되어 있는데 여기에는 중국 의약품도 다수 포함되어 있다. Avicenna의 발명품이 중국으로 그대로 수입된 것도 있다. 그의 대표적인 제제製劑법으로는 향기를 가진 주약재로 만든 환약丸藥을 금이나 은박으로 싸서 향기의 휘발성을 방지한 것도 있다.[14] 그림 131

이슬람 세계의 명의들은 대개 철학자로도 명성을 날렸다. 바로 앞에서 언급한 라제스 역시 어떤 면에서는 의사보다 철학자로서 명성이 뛰어나다. 아비센나는 철학적으로는 아리스토텔레스학파의 뒤를 계승한 신플라톤주의의 한 축을 이루었다. 그는 980년 이슬람 제국의 동쪽, 지금의 우즈베키스탄에서 태어났고 17세에 벌써 의사로서 명성을 날렸던 인물이다. 그가 저술한 『의학전범』은 12세기 이후 근대 초기까지 서방 세계에서 의학 지식에 대한 기초적인 백과사전으로 사용되기도 했다.[15] 그가 저술한 『치유治癒의 서書(The Book of Healing)』는 철학적인 면모를 잘 보여주고 있는 책으로 논리학, 자연과학(물리학, 지리

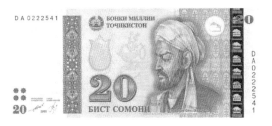

131. 중앙아시아 타지키스탄의 20솜 지폐 속의 이븐 시나.

14) 『서역치과의약 전래사』. 이한수. 연세대학교출판부. 1993. p.106.
15) 『철학 갤러리』. 김영범. 풀로엮은집. 2009. p.186.

학, 생물학, 심리학), 수학, 형이상학으로 구성되어 있다. 그림 132

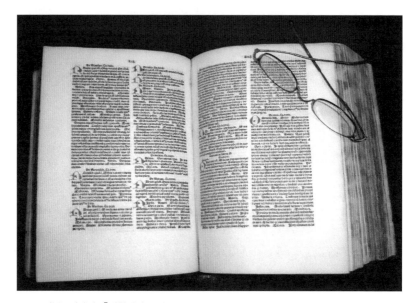

132. 이븐 시나의 『의학전범The Canon of Medicine』. A Latin copy of The Canon of Medicine, dated 1484, located at the P.I. Nixon Medical Historical Library of The University of Texas Health Science Center at San Antonio, US. 그는 100만 단어가 실려 있는 'The Canon of Medicine'을 포함하여 의료에 관한 16권의 책을 남겼다. 사진의 『의학전범』은 당시 알려진 질병에 대한 그리스와 아랍의 권위자들의 처치와 투약을 적은 것으로, 그리스-아랍 의학을 완성한 책으로 여겨진다. 이 책은 라틴어로 출판되었으며 일부는 히브리어로 출판되었다. 이것은 15세기 유럽의 대학에서 의학과정의 반을 차지했다. 영어판 위키피디아 인용.

한편 아비센나는 연금술가로서 그 이름을 높였고, 각기 몇몇 비전서秘傳書와 문헌들을 남겼다. 그들의 생각은 의학의 진단 영역에도 영향을 주었다. 곧 천체의 운행은 인체의 생명현상까지도 지배한다는 생각에서, 의사들은 천체 관측과 환자의 해설물질로, 생명현상의 부조不調를 추측하려는 검뇨법檢尿法까지 생각하게 되었다. 물론 이것들은 비과학적인 방법이나, 그 이후의 생화학이나 화학요법의 기초를 이루면서 몇 세기 후의 요소尿素나 인燐을 발견하는 단서를 마련했다.[16] 아비센나의 영향은 아니겠지만 이슬람 세계에서는 오줌을 통한 질병판단을 중요한 진단법으로 생각했던 것 같다. 중세 아랍의 의사들은 소변의 외형과 성분에 따라 275가지에 이를 정도로 소변을 다양한 종류로 구분했다.[17] 아비센나Avicenna는 소독의 중요성도 간파해 최초로 알코올을 증류해 낸 의사로도 알려져 있다.

한편 아비센나는 동서양 문화교류의 정점에 서 있던 인물로 여겨진다. 아비센나의 본명인 Ibn Sina라는 말은 곧 중국의 아이, 중국 출신자라는 뜻인 점으로 미루어 보더라도, 중국의 의약이 당시 많이 그 지역으로 소개되었을 점은 쉽게 생각된다. 그의 저서 의학대전Cannon medicinae 1권 2장 중에 중국의 의학인 맥학이 기재된 사실 또한 그러한 사정을 알려주는 것이기도 하다.[18]

아무튼 아비센나Avicenna라는 이름이 중국 아이Ibn Sina라는 이름에서 유래했다는 『서역치과의약 전래사』의 저자 이한수 선생의 주장은 매우

---

16) 『서역치과의약 전래사』. 이한수. 연세대학교출판부. 1993. p.80.
17) 『화장실의 역사』. 야콥 블루메 저. 박정미 역. 이룸. 2005. p.205.
18) 『서역치과의약 전래사』. 이한수. 연세대학교출판부. 1993. p.27.

흥미로운 이야기이다. 만약 이 주장이 설득력을 얻는다면 중세 이전의 중국과 유럽의 교류는 생각보다 훨씬 활발했던 것으로 여겨진다. 우리나라도 원나라를 통해서 이들과 교류를 하면서 많은 영향을 받았을 것이다. 따라서 우리나라 사람의 의학관, 또는 건강관, 신체관도 이슬람 세계에서 형성된 지식에 영향을 받았을 것은 쉽게 미루어 짐작할 수 있다.

3) 외과학과 치주학齒周學(Periodontology)의 아버지 아불카시스Abulcasis

아불카시스Abulcasis(Abu al-Qasim al-Zahrawi, 936~1013)는 스페인 코르도바에서 활약한 이슬람교도 외과의사이다. 그의 저서로 알려져 있는 『외과학外科學』은 그를 최고의 외과의사로 부르기에 모자람이 없다고 일컬어진다. 그의 저서인 해부학은 1000년경에 완성이 되었다. 내용으로는 치학에서부터 분만에 이르기까지 광범위하고, 50년에 걸친 외과의사 생활을 통해 얻은 지식을 총망라하고 있다. 치의학에 있어서 그는 한랭으로 치통이 생겼을 경우와 치아 속에 벌레가 있을 경우는 치료제를 사용해도 소용이 없다고 하면서 버터를 이용한 소작법을 택했다.19) 그림 133

---

19) 『서역치과의약 전래사』. 이한수. 연세대학교출판부. 1993. p.81.

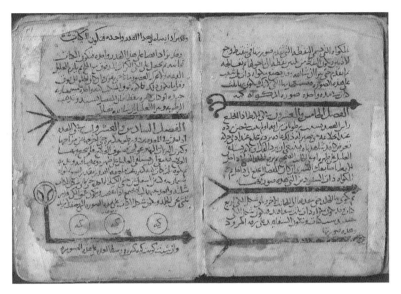

133. 아불카시스가 고안한 다양한 외과기구들. 그의 책은 처음으로 일반 외과 부분을 실었으며 여러 가지 수술들에 대해 자세히 썼고, 당시 이용하던 200개 정도의 수술기구 그림도 있었다.

그의 저서 『외과학』 2권 제29장에는 치석에 대해 다루었다. 치석이란 치아를 변색시키며 고름이 생기게 한다고 설명하고 있으며 다음과 같은 치석 제거 방법까지 기술하고 있다.

환자의 머리를 당신의 무릎에 기대고 앞에 앉도록 한다. 그 후 치아 속의 딱지나 먼지가 섞인 물질을 아무것도 남지 않을 때까지 긁어낸다. 만일 처음 긁을 때 그것이 없어진다면 좋지만 만일 그렇지 않다면 목적한 바에 도달할 때까지 다음 날에도 두 번 세 번 반복해서 긁어야 한다. 당신이 이해한 대로 치아의 특징에 맞는 다양한 형태와 모양의 치아 긁는 기구가 어금니에 필요하다는 것을 알아야 한다. 왜냐하면, 치아의 내면을 긁는 기구는 치아 외면을 긁는 기구와 다르기 때문이다. 또한 치아 사이를 긁는 것도 다르다. 여기에는 긁는 기구scraper가 많이 실려 있는데, 그중 대부분은 이미 당신이 가지고 있을 것이다.[20]

이처럼 아불카시스Abulcasis는 치석에 대하여 신중한 고려를 한 최초의 저술가였는데 그는 침착물을 완전히 긁어 없애도록 권했다. 그는 치석을 제거할 수 있는 여러 가지 모양으로 된 스케일러를 14개나 고안했으며 이 기구들을 보다 효과 있게 사용하기 위해서 환자의 머리를 자기의 무릎 위에 올려놓는 방법을 취했다. 만약 한 번에 치석을 다 제거할 수 없을 때는 그다음 날뿐만 아니라 매일이라도 다시 하여 비록 "녹색이거나, 검거나, 노랗거나, 어떤 색깔이거나" 더러운 색이 다 없어질 때까지 했다.[21]

치주학의 아버지라 불릴 만하다. 그림 134

---

20) 『턱얼굴외과 역사이야기』. Walter Hoffmann-Axthelm 저. 최진영 역. 군자출판사. 2004에서 참조.
21) 『턱얼굴외과 역사이야기』. Walter Hoffmann-Axthelm 저. 최진영 역. 군자출판사. 2004에서 참조.

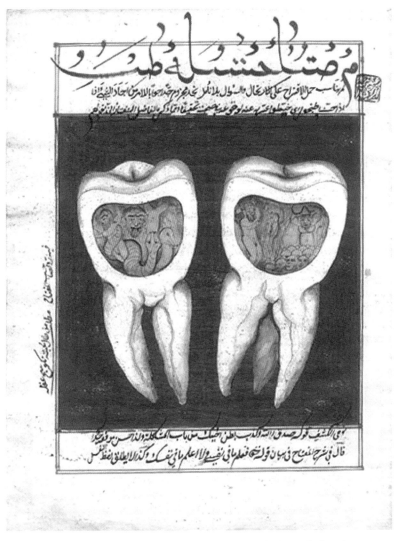

134. 이슬람의 충치모형. 18세기 오스만 투르크의 치과서적에 나오는 충치 그림. Bennion, Dental Antiques, p.10 shows a very similar scene carved in ivory c. 1750.

이상으로 라제스, 이븐 시나, 아불카시스를 중심으로 이슬람 의학과 치의학의 관계를 개관하였다. 사실 근대 이후 서양의 기독교 문화에서 밀려난 동시에 개화 이후 서양문명의 세례를 받은 우리나라의 의학체계에서는 이슬람문화의 의학인 유나니 의학과의 관계는 전무하다고 보아야 타당할 것이다. 그러나 우리가 가진 의학적, 치의학적 정서에는 수많은 것들이 이슬람 의학의 영향을 받은 것이다. 예를 들어 소금으로 양치를 하는 것 역시 이슬람 의학에서 유래한 것이라 단정할 수는 없지만 그 가능성을 배제할 수는 없다. 중국에서 소금으로 양치를 권장하는 기록은 원元나라의 음선대의飮膳大醫 홀사혜忽思慧(1330)가 쓴 『음선정요飮膳正要』라는 책에 보인다. 여기서는 잠자기 전에 이를 닦고 소금을 이용하는 칫솔질을 서술하였는데, "아침에 이를 닦는 것보다 밤에 이를 닦는 것이 낫다. 그러면 치질齒疾이 없다."고 기술되어 있다.[22] 원나라는 대제국의 건설로 아랍으로부터 수많은 정보가 들어왔던 시기였다. 앞에서도 언급했듯이 우리나라와 이슬람의 활발한 교류를 보인 때 역시 원나라 때였다.

이렇듯 우리의 문화 속에 스며들어 있는 수많은 것들 중에는 우리가 전혀 상상하지 못했던 부분이 있을 것이다. 당연히 치아에 관한 우리나라의 민속에 보이는 여러 가지 문화가 오랜 세월 동안 세계 각지와의 다양한 문화 접촉을 통하여 형성되었으리라고 여겨진다.

---

22) 『치의학 역사 산책』. 이병태. 도서출판 정상. 2001에서 참조.

◆ 참고 목록 ◆

1. 제병원후론諸病源候論의 아치병제후牙齒病诸候
2. 능엄주 전략 부분 및 현대어역과 범어독음
3. 불설벽제적해주경佛说辟除贼害咒经과 불설주시기병경佛说咒时气病经
4. Address To The Toothache의 전문
5. 북한의 침을 이용한 치통 치료

1. 제병원후론諸病源候論의 아치병제후牙齿病诸候

牙齿病诸候(凡二十一论)

一、牙齿痛候

牙齿痛者, 是牙齿相引痛。牙齿是骨之所终, 髓之所养。手阳明之支脉, 入于齿。若髓气不足, 阳明脉虚, 不能荣于牙齿, 为风冷所伤, 故疼痛也。又有虫食于牙齿, 则齿根有孔, 虫居其间, 又传受余齿, 亦绵疼痛。此则针灸不瘥, 敷药虫死, 乃痛止。

二、牙痛候

牙齿皆是骨之所终，髓气所养，而手阳明支脉入于齿。脉虚髓气不足，风冷伤之，故疼痛也。又虫食于齿，则根有孔，虫于其间，又传受余齿，亦痛掣难忍。若虫痛，非针灸可瘥，敷药虫死，乃痛止。

三、齿痛候

手阳明之支脉入于齿，齿是骨所终，髓之所养。若风冷客于经络，伤髓冷气入齿根，则齿痛。若虫食齿而痛者，齿根有孔，虫在其间，此则针灸不瘥，敷药虫死，痛乃止。其汤熨针石，别有正方。补养宣导，今附于后。

『养生方』云：常向本命日，栉发之始，叩齿九通，阴咒曰：太帝散灵，五老反真；泥丸玄华，保精长存；左拘隐月，右引根；六合清练，百神受恩。咒毕，咽唾三过。常数行这，使齿不痛，发牢不白，头脑不痛。

『养生方·导引法』云：东向坐，不息四通，琢齿二七。治齿痛病。大张口，琢齿二七，一通二七。又解，四通中间，其二七大势，以意消息，瘥病而已，不复疼痛。解病，鲜白不梨，亦不疏离。久行不已，能破金刚。

又云：东向坐，不息四通，上下琢齿三十六下。治齿痛。

四、风齿候

手阳明之支脉入于齿。头面有风，阳明之脉虚，风乘虚随脉流入于齿者，则令齿有风，微肿而根浮也。其汤熨针石，别有正方。补养宣导，今附于后。

『养生方·导引法』云：凡人常觉脊背皆崛强而闷，不问时节，缩咽膊内，仰面努膊井向上，头左右两向挪之，左右三七，一住，待血行气动定，然始更用。初缓后急，不得先急后缓。若无病患，常欲得旦起、午时、日没三辰，如用，辰别三七。除寒热病，脊、腰、头、颈、项痛，风痹。口内生疮，牙齿风，头眩，终尽除也。

五、齿龈肿候

手阳明之支脉入于齿。头面有风，风气流入阳明之脉，与龈间血气相搏，故成肿『养生方』云：水银不得近牙齿，发龈肿，善落齿。

六、齿间血出候

手阳明之支脉入于齿。头面有风。而阳明脉虚，风挟热乘虚入齿龈，搏于血，故血出也。

七、牙齿虫候

　　牙齿虫是虫食牙，又食于齿，亦令牙齿疼痛。皆牙齿根有孔，虫居其内，食牙齿尽，又度食余牙齿。

八、牙虫候

　　牙虫是虫食于牙，牙根有孔，虫在其间，亦令牙疼痛。食一牙尽，又度食余牙。

九、齿虫候

　　齿虫是虫食于齿，齿根有孔，虫在其间，亦令齿疼痛。食一齿尽，又度食余齿。

　　『养生方』云：鸡鸣时，常叩齿三十六下。长行之，齿不蠹虫，令人齿牢。

　　又云：朝未起，早漱口中唾，满口乃吞之，辄琢齿二七过。如此者三，乃止，名曰炼精。使人丁壮有颜色，去虫而牢齿。

　　又云：人能恒服玉泉，必可丁壮妍悦，去虫牢齿。玉泉谓口中唾也。

十、 齿龋注候

手阳明之支脉入于齿，足阳明脉有入于颊，遍于齿者。其经虚，风气客之，结搏齿间，与血气相乘，则龈肿。热气加之，脓汁出而臭，侵食齿龈，谓之龋齿，亦曰风龋。

『养生方』云：朝夕琢齿，齿不龋。

又云：食毕，常漱口数过。不尔，使人病龋齿。

十一、 齿候

齿者，是虫食齿至龈，脓烂汁臭，如蚀之状，故谓之齿。

十二、 齿挺候

手阳明之支脉入于齿。头面有风冷，传入其脉，令齿龈间津液化为脓汁，血气虚竭，不能荣于齿，故齿根露而挺出。

十三、齿动摇候

手阳明之支脉入于齿，足阳明之脉又遍于齿，齿为骨之所终，髓之所养。经脉虚，风邪乘之，血气不能荣润，故令动摇。

十四、齿落不生候

齿牙皆是骨之所终，髓之所养，手阳明、足阳明之脉，并入于齿。若血气充实，则骨髓强盛，其齿损落，犹能更生；若血气虚耗，风冷乘之，致令齿或龋或龈落者，不能复生。

十五、齿音离候

齿音离者，是风冷客于齿龈间，令齿龈落而脓出，其齿则疏。语则齿间有风过之声，世谓之齿音离也。

十六、牙齿历蠹候

牙齿皆是骨之所终，髓之所养也。手阳明、足阳明之脉，皆入于齿。风冷乘其经脉，则髓骨血损，不能荣润于牙齿，故令牙齿黯黑，谓之历蠹。

十七、齿漏候

手阳明之支脉入于齿。风邪客于经脉，流滞齿根，使龈肿脓汁出，愈而更发，谓之

十八、齿候

﹒齿者，骨之所终，髓之所养。髓弱骨虚，风气客之，则齿 。

十九、拔齿损候

手阳明、足阳明之脉，并入于齿。拔齿而损脉者，则经血不止，脏虚而眩闷。

二十、齿候

齿者，是睡眠而相磨切也。此由血气虚，风邪客于牙车筋脉之间，故因睡、眠气息喘而邪动，引其筋脉，故上下齿相磨切有声，谓之 齿。

二十一、齿黄黑候

齿者，骨之所终，髓之所养。手阳明、足阳明之脉，皆入于齿。风邪冷气，客于经脉，髓虚血弱，不能荣养于骨，枯燥无润，故令齿黄黑也。

2. 능엄주 전략 부분 및 현대어역과 범어독음

1) 전략 부분

突瑟咤質多 阿末怛唎質多 烏闍诃啰 伽婆诃啰 嚧地啰诃啰 婆娑诃啰
摩闍诃啰 闍多诃啰 視毖多诃啰 跋略。夜诃啰 幹陀诃啰 布史波诃啰 頗
啰诃啰 婆寫诃啰

般波質多 突瑟咤質多 唠陀啰質多 藥・揭啰诃 啰刹娑揭啰诃 閉隸多
揭啰诃 毗舍遮揭啰诃 部多揭啰诃 鳩盤茶揭啰诃 悉幹陀揭啰诃 烏怛摩
陀揭啰诃 車夜揭啰诃

阿播薩摩啰揭啰诃 宅袪革茶耆尼揭啰诃 唎佛帝揭啰诃 闍彌迦揭啰诃
舍俱尼揭啰诃 姥陀啰。難地迦揭啰诃 阿藍婆揭啰诃 幹度波尼揭啰诃 什
佛啰。堙迦醯迦 墜帝藥迦

2) 전체 독음

돌슬타질다 아말달리질다 오도가라 가파가라 로지라가라 파사가라 마도가라도다가라 시비다가라 발략야가라 건타가라 포사파가라 파라가라 파사가라반파질다 돌슬타질다 로타라질다 약차게라가 라찰사게라가 폐<례>다게라가 비사차게라가 부다게라가 구반다게라가 실건타게라가 오달마타게라가 차야게라가아파살마라게라가 댁거혁다기니게라가 리불제게라가 도미가게라가 사구니게라가모타라난지가게라가 아람파게라가 건도파니게라가 십벌라인가혜가 추제약가 달례제약가 자돌탁가 니제십벌라비삼마십벌라 박저가 비저가 실<구・례>슬밀가 사니반제가 살파십벌라 실로길제 말타비달로제검 아기로겸 목구로겸 갈리돌로겸게라가게람 갈나수람 탄다수람 흘리야수람 말마수람 발리실파수람 비률슬타수람 오타라수람 갈지수람 발실제수람 오로수람 상가수람 갈실다수람 발타수람사방앙가반라장가수람 부다비치다 다기니십파라 타돌로가건돌로길지파로다비 살반로가릉가 수사달라 사나갈라 비사유가 아기니오타가 말라비라건다라 아가라밀리돌달렴부가 지률랄타 비리슬질가 살파나구라 사인가폐게라리약차달라추 말라시폐제삼사비삼 실달다발달라 마가발도로슬니삼 마가반뢰장기람 야파돌타사유도나 변달<례>나 비타야반담가로미 제수반담가로미 반라비타반담가로미 치질타 암아나<례> 비사제 비라발도라타리 반타반타니 발도라방니반 호<움> 도로옹반 사파가

3) 전체의 범어의 발음과 해석[1]

두슈치타하 아미트라치타하

duscittah amitracittah

(惡心을 가진 자들, 敵意를 가진 자들,)

(악심을 가진 자들, 적의를 가진 자들,)

오자하라하 가르바라하 루디라하라하 봐사하라하

oja harah garbharah rudhiraharah vasaharah

(精氣를 먹는 자들, 胎兒를 먹는 자들, 鮮血을 먹는 자들, 膏를 먹는
자들,)

(정기를 먹는 자들, 태아를 먹는 자들, 선혈을 먹는 자들, 고를 먹는
자들,)

맘사하라하 자타하라하 지뷔타하라하 발리야하라하

mamsaharah jataharah jivitaharah baliya harah

(肉을 먹는 자, 生兒를 먹는 자, 生命을 먹는 자, 供物을 먹는 자들,)

(육을 먹는 자, 생아를 먹는 자, 생명을 먹는 자, 공물을 먹는 자들,)

간다하라하 푸슈파하라하 파라하라하 사샤하라하

gandha harah puspa harah paraharah sasya harah

---

1) 『수능엄경』. 천명일. 지혜의나무. 2013과 『능엄경 강설』 상하. 선화 상인 저. 정원규 외 1명 역. 불
   광출판사. 2012를 참조하였음.

(香을 먹는 자들, 꽃을 먹는 자들, 後果를 먹는 자들, 穀物을 먹는
자들,)

(향을 먹는 자들, 꽃을 먹는 자들, 후과를 먹는 자들, 곡물을 먹는
자들,)

파파치타하 두슈타치타하 루드라치타하
papacittah dustacittah Rudracittah
(罪惡心, 惡心, 暴惡心이 있는 자들,)
(죄악심, 악심, 폭악심이 있는 자들,)

약샤그라하하 락샤그라하하 프레타그라하하 피샤차그라하하
yaks agrahah raks agrahah pretagrahah pisacagrahah
(夜叉魔들, 羅刹魔들, 死靈魔들, 鬼神魔들,)
(야차마들, 나찰마들, 사령마들, 귀신마들,)

부타그라하하 쿰반다그라하하 스칸다그라하하 운마다그라하하
bhutagrahah kumbhandagrahah skandagrahah unmadagrahah
(精靈魔들, 瓶과 같은 睾丸을 가진 惡鬼들, 스칸다天魔들, 狂亂魔들,)
(정령마들, 병과 같은 고환을 가진 악귀들, 스칸다천마들, 광란마들,)

차야그라하하 아파스마라그라하하 다카다키니그라하하 레봐티그라
하하

chayagrahah apasma ragrahah dakhadakinigrahah revatigrahah

(影鬼들, 癲癎病魔들, 다카와 다키니들, 레바티 女魔들,)

(영귀들, 전간병마들, 다카와 다키니들, 레바티 여마들,)

자미카그라하하 샤쿠니그라하하 마트리난다카그라하하 아람바카그라하하간타파니그라하하

jamikagrahah sakunigrahah matrnandakagrahah arambhakagrahah ghantapa nigrahah

(쟈미카 魔들, 샤쿠니 魔들, 母喜鬼魅들, 아람바카 鬼들, 간타파니 鬼들,)

(쟈미카 마들, 샤쿠니 마들, 모희귀매들, 아람바카 귀들, 간타파니 귀들,)

즈봐라에카니카 드뷔티야카 트리티야카 차투르타카 니티야즈봐라뷔스마라

jvaraeka hnika dvitiyaka tritiyaka caturtaka nityajvaravismara

(一日의 熱, 二日째의 熱, 三日째의 熱, 四日째의 熱, 계속되는 意識不明의 熱,)

(일일의 열, 이일째의 열, 삼일째의 열, 사일째의 열, 계속되는 의식불명의 열,)

봐티카 파이티카 슐라이슈미카 삼니파티카

vatika paittika slais mika samnipatika

(風質에 의한 병, 膽汁質에 의한 병, 痰의 병, 體液의 不調로 인한
질병,)

(풍질에 의한 병, 담즙질에 의한 병, 담의 병, 체액의 부조로 인한
질병,)

사르봐즈봘라 시로루자 아르다봐베다카 악쉬로가하

sarvajvala siroruja ardha vabhedaka aksirogah

(一切의 熱病, 두통, 편두통, 眼疾,)

(일체의 열병, 두통, 편두통, 안질,)

무카로가하 칸타로가하 갈라로가하 카르나슐람

mukharogah kan t harogah galarogah karn as u lam

(입병, 목병, 인후병, 귓병,)

(입병, 목병, 인후병, 귓병,)

단타슐람 흐리다야슐람 마르마슐람 파르슈봐슐람

dantas u lam hr dayas u lam marmas u lam pa rs vas u lam

(치통, 心痛, 관절통, 脅痛,)

(치통, 심통, 관절통, 협통,)

프리슈타슐람 우다라슐람 카티슐람 봐스티슐람

prsthasulam udarasulam katisulam vastisulam

(脊痛, 복통, 요통, 방광통,)

(척통, 복통, 요통, 방광통,)

우루슐람 장가슐람 하스타슐람 파다슐람 사르봐앙가프라티앙가슐람

urusulam janghasulam hastasulam padasulam sarvaangapratia
gasulam

(大腿痛, 脚痛, 手痛, 足痛, 一切의 肢體痛,)

(대퇴통, 각통, 수통, 족통, 일체의 지체통,)

부타 볘탈라 다키니즈봘라

bhuta vetala dakinijvala

(鬼神과 베탈라鬼, 다키니에 의한 熱痛,)

(귀신과 베탈라귀, 다키니에 의한 열통,)

다드루 간다 키티발루타 뷔사르팔로하 링가하 슈샤트라사나 카라
뷔사요가

dadru ganda kitibhaluta visarpaloha lin gah susatrasana kara
visayoga

(瘡鼠瘡小痘疹 거미의 毒으로 인해 增加하는 赤斑과 강한 공포,)

(창서창소두진 거미의 독으로 인해 증가하는 적반과 강한 공포,)

아그니우다카

agniudaka

(火神과 水神,)

(화신과 수신,)

마라뷔라 칸다라 아칼라므루티유트리얌부카

maravira kandara akalamr tyutryambuka

(魔神英雄 칸다라, 不測의 죽음벌,)

(마신영웅 칸다라, 부측의 죽음벌,)

트라일라타 브리슈치카하 사르파나쿨라 심하브야그리약샤타레슈

trailata vrscikah sarpanakula simhavyaghri yaksataresu

(말등에(馬), 전갈, 사르파나쿨라, 사자, 호랑이, 夜叉 등과)

(말등에, 전갈, 사르파나쿨라, 사자, 호랑이, 야차 등과)

마라지봐스 테샴사르붸샴

marajivas tesam sarvesam

(一切의 惡神와 生物에 대하여)

(일체의 악신과 생물에 대하여)

시타타파트라 마하봐즈라우슈니샴 마하프라티앙기람

sita tapatra maha vajrausnisam maha pratiangiram

(白傘蓋 大金剛頂 大反呪詛로서)

(백산개 대금강정 대반주저로서)

야봐트드봐다샤요자나 아브얀타레나 뷔디야반담카로미

yavatdvadasayojana abhyantarena vidya bandham karomi

(내가 十二由旬 동안 內面에서 呪文을 결박하겠노라!)

(내가 십이유순 동안 내면에서 주문을 결박하겠노라!)

데샤반담카로미 파라뷔디야반담카로미

des a bandham karomi paravidyabandham karomi

(내가 있는 지역을 結界하고, 다른 이의 呪文을 결박하겠노라!)

(내가 있는 지역을 결계하고, 다른 이의 주문을 결박하겠노라!)

타디야타

tadyata

(그리하여 呪는 다음과 같다.)

(그리하여 주는 다음과 같다.)

옴 아날레 뷔샤디 뷔라봐즈라다레 반다 반다네 봐즈라파네 파트 훔
트룸 파트 스봐하

om anale visadi vira vajradhare Bandha bandhane vajrapane phat
hum trum phat svaha

(옴 불이여! 빛나는 것이여! 용감한 金剛杵여! 呪縛! 呪縛이여! 金剛
手여! 파트 홈 트룸 파트 스봐하)

(옴 불이여! 빛나는 것이여! 용감한 금강저여! 주박! 주박이여! 금강
수여! 파트 홈 트룸 파트 스봐하)

4) 전체 현대어역[2]

지극하신 여래와 응공이신 등정각자_{等正覺者}에게 귀명하나이다.

일체 제불과 칠구지 등정각자와 성문들을 동반한 승가에게 귀명하
나이다.

세간에 있는 응공들께 귀명하나이다.

예류들께 귀명하나이다.

일래들께 귀명하나이다.

세간에서 바르게 걸어가는 자들에게 귀명하나이다.

바르게 향해가는 자들에게 귀명하나이다.

천신들과 성선_{聖仙}들께 귀명하나이다.

명주_{明呪}를 성취하여 신통력을 지닌 이들에게 귀명하나이다.

명주_{明呪}를 성취하여 신통력을 지닌 성선_{聖仙}들과 두루 이익을 섭수_{攝受}
하는 주_呪들께 귀명하나이다.

범천_{梵天}에게 귀명하나이다.

인드라 신께 귀명하나이다.

---

2) 『능엄주해의』. 전수태. 운주사. 2007에서 인용.

세존이신 루드라 신과 신비_{神妃}를 동반한 우마파티께 귀명하나이다.

세존이신 나라야나야 신과 오대인_{五大印}에게 귀명하나이다.

정례_{頂禮}하여 귀명하나이다.

세존이신 대흑천신의 삼궁성_{三宮城}을 파괴하여 버린 아디무크타카 신의 묘지에서 살고 있는 마트리 여신중_{女神衆}께 귀명하나이다.

정례하여 귀명하나이다.

세존이신 여래부_{如來部}에 귀명하나이다.

연화부_{蓮花部}에 귀명하나이다.

금강부_{金剛部}에 귀명하나이다.

보부_{寶部}에 귀명하나이다.

상부_{象部}에 귀명하나이다.

세존이신 용맹한 군사를 격파한 왕인 여래께 귀명하나이다.

세존이신 무량광(아미타) 여래와 응공이신 등정각자에게 귀명하나이다.

세존이신 아촉 여래와 응공이신 등정각자에게 귀명하나이다.

세존이신 약사유리광왕 여래와 응공이신 등정각자에게 귀명하나이다.

세존이신 개부화왕, 사라수왕 여래와 응공이신 등정각자에게 귀명하나이다.

샤카무니(석가모니) 여래와 응공이신 등정각자에게 귀명하나이다.

세존이신 보화당왕_{寶花幢王} 여래와 응공이신 등정각자들에게 귀명하나이다.

이 거룩한 여래불정_{如來佛頂} 백산개주_{白傘蓋呪}께 정례하여 귀명하나이다.

패함이 없어 조복시키는 분에게 귀명하나이다.

일체의 귀신들을 완전히 절복시키며, 다른 신들의 주문을 절단시키고 때 아닌 죽음의 액을 능히 제거할 수 있으며 모든 중생의 결박을 벗어나게 하고, 모든 악한惡漢 악몽을 없애며 팔만 사천의 사마邪魔들을 파멸시키고, 스물여덟 가지 성수星宿들을 기쁘게 하며, 여덟 가지 대악성大惡星을 파멸시키고, 모든 원적을 차단시키며, 무서운 악몽 등을 소멸시키고, 독약과 검劍의 난 화火의 난 물의 난으로부터 구제시키도다!

불패不敗의 구라 신神, 대력大力의 찬다 신神, 대화염신大火焰神, 대화염신, 대천녀大天女의 염광신炎光神, 대력의 백의여신白衣女神, 현도천녀신, 진여신, 최승여신, 마레티 꽃을 가진 유명한 금강모신金剛母神, 연화蓮華에 앉은 여신, 또한 금강설녀신, 꽃다발을 가진 불패의 여신, 금강저여신, 또 위대하며 아름다운 신들로부터 공양받고, 뛰어난 주술자의 모습을 한 태백여신太白女神, 현도천녀신, 대력여신大力女神, 금강소여신, 금강동여신金剛童女神, 시녀신, 또한 금강수여신, 명주여신明呪女神, 금만여신, 황금의 보물을 가진 여신, 두루 비추는 역량의 불정여신佛頂女神 또 개구여신開口女神 번개와 황금의 빛이 나고 연꽃 같은 눈을 가진 금강취여신, 또 백련화 같은 눈을 가진 여신, 빛나는 눈을 가진 월광여신月光女神 등과 같이, 제인諸印들을 보이는 제존들이여!

모든 것들에 수호를 베푸소서!

이처럼 연송連誦하는 이 나에 대하여, 찬미되는 여래 불정佛頂이여!

거룩히 존경하는 파괴자여!

거룩히 존경하는 제어자여!

거룩히 존경하는 딴 주문들을 삼켜버리는 분이여!

거룩히 존경하는 모든 악한 자들을 제어하는 자여!

거룩히 존경하는 모든 야차귀 나찰귀들의 재난을 절파折破하신 분이여!

거룩히 존경하는 팔만사천의 사마귀신들을 파멸하신 분이여!

거룩히 존경하는 스물여덟 가지 성수들을 기쁘게 하신 분이여!

거룩히 존경하는 이여 나를 수호하소서, 수호하소서!

대여래불정으로써 조복시키는 분이여!

대천수여신大千手女神 천두여신 일조안을 지닌 여신이여!

화염처럼 비추며 춤추는 여신이여!

대금강저를 가진 여신이여!

삼계三界의 만다라를 지배하는 여신이여!

만다라를 지배하는 여신이여!

길상吉祥이 있으소서!

이와 같이 연송하는 이 나에 대하여.

도적의 재앙, 불의 재앙, 물의 재앙, 독난, 무기의 재앙, 적병의 재앙, 기아 같은 재앙, 벼락같은 재앙, 때 아닌 횡사 같은 재앙, 지운地運(지진) 같은 재앙, 떨어지는 재앙, 유성 추락 같은 재앙, 왕의 형벌난, 뱀의 재앙, 뇌전雷電의 재앙, 독수리 형귀形鬼의 재앙, 야차귀의 재앙, 나찰귀의 재앙, 아귀의 재앙, 시육귀屍肉鬼의 재앙, 정령귀의 재앙, 수궁부녀귀의 재앙, 후귀의 재앙, 기후귀의 재앙, 소아병마의 재앙, 양두귀의 재앙, 광병마_{狂病魔}의 재앙, 영귀의 재앙, 여매의 재앙, 생아를 먹는 귀신, 태아를 먹는 귀신, 피를 먹는 귀신, 살을 먹는 귀신, 식지귀_{食脂鬼}, 골수를 먹는 귀신, 정기를 빨아먹는 귀신, 목숨을 잡아먹는 귀신, 호흡을 먹는 귀신, 토물_{吐物}을 먹는 귀신, 부정물을 먹는 귀신, 마음을 먹는 귀신, 이와 같은 일체의 재앙을 일으키는 귀신들의 주문을 나는 절단하노라! 묶어놓노라!

외도들이 행한 주문을 나는 절단하노라! 묶어놓노라!

다키니 여신이 행한 주문을 나는 절단하노라! 묶어놓노라!

루드라 신이 행한 주문을 나는 절단하노라! 묶어놓노라!

나라야나 신이 행한 주문을 나는 절단하노라! 묶어놓노라!

저 가루다 새 및 그 권속들이 행한 주문을 나는 절단하노라! 묶어놓노라!

대흑천신 및 그의 신비_{神妃}들이 행한 주문을 나는 절단하노라! 묶어놓노라!

카팔리카 외도들이 행한 주문을 나는 절단하노라! 묶어놓노라!

승리한 자 꿀을 만드는 이 일체의 이익을 성취하고자 하는 이가 행한 주문을 나는 절단하노라! 묶어놓노라!

사자매여신이 행한 주문을 나는 절단하노라! 묶어놓노라!

투전외도, 환희왕 및 그들의 수령과 그들의 권속들이 행한 주문을 나는 절단하노라! 묶어놓노라!

나형외도들이 행한 주문을 나는 절단하노라! 묶어놓노라!

아라한들이 행한 주문을 나는 절단하노라! 묶어놓노라!

욕망을 버린 자들이 행한 주문을 나는 절단하노라! 묶어놓노라!

금강수신, 금강수의 밀적천의 주主가 행한 주문을 나는 절단하노라! 묶어놓노라!

세존이시여! 이와 같이 연송하는 이 나에 대하여.

거룩한 여래불정이시여, 백산개이시여, 그대에게 정례하여 귀명하나이다.

흰 불빛과 같이 빛나는 활짝 핀 백산개여신이시여,

방광放光, 방광放光, 분쇄, 분쇄, 파열, 파열, 절단, 절단!

거룩, 거룩한 주문呪文 주문들로써 딴 주문들을 파패破敗시켜 주시옵소서!

다음의 주문들까지도 불공자不空者의 주문, 무애자의 주문, 은혜를 베푸는 자의 주문, 아수라를 물리치는 자의 주문, 일체 천신들의 주문, 일체 용신들의 주문, 일체 야차신들의 주문, 일체 음악신들의 주문, 일체 아수라들의 주문, 일체 금시조들의 주문, 일체 긴나라 신들의 주문, 일체 마후라카 신들의 주문, 일체 나찰신들의 주문, 모든 사람들의 주문, 모든 비인非人들의 주문, 일체 후귀들의 주문, 일체 기후귀들의 주문, 재앙을 지나가게 하는 모든 신들의 주문, 재앙을 일으키는 모든 신들의 주문, 모든 열병귀들의 주문, 모든 양두여고귀들의 주문, 모든 성문들의 주문, 모든 외도사外道士들의 주문, 모든 광란귀들의 주문, 모든 명주明呪를 지닌 자들의 주문, 승리한 자 꿀을 만드는 자들 및 모든 이익을 성취하고자 하는 자들의 주문, 명주를 행하는 자들의 주문, 사자

매여신들의 주문, 금강동여신들의 주문, 그 시녀들의 주문, 명주여왕신의 주문, 대조복자들의 주문, 금강쇄의 주문, 조복왕의 주문, 대흑천신의 주문, 그의 대신비들의 주문, 정례·귀명하는 자들의 주문, 비슈누신의 주문, 범천의 주문, 화신의 주문, 대흑색녀신의 주문, 사신死神의 주문, 인드라 신의 주문, 차문디 신의 주문, 루드라 신의 주문, 흑야신의 주문, 촉루신의 주문, 아디무크타 신의 묘소에서 즐겨 살고 있는 여신군들의 주문, 이들의 어떤 주문들이라도 모두 파멸시킬 유정有情인이 나를 위하여 수호하여 주소서!

　악심惡心, 포악심 등이 있는 식생기귀, 식태아귀, 식혈귀, 식육귀, 식골수귀, 식생아귀, 식수명귀, 식공물귀, 식향훈귀, 식화귀, 식과실귀, 식곡물귀 등의 재앙. 또 죄악심, 악심, 포악심 등이 있는 진에심 등이 있는 야차귀의 재앙. 나찰귀들의 재난을, 아귀의 재앙, 식시육귀의 재앙, 정령귀의 재앙, 수궁부녀귀의 재앙, 소아병마귀의 재앙, 광병마의 재앙, 영귀의 재앙, 양두여고귀의 재앙, 압고여귀의 재앙, 여매의 재앙, 독수리 형귀의 재앙, 마형귀의 재앙, 주희귀呪喜鬼의 재앙, 뱀 형귀의 재앙, 닭 형귀의 재앙, 또 학질귀의 하루째 발열, 이틀째 발열, 사흘째 발열, 나흘째 발열, 계속되는 학질열, 의식불명의 높은 발열, 또 풍병, 황달병, 염창병, 이질병, 모든 열병, 두통, 편두통, 안질, 구질, 융질, 인후질, 이통, 치통, 심통, 관절통, 협통, 척추통, 복통, 요통, 방광통, 대퇴통, 각통, 수통, 족통, 지절통, 또 정령귀, 기시귀, 압고여귀에 의한 발열, 피부발진, 거미 등과 같은 곤충에 의한 계속 퍼지는 적반창, 음식독에 의한 놀랄 만한 건고병, 또 독이 있는 화신, 수신, 용맹스러운 짐승 모습의 신, 불측의 죽음을 가져오는 벌, 말, 등에, 전갈, 뱀, 족제비, 사자, 호랑이, 산돼지, 곰, 야크 등 생물 이상의 일체 재앙들을 백산개인 대금강 불정으로써 크게 조복·퇴산시키도다!

적어도 12유순 안에서 그 주문들을 나는 결박結縛하노라!

광취光聚로서 그것들을 나는 결박하노라!

남의 명주明呪들을 나는 결박하노라!

그러므로 이와 같이 염송할지니라!

원컨대, 광명光明 광취光聚이신 용감한 금강저로써 적들을 결박시키고 격리시켜 주소서!

금강수의 주문으로써 거룩히 존경하옵는 주문으로써 적들을 파패시켜 주시옵소서!

원컨대, 모반자들을 적들을 파패시켜 주시옵소서!

5) 바빌로니아인의 치통 주문

"아누Anu[3]가 하늘을 창조한 후에
하늘은 대지를 만들고
대지는 강을 만들고
강은 계곡을 만들고
계곡은 늪을 만들고

---

3) 메소포타미아에서 아누Anu는 최고의 신이다.

늪은 벌레를 만들었다.

벌레는 사마스_{Samas}[4]에게 가서 울며 호소했다.

그의 눈물은 이아_{Ea}[5] 앞까지 흘렀다.

"당신은 나에게 먹을 것으로 무엇을 주시렵니까?"

"나는 너에게 잘 익은 무화과 열매와 살구, 그리고 사과 주스를 주겠다."

"잘 익은 무화과 열매며 살구, 그리고 사과 주스가 나에게 무슨 소용이랍니까.

나를 늪에서 들어 올려서 사람의 이와 잇몸에 살게 해주십시오!

나는 이에서 피를 빨아 먹으며

잇몸 안에서는 뿌리를 갉아먹겠습니다."

(그곳에 자리 잡고 앉아라.)

(다음은 치아 치료사에게 주는 가르침이다.)

"벌레여! 네가 원하는 대로 하라. 이아_{Ea}가 그의 팔의 힘으로 너를 짓이길 것이다!"[6]

"When Anu created the Sky,

the Sky created the Rivers,

the Rivers created the Valleys,

---

4) Samas는 메소포타미아의 태양신.

5) Ea는 메소포타미아의 물의 신으로 지혜의 신이기도 하다.

6) 『중동신화』. 후크 저. 박화중 역. 범우사. 2001. pp.124~125. 이것은 스파이저_{Spizer} 교수의 고대근동문헌_{The Acient Near Eastern Texts} 100쪽에서 발췌한 것을 재인용한 것임. 시의 원문은 부록에 실어 두었으므로 참고.

the Valleys created the Swamps,

the Swamps created the Worm,

the Worm went to Samas and wept.

His tears flowed before Ea.

"What will you give me to eat, what will you give me to such?"

"I'll give you a ripe fig, apricots and apple juice."

"What use are a ripe fig,

an apricot and apple juice to me?

Lift me up! Let me dwell twixt teeth and gum!

I'll suck the blood from the teeth

and gnaw the roots in their gums."

"Because you have said this, O Worm, may

Ea sink you with his mighty hand!"[7]

3. 불설벽제적해주경佛说辟除贼害咒经과 불설주시기병경佛说咒时气病经

佛说辟除贼害咒经과 佛说咒时气病经이다.

---

7) THE BEGINNINGS OF DENTAL CARIES AND ITS TREATMENTS//CSc, DDS, Semmelweis University, Department of History of Medicine at the Institute of Public Health, Budapest - Hungary. Rev. Clín. Pesq. Odontol., Curitiba, v. 5, n. 2, pp.187~192, maio/ago. 2009 Licenciado sob uma Licença Creative Commons.

佛说辟除贼害咒经，佛经原文：南无佛南无法南无比丘僧。南无过去七佛。南无诸佛南无诸佛弟子。

南无诸佛南无诸佛弟子。南无诸师南无诸师弟子。南无默利薛利鬼神王。礼是已便说是咒。令我所咒皆从如愿。北方有山名健陀摩诃术。有鬼神王名默利阴利居止彼有四姊弟。何等为四： 安檀尼 阎摩尼 瘥摩尼 无呵尼 安檀尼 令贼目盲 无诃尼 令贼住 瘥摩尼 令贼坐 无呵尼 令贼愚痴 痴如是 沤罗利 无罗利 坛坻遮 波头摩 遮迦利 当使贼 口齿噤 至解缕乃得脱。说如是咒已。便言我为某甲若干人等。作拥护辟邪害皆令得安隐，始讽诵是经时。当用月二十九日。佛说咒时气病经于佛前然七灯烧。胶香散花说。是咒七过并。咒愿默利罗鬼神王使得福德亦。为然灯烧香散花复为鬼子母然七灯烧香散花亦。当说是经七过后。咒乃告当如是语即。从如愿。

佛说咒时气病经

南无佛南无法南无比丘僧。南无过去七佛南无现在诸佛南无未来诸佛。南无诸佛弟子。令我所咒即从如愿。

阿佉尼尼佉尼阿佉耶尼佉尼阿毗罗慢多利波池尼波提梨

南无佛南无法南无比丘僧。南无过去七佛南无现在诸佛南无未来诸佛。南无诸佛弟子南无诸师南无诸师弟子。令我所咒即从如愿。若人得时气病。结缕七过咒之。并书此上鬼神名字。若纸槐皮上。系着缕头。读是咒时。当斋戒清净澡漱烧香。正心乃说之。

이 밖에도 불경으로 눈병을 낫게 하는 불경도 있다.

능정일체안질다라니경(能净一切眼疾病陀罗尼经)

开府仪同三司特进试鸿胪卿肃国公食邑三千户赐紫赠司空谥大鉴正号大广智大兴善寺三藏沙门不空 奉诏译. 如是我闻。一时薄伽梵，住迦毗罗卫国，释迦种族聚落。尔时，有一释种，住车尼摩迦聚落。于佛净信，于法净信，于僧净信。归依于佛，归依于法，归依于僧。不疑于佛，不疑于法，不疑于僧。尽心于佛，尽心于法，尽心于僧。决定于等觉胜趣。其人眼所见色相而不得见。

尔时乞晒摩迦释种，忆念如来，作如是言：“稽首佛世尊，智炬陀罗尼，能作光明者。归命善逝大悲者，护念摄受我，令我眼清净。”

尔时，世尊超越世间耳眼，以天耳闻，以天眼见。尔时，世尊告阿难陀言：“汝往于释种所，以此陀罗尼明加护，令净其眼。令彼拔济，令彼摄受，令彼长养，令彼结界。令彼眼无垢翳，得离疾病。广令流布四部众苾刍、苾刍尼、优婆塞、优婆夷、及余有情。真言曰：

怛你也(ya)他。呬里弭里黎枳。呬里系帝。护庾护庾。护也么宁。护

鲁护鲁。怒鲁怒鲁。娑嚩诃

　　阿难陀，此陀罗尼明王，眼垢、风垢、黄病、痰病、三集病。我及某甲，眼勿令痛，勿令流泪。以罗汉实语，禁戒实语，以苦行实语，以诸仙实语，以缘生实语，苦实语，集实语，灭实语，道实语。辟支佛实语。我某甲愿令眼清净。七佛等觉已说，我释迦牟尼应供正遍知今说，四大天王亦说，天帝释亦说，娑诃世界主梵王亦说。阿难陀，我不见天世魔世沙门婆罗门趣，持此净眼陀罗尼者，患眼翳膜浮晕。所谓令眼天作龙作。药叉作罗刹作罗刹女作。必舍支女作。鸠槃荼作鸠槃荼女作。起尸鬼作人厌祷作梵志厌祷作。无敢违越，无不应效。具寿阿难陀，汝今受此陀罗尼，将往释种聚落，授与乞晒么迦。传我语，令昼三时、夜三时，诵持此陀罗尼。

　　其阿难陀至彼，授与乞晒么迦。乞晒么迦才闻此陀罗尼已，其眼脉已净。眼耳得见，离一切诸垢。尔时，世尊说是经已，天、人、阿修罗、乾闼婆等，闻佛所说，欢喜奉行。그림 135

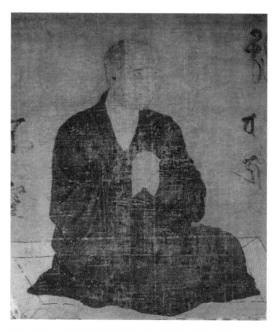

135. 能淨一切眼疾病陀罗尼经을 번역한 不空(公元, 705~
774)스님 초상. 스리랑카 승려로 당나라 시대에 중국
으로 건너왔다.

4. Address To The Toothache의 전문

Address To The Toothache

Robert Burns(25 January 1759~21 July 1796)

My curse upon your venom'd stang,

That shoots my tortur'd gums alang,
An' thro' my lug gies mony a twang,
Wi' gnawing vengeance,
Tearing my nerves wi' bitter pang,
Like racking engines!

When fevers burn, or argues freezes,
Rheumatics gnaw, or colics squeezes,
Our neibor's sympathy can ease us,
Wi' pitying moan;
But thee - thou hell o' a' diseases -
Aye mocks our groan.

Adown my beard the slavers trickle
I throw the wee stools o'er the mickle,
While round the fire the giglets keckle,
To see me loup,
While, raving mad, I wish a heckle
Were in their doup!

In a' the numerous human dools,
Ill hairsts, daft bargains, cutty stools,

Or worthy frien's rak'd i' the mools, -
Sad sight to see!
The tricks o' knaves, or fash o'fools,
Thou bear'st the gree!

Where'er that place be priests ca' hell,
Where a' the tones o' misery yell,
An' ranked plagues their numbers tell,
In dreadfu' raw,
Thou, Toothache, surely bear'st the bell,
Amang them a'!

O thou grim, mischief-making chiel,
That gars the notes o' discord squeel,
Till daft mankind aft dance a reel
In gore, a shoe-thick,
Gie a' the faes o' Scotland's weal
A townmond's toothache!

5. 북한의 침을 이용한 치통 치료

증례1

소택혈少澤穴(새끼손가락 손톱의 모서리에서 뒤로 2∼3푼, 옆으로 1∼2푼 되는 곳)은 유즙분비부족乳汁分泌不足, 인후염咽喉炎, 비뉵鼻衄, 결막염結膜炎, 학질瘧疾 등에 쓰일 뿐만 아니라 충치성 치통에도 효과 있는 혈穴이다.

치료대상은 외래조건에서 93명의 치통 환자를 대상으로 하였는데 그 가운데서 충치환자가 74명, 치수염이 15명, 치근막염이 1명, 지치주위염智齒周圍炎이 3명이었다. 치료 방법으로는 소택혈少澤穴에 작은 호침毫鍼으로 1∼2푼 정도의 깊이로 침을 놓고 2∼3분, 길어서 5분 동안 유침留鍼한다. 침은 아픈 치아의 위치에 관계없이 한쪽 또는 양쪽 혈穴에 놓는다.

치료결과는 침을 놓으면 즉시 치통이 사라져 볼에서 손을 떼거나 2∼3분 지나면 통증이 없어진다고 호소한다. 93명 중 완전히 치료된 것이 69명으로서 유효율은 74%였다. 그 가운데서도 충치 환자에게서 86% 이상의 효과가 있었다. 그 밖의 질병으로 인한 치통齒痛에는 효과가 거의 없었다.

(이춘일: 동의학, 1982−4)

증례2

경외기혈침經外奇穴鍼으로 치통을 치료한 증례로 치료대상은 치통齒痛 환자 57예(충치 28예, 치근막염 13예, 지치주위염 10예, 치수염 6예)를 대상으로 하였다.

치료 방법은 침혈鍼穴은 반지, 새끼손가락 손톱뿌리로부터 2~3푼(1 ~2㎜) 뒤로 들어가 가운데 점을 잡는다. 아픈 치아齒牙의 위치에 관계없이 작은 호침毫鍼으로 1~2푼 정도의 깊이에 침을 놓고 1~2분, 길어서 2~3분 정도 유침留鍼한다. 먼저 반지손가락, 다음 새끼손가락에 침을 놓는다.

치료결과는 침을 놓은 후 1~2분 내에 치통이 멎은 것은 53예, 5분 내에 멎은 것은 2예, 변화가 없는 것은 2예였다.

(동의치료경험집, 1988)

증례3

치료대상은 치통 환자 62예를 대상으로 하였다. 치료 방법은 주혈－합곡合谷, 열결列缺, 여태厲兌, 중저中渚, 신문神門, 족삼리혈足三里穴을, 보조혈－승장承漿, 이문耳門, 사죽공혈絲竹空穴을 사용했다. 침을 놓는 침자법鍼刺法은 먼저 주혈들에 대하여 위에 쓴 혈이름 차례로 침을 놓되 숨을 들이쉴 때 침을 찌르고 숨을 내쉴 때 약간 뺀다(呼吸補瀉의 방법). 그리고 침을 꽂은 채 놓아둔다. 약 10분이 지나도 통증이 멎지 않으면 다시금 숨을 들이쉬게 하면서 침을 깊이 찌르고 침자루를 세게 긁어 자극을 주며 숨을 내쉬게 하면서 절반쯤 빼는 조작을 2∼3번 반복한 다음 30분 정도 될 때까지 계속 유침留鍼한다. 그러면 대개는 잇몸이 시원해지면서 통증이 멎는다. 통증이 완전히 멎어 침을 뺄 때도 역시 위에서와 같이 호흡보사呼吸補瀉의 조작을 한 다음 재빨리 뺀다.

보조혈은 주로 어금니가 쑤실 때 쓰며 주혈들에 유침留鍼하여 15분이 지나도 통증이 잘 멎지 않을 때 배합하여 침을 놓는다.

치료결과는 치통 62예를 치료한 결과를 보면 치통이 완전히 멎은 것이 62예 중 56예(약 90%)였으며 그 가운데서 한 번 놓아 멎은 것이 32예, 2번 놓아 멎은 것이 18예, 3번 놓아 멎은 것이 6예였다. 이렇게 멎은 치통은 쉽게 재발하지 않는다.

(함흥시 회상구역 회상종합진료소 윤용섭, 강봉숙: 동의학, 1983 − 3)

증례4

침을 놓는 곳은 귀구슬의 앞 아래쪽에 있는 청회혈聽會穴과 콧구멍 옆의 거료혈巨髎穴을 연결하는 가로선을 따라 청회혈聽會穴로부터 거료혈巨髎穴 쪽으로 약 5푼 나가서 있다. 귓불 앞 이주간절흔耳舟間切痕에서 얼굴 쪽으로 정삼각형을 이루는 정점에 해당한다.

· 침을 놓는 법

치통혈齒痛穴에 약 6㎜ 깊이로 곧추 찌르고 15∼20분 동안 유침留鍼하면서 5분에 한 번씩 비교적 강한 자극을 준다. 하루 한 번씩 2∼3일간

놓는다.

윗니가 쑤실 때는 상관上關·협거頰車·이간혈二間穴을, 아랫니가 쑤실 때는 협거頰車·하관下關·합곡혈合谷穴을 함께 배합하여 놓는 것이 좋다.

협거혈頰車穴에는 뒤에서부터 앞쪽을 향하여 침대를 기울여(斜鍼으로) 약 10㎜ 깊이로 침을 놓는다.

만일 훈침暈鍼이 일어나면 재빨리 침을 빼고 환자를 눕혀 안정시킨다.

· 치료 효과

충치蟲齒가 쑤시는 17예에 놓았는데 7예가 완전히 멎었다.

충치蟲齒, 신경성 등으로 인한 치통 27예를 치료했는데 20예가 나았으며 다시 쑤시지 않았다.

치조농루증齒槽膿漏症으로 이가 흔들리며 쑤시는 5예에 평균 3일간 침을 놓았는데 통증이 멎고 점차 경과가 좋아졌다.

(한경춘: 동의학, 1985 - 1)

증례5

치통齒痛은 임상 실제에서 자주 볼 수 있는 질병이다. 치통에 대한 침 치료법鍼治療法은 지금까지 여러 가지로 소개되었으나 치료 효과는 각기 달랐으며 현대 의학적現代醫學的으로 여러 가지 진통제를 써보았으나 쉽게 통증을 멈추기 어려운 경우가 적지 않았다. 이러한 실정에서 우리는 침대를 적게 쓰면서도 환자에게 심한 통증을 주지 않고 침놓는 즉

시로 통증을 멎게 하는 방법을 찾아내기 위하여 여러 가지 방법으로 침을 놓았는데 아래의 방법이 가장 효과적이었다.

치료대상은 모두 92명을 대상으로 하였는데 그 가운데 붓지 않은 충치 환자 56명, 치근염 환자 12명, 치조농루 환자 8명, 셋째 어금니통증智齒亂生이 16명이었다. 모두 치아가 쑤시기 시작하여 1~3일 된 환자들이었다.

치료 방법은 아픈 이가 아랫니인가 윗니인가, 왼쪽인가 오른쪽인가에 따라 각각 아시혈阿是穴을 찾았으며 침놓는 부위를 다음과 같이 하였다.

오른쪽 윗니가 쑤실 때는 얼굴뼈 위 끝과 오른쪽 관자뼈 사이 오목한 곳(가쪽 눈구석과 귀 위 부위를 연결한 선의 중심부에 오목한 곳)을 택하며 오른쪽 아랫니가 쑤실 때는 오른쪽 턱뼈목 밑에서 택하였다.

왼쪽 치아가 쑤실 때는 오른쪽 치아가 쑤실 때와 같은 방법으로 위아래로 나누어 왼쪽에서 택하였다(그림).

침놓는 방법은 다음과 같다.

침놓을 부위를 75% 알코올 소독솜으로 소독한 다음 호침毫鍼을 놓았다. 윗니가 쑤실 때는 침놓을 오목한 곳에 호침毫鍼으로 약 1㎝(환자의 영양상태에 따라 좀 차이가 있다.) 정도 놓는데 처음에 0.5㎝ 깊이로 찌르고 계속하여 아래로(얼굴뼈 방향) 0.5㎝ 깊이로 찌른다. 이때 치통이 곧 멎으면 침을 정확히 놓은 것이다. 만일 효과가 없으면 약 1분 동안 유침留鍼하여 경과를 보다가 치아가 계속 쑤시면 침을 뽑고 다시 침혈鍼穴을 잡아 놓는다.

아랫니가 쑤실 때는 턱뼈목 밑에서 치아를 향하여 위로 침을 약 1.5 ㎝ 깊이로 놓는다. 이때도 역시 치통이 곧 멎으면 침을 정확히 놓은 것이다.

침을 놓아 효과가 나타나면 5분 동안 유침留鍼하는 데 1분 사이를 두고 강한 자극을 준다.

침을 놓는 횟수는 통증의 정도에 따라 하루 한 번 혹은 2∼3번 할 수 있다.

· 치료 결과

침 치료 효과는 표 1, 2와 같다.

표 1. 치료대상에 따르는 침 치료 효과

구분/질병별	충치	치근염	치조농루	사랑니염증	합계
완치된 것(명)	52	7	4	9	72
낫지 않은 것(명)	4	5	4	7	20
합계	56	12	8	16	92

표 1에서 보는 바와 같이 충치(蟲齒) 환자에 대한 침 치료鍼治療가 가장 효과적이었으며 치조농루齒槽膿漏는 효과가 가장 적었다.

표 2. 완치된 환자에 대한 침을 놓은 횟수

횟수/질병별	충치	치근염	치조농루	사랑니염증	합계
1	46	4	1	6	57
2	4	2	2	1	9
3	2	1	1	2	6
합계	52	7	4	9	72

표 2에서 보는 바와 같이 충치 환자는 침을 1회 놓았는데 거의 다 치통이 멎었으며 가장 효과가 좋았다.

치통이 멎은 다음 외적인 원인이 없는 한 다시 재발하지 않았다. 단 치통이 멎은 다음 24시간 동안은 아픈 쪽으로 음식을 먹지 말아야 하며 그 어떤 외적 자극도 주지 않도록 주의하여야 한다.

(결론)

1) 우리가 경험한 침 치료 방법은 치통 치료에서 그 어떤 치료법보다 효과적이다. 특히 충치에 가장 효과가 좋다.

2) 치료수법治療手法이 간편하고 환자에게 통증을 적게 주며 통증이 빨리 멎는다.

3) 때와 장소를 가리지 않고 언제 어디서나 쉽게 할 수 있는 치료법으로서 널리 일반화할 필요가 있다고 본다.

(남흥애국곡산공장병원 이춘욱: 동의학, 1986-3)

증례6

'치통혈齒痛穴'에 침을 놓아 치통을 치료한 사례로 치통 환자들에게 흔히 아스피린이나 진통제를 주곤 하였는데 최근에 와서는 '치통혈齒痛穴'에 침을 놓아 치통을 효과 있게 치료하고 있다.

치료 방법은 치통혈을 먼저 찾는다. 치통혈齒痛穴의 위치는 주먹을 쥐고 손등에서 둘째 및 셋째 손허리손가락 관절의 맨 도드라진 정점을 연결하고 그것을 밑변으로 하여 손목 쪽으로 정삼각형을 이루는 다른 한 점을 침혈鍼穴로 한다.

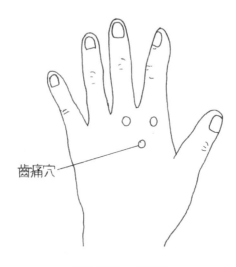

齒痛穴

136. 침혈鍼穴의 위치.

침자법鍼刺法: 쑤시는 치아의 반대쪽 손등에서 혈穴을 잡아 침을 놓는다. 침 끝이 손목 쪽으로 향하게 45도 각으로 침을 기울여 깊이 2~3cm 정도 찌르고 1분에 한 번씩 강强한 자극을 준다.

이때 위팔로 퍼지는 듯한 침감鍼感이 있어야 침을 정확히 놓은 것이다. 한 번의 치료에 낫지 않으면 한두 번 더 놓는다.

치료결과는 '치통혈齒痛穴'에 침을 놓으면 보통 2~3분 지나서 통증이 멎는다.

우리가 30예의 치통 환자를 이 방법으로 치료한 결과를 보면 24예가 완전히 멎었고 3예는 통증이 경감된 정도였으며(완전히 멎지 않음) 3예는 일시 멎었다가 통증이 다시 재발하였다.

짧은 시간 내에 통증이 멎으며 유효율이 비교적 높은 것이 '이 치료방법의 장점이다.

(송원군인민병원 맹복순: 동의학, 1992-3) 그림 136

증례7

'치통구역'에 침을 놓아 치통을 치료한 증례로 치료대상은 치통 환자 58예를 대상으로 하였다.

치료 방법은 치통구역을 정하고 여기에 침을 놓는 방법으로 치료하였다.

침혈鍼穴을 잡는 방법-'치통구역'은 손등에서 둘째, 셋째 손허리뼈 사이인데 손목 쪽으로 들어가면서 압통점을 찾아 침을 놓으면 효과가 더 좋다. 침놓는 방법-어느 치아齒牙가 쑤시든 관계없이 한쪽 손 또는 양쪽 손등의 치통구역에 0.3~0.5㎜ 굵기의 호침毫鍼을 1~1.5㎝ 깊이로 곧추 찌르고 15~20분 동안 유침留鍼한다.

치료결과는 침을 꽂자마자 통증이 멎기 시작하여 15~20분이면 낫는다. 만약 이렇게 하여도 멎지 않으면 저린감이 나도록 침을 비벼준다.

침을 맞고 통증이 멎었다가 6~20시간 사이에 재발한 환자가 2예, 6개월~1년 있다가 재발再發한 환자가 4예였다. 15예는 통증이 완전히 멎지 않고 훨씬 약해졌다.

(동의치료경험집, 1988)

증례8

아통혈牙痛穴에 침을 놓아 치수병齒髓病으로 오는 통증을 멈춘 경험으로 치료 방법은 경외기혈經外奇穴인 아통혈牙痛穴(셋째, 넷째 손허리뼈머리 사이 점)에 0.8~0.9㎝ 깊이로 침을 곧추 찌르고 15~20분 동안 유침留鍼하는 방법으로 57예의 급성急性 치수염齒髓炎 환자를 치료하였다. 침을 놓고 통증이 완전히 멎은 이후에 치아치료를 위해 치아삭제를 하였다.

치료결과는 침을 놓은 이후 3~10초 사이에 통증이 완전히 멎은 것이 32예였고 통증이 멎지 않은 것이 18예였다. 통증이 멎은 환자들 가운데서 진통 효과가 24시간 이상 지속된 것이 25예였다. 통증이 멎어 치아를 삭제하고 구멍을 뚫을 때 다시 통증을 호소한 환자는 4예였다.

(제10차 전국구강부문과학토론회 자료, 1982)

증례9

치통齒痛 환자 25예를 대상으로 하였다.

치료 방법은 수궐음심포경手厥陰心包經에 속하는 치통혈齒痛穴에 침을 놓는데 이 혈穴은 손목 안쪽의 가운데서 7촌 올라가 있다.

침놓는 방법-윗니가 쑤실 때에는 족삼리혈足三里穴과 치통혈을 배합하며 아랫니가 쑤실 때에는 합곡혈合谷穴과 치통혈을 배합한다. 치통혈에 침을 놓을 때에는 침 끝을 곡택혈曲澤穴 방향으로 비껴 찌른다.

치료결과는 침을 놓은 후 대체로 5분 내에 치통이 멎었다. 재발을 방지하기 위하여 성인은 보통 2시간 동안 침을 꽂아 둔다.

한 번 침을 놓았을 때 17예, 2번 놓았을 때 3예, 3번 놓았을 때 2예가 나았다. 3번 이상 침을 놓아도 통증이 멎지 않은 것은 치근막염 환자 3예였다.

(동의치료경험집, 1988)

증례10

치통을 멈추는 데 특효혈特效穴은 예풍혈翳風穴이다.

침놓는 방법: 윗니가 쑤실 때에는 침 끝이 아래턱뼈 안쪽에서 하관혈下關穴 방향으로, 아랫니가 쑤실 때에는 아래턱뼈 안쪽에서 협거혈頰車穴 방향으로 깊이는 3~4㎝, 30분 유침留鍼한다.

증례1-남자, 40세.

하루 전부터 윗니가 쑤시기 시작하였는데 멎었다가는 아프곤 하였다. 윗어금니가 아프다.

치료: 예풍혈翳風穴에 침을 놓고 자극을 2~3번 주니 통증이 즉시 멎었다.

증례2-여자, 35세.

오래전부터 아랫니가 쑤시기 시작하였는데 아침부터 쑤시기 시작하여 오후까지 쑤시곤 하였다. 음식을 먹을 때 더 아프다.

치료: 예풍혈翳風穴에 침을 놓고 30분 침을 꽂아 두었다. 치료 1번 만에 통증이 멎었다.

우리는 이런 방법으로 치통 환자 수십 명을 치료하여 효과를 보았다.

(준박사 김일동: 침치료경험방, 1994)

증례11

약침藥鍼으로 치통을 치료를 한 경우로 여러 가지 원인으로 치아가 쑤실 때 하관혈下關穴과 합곡혈合谷穴에 비타민B1을 각각 1㎖(50㎎)씩 약침藥鍼하면 통증이 곧 멎는다.

이 방법으로 66예를 치료하였는데 모두가 통증이 멎었다. 그 가운데서 12예가 통증이 멎은 다음 몇 시간 또는 하루 지나서 재발하였는데 같은 방법으로 약침藥鍼하였더니 통증이 즉시 멎었고 다시는 재발하지 않았다.

(초록 노정희: 『혈위주사도법穴位注射渡法』, 1973년)

증례11은 침술 중에서도 좀 특이한 사례로 보인다.

한편 이상에서 증례의 6, 7, 8의 혈穴은 동일한 지점으로 여겨진다. 그러나 각각의 증례에서는 다음과 같이 말하고 있다.

증례6-치통혈의 위치는 주먹을 쥐고 손등에서 둘째 및 셋째 손허리 손가락 관절의 맨 도드라진 정점을 연결하고 그것을 밑변으로 하여 손목 쪽으로 정삼각형을 이루는 다른 한 점

증례7-치통구역은 손등에서 둘째, 셋째 손허리뼈 사이인데 손목 쪽으로 들어가면서 압통점

증례8-아통혈牙痛穴로 셋째, 넷째 손허리뼈머리 사이 점

여기서 증례6과 증례8의 위치가 상이하게 표현되어 있다. 침술의 애매함이 바로 이런 점에서도 나타나는 것 같다. 즉 증례에 따르면 모두 상당한 효과를 보고 있지만 침을 놓는 위치가 애매하다는 점이다. 그리고 치료의 최종 목적인 치아수복에 대해서는 차치하더라도 각각 결과는 같다는 점이 침술에 의한 치통 치료의 한계일 수도 있다.

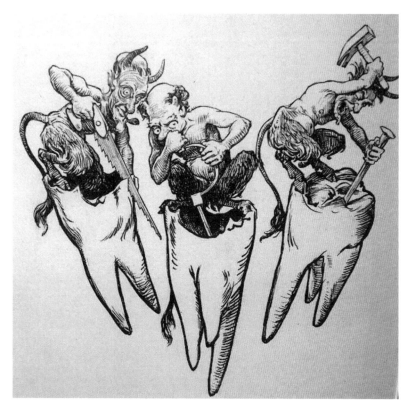

137. Hans Tegner(1853~1932)는 안데르센의 동화책에 삽화를 그려서 유명해진 덴마크의 화가이다. Tegner는 치통을 강조하기 위하여 톱, 드릴, 망치와 끌을 이용하여 괴물들이 치아를 파괴하는 모습을 그렸다.

한상국

일본 와세다 대학교 제1문학부 인문학부를 졸업했으며,
강릉원주대학교 치과대학교 치의학과를 나왔다.
현 중국남경에서 치과의사로 일하고 있다. 저서로는 『맹자의 문
법적 이해』, 『치아 인문학』(2016)이 있다.

이메일 itsfrombit@gmail.com

−기록記錄, 속설俗說, 그림으로 보는−
치통의 문화사

초판인쇄 2021년 12월 10일
초판발행 2021년 12월 10일

지은이 한상국
펴낸이 채종준
펴낸곳 한국학술정보㈜
주소 경기도 파주시 회동길 230(문발동)
전화 031) 908-3181(대표)
팩스 031) 908-3189
홈페이지 http://ebook.kstudy.com
전자우편 출판사업부 publish@kstudy.com
등록 제일산-115호(2000. 6. 19)

ISBN 979-11-6801-211-0 93510